Manual de Condutas em Pronto-Socorro de Oftalmologia

Faculdade de Medicina da Universidade de São Paulo

Manual de Condutas em Pronto-Socorro de Oftalmologia

Faculdade de Medicina da Universidade de São Paulo

EDITORES

PEDRO CARLOS CARRICONDO

SONIA HAE SUN LEE

JULIANA MIKA KATO

PATRÍCIA PICCIARELLI DE LIMA

MILTON RUIZ ALVES

MEDICINA USP

Atheneu

Rio de Janeiro • São Paulo

2022

HC FMUSP

EDITORA ATHENEU

São Paulo	—	*Rua Maria Paula, 123 – 18º andar* *Tel.: (11)2858-8750* *E-mail: atheneu@atheneu.com.br*
Rio de Janeiro	—	*Rua Bambina, 74* *Tel.: (21)3094-1295* *E-mail: atheneu@atheneu.com.br*

CAPA: Equipe Atheneu
PRODUÇÃO EDITORIAL/DIAGRAMAÇÃO: Villa d'Artes

CIP-BRASIL. CATALOGAÇÃO NA PUBLICAÇÃO
SINDICATO NACIONAL DOS EDITORES DE LIVROS, RJ

M251

Manual de condutas em pronto-socorro de oftalmologia da FMUSP / editores Milton Ruiz Alves ... [et al.]. - 1. ed. - Rio de Janeiro : Atheneu, 2022.
312 p. : il. ; 21 cm.

Inclui bibliografia e índice

ISBN 978-65-5586-352-9

1. Oftalmologia. 2. Emergências médicas. 3. Primeiros socorros. I. Alves, Milton Ruiz.

21-73446 CDD: 617.7
CDU: 617.7

Meri Gleice Rodrigues de Souza - Bibliotecária - CRB-7/6439
23/09/2021 23/09/2021

CARRICONDO, P. C.; LEE, S.H.S.; KATO, J. M.; LIMA, P. P.; ALVES, M. R.

Manual de Condutas em Pronto-Socorro de Oftalmologia da FMUSP

Sobre os Editores

PEDRO CARLOS CARRICONDO

Chefe do Pronto-Socorro de Oftalmologia do Hospital das Clínicas da Faculdade de Medicina da Universidade de São Paulo (HC-FMUSP). Co-Chefe do Setor de Catarata e Médico Assistente do Setor de Retina do HC-FMUSP. Doutorado e Residência Médica em Oftalmologia pela Universidade de São Paulo (USP).

SONIA HAE SUN LEE

Vice-Chefe do Pronto-Socorro de Oftalmologia do Hospital das Clínicas da Faculdade de Medicina da Universidade de São Paulo (HC-FMUSP). Médica Assistente do Setor de Retina do HC-FMUSP. Residência Médica e Graduação em Medicina pela USP.

JULIANA MIKA KATO

Graduação em Medicina pela Faculdade de Medicina da Universidade de São Paulo (FMUSP). Residência em Oftalmologia pelo Hospital das Clínicas da Faculdade de Medicina da Universidade de São Paulo (HC-FMUSP).

PATRÍCIA PICCIARELLI DE LIMA

Médica Assistente do Pronto-Socorro de Oftalmologia do Hospital das Clínicas da Faculdade de Medicina da Universidade de São Paulo (HC-FMUSP) e Patologista Ocular da Divisão de Anatomia Patológica do HC-FMUSP. Especialização em Córnea, Doenças Externas e Lente de Contato pelo HC-FMUSP.

MILTON RUIZ ALVES

Professor-Associado do Departamento de Oftalmologia e Otorrinolaringologia da Faculdade de Medicina da Universidade de São Paulo (FMUSP).

Sobre os Colaboradores

Ahlys Ayumi Nagai Miyazaki

Residência Médica em Oftalmologia, em especialização em Catarata pelo Hospital das Clínicas da Faculdade de Medicina da Universidade de São Paulo (HC-FMUSP). Graduação em Medicina pela USP.

Allan Christian Pieroni Gonçalves

Médico Assistente do Setor de Órbita do Hospital das Clínicas da Faculdade de Medicina da Universidade de São Paulo (HC-FMUSP). Coordenador do Serviço de Plástica Ocular da Faculdade de Medicina do ABC (FMABC). Doutorado pela USP e University of Michigan. Residência Médica em Oftalmologia e Graduação em Medicina pela USP.

Aloisio Fumio Nakashima

Especialização em Retina e Glaucoma pelo Hospital das Clínicas da Faculdade de Medicina da Universidade de São Paulo (HC-FMUSP). Graduação em Medicina e Residência Médica em Oftalmologia pela USP.

André Carvalho Kreuz

Médico Assistente do Pronto-Socorro de Oftalmologia do Hospital das Clínicas da Faculdade de Medicina da Universidade de São Paulo (HC-FMUSP). Residência Médica, Especialização em Retina e Doutorado pela USP.

Beatriz Sayuri Takahashi

Especialização em Retina pelo Hospital das Clínicas da Faculdade de Medicina da Universidade de São Paulo (HC-FMUSP). Graduação em Medicina, Residência Médica em Oftalmologia e Doutorado pela USP.

Bernardo Kestelman

Médico-Residente em Oftalmologia pelo Hospital das Clínicas da Faculdade de Medicina da Universidade de São Paulo (HC-FMUSP). Graduação em Medicina pela Faculdade de Ciências Médicas da Santa Casa de São Paulo.

Bianca Nicolela Susanna

Médica-Residente em Oftalmologia pela Faculdade de Medicina do ABC (FMABC). Graduação em Medicina pela FMABC.

Breno Marchiori Magalhães

Médico-Residente em Oftalmologia pelo Hospital das Clínicas da Faculdade de Medicina da Universidade de São Paulo (HC-FMUSP). Graduação em Medicina pela FMUSP.

Carolina Nicolela Susanna

Médica-Residente em Oftalmologia pela Faculdade de Medicina do ABC (FMABC). Graduação em Medicina pela FMABC.

Daniel de Queiroz Omote

Médico-Residente em Oftalmologia pelo Hospital das Clínicas da Faculdade de Medicina da Universidade de São Paulo (HC-FMUSP). Graduação em Medicina pela FMUSP.

Daniel Athayde Teixeira Faria

Médico em Especialização em Córnea e Lentes de Contato pelo Hospital das Clínicas da Faculdade de Medicina da Universidade de São Paulo (HC-FMUSP).

Daniela Lima de Jesus

Especialização em Estrabismo e Plástica Ocular pelo Hospital das Clínicas da Faculdade de Medicina da Universidade de São Paulo (HC-FMUSP). Graduação em Medicina, Residência em Oftalmologia e Doutorado pela USP.

Douglas Rodrigues da Costa

Médico-Residente em Oftalmologia pelo Hospital das Clínicas da Faculdade de Medicina da Universidade de São Paulo (HC-FMUSP). Graduação em Medicina pela FMUSP.

Epitácio Dias da Silva Neto

Médico Assistente do Pronto-Socorro de Oftalmologia do Hospital das Clínicas da Faculdade de Medicina da Universidade de São Paulo (HC-FMUSP). Residência Médica e Especialização em Retina e Glaucoma pelo HC-FMUSP.

Fábio Marinho Gomes

Médico-Residente em Oftalmologia pelo Hospital das Clínicas da Faculdade de Medicina da Universidade de São Paulo (HC-FMUSP).

Felipe Baccega

Residência Médica em Oftalmologia e Especialização em Retina e Oncologia Ocular pelo Hospital das Clínicas da Faculdade de Medicina da Universidade de São Paulo (HC-FMUSP). Graduação em Medicina pela USP.

Fernanda N. Susanna

Graduanda em Medicina pela Faculdade de Medicina da Universidade de São Paulo (HC-FMUSP).

Frederico Castelo Moura

Médico Assistente do Setor de Órbita do Hospital das Clínicas da Faculdade de Medicina da Universidade de São Paulo (HC-FMUSP). Chefe do Setor de Neuroftalmologia da Universidade Estadual de Campinas (Unicamp). Doutorado e Residência Médica em Oftalmologia pela USP.

Giovanni Garotti

Médico em Especialização em Córnea e Lentes de Contato pelo Hospital das Clínicas da Faculdade de Medicina da Universidade de São Paulo (HC-FMUSP).

Gustavo Cardoso de Paula

Médico-Residente em Oftalmologia pelo Hospital das Clínicas da Faculdade de Medicina da Universidade de São Paulo (HC-FMUSP). Graduação em Medicina pela Universidade Federal de Uberlândia (UFU).

Gustavo Sakuno

Especialização em Retina pelo Hospital das Clínicas da Faculdade de Medicina da Universidade de São Paulo (HC-FMUSP). Doutorando pela USP. Residência Médica em Oftalmologia pela USP. Graduação em Medicina pela Universidade Federal do Paraná (UFPR).

Iago Perdoná Rodrigues da Silva

Médico-Residente em Oftalmologia pelo Hospital das Clínicas da Faculdade de Medicina da Universidade de São Paulo (HC-FMUSP). Graduação em Medicina pela Universidade Estadual Paulista "Júlio de Mesquita Filho" (UNESP).

Iara Debert

Médica Assistente do Setor de Estrabismo do Hospital das Clínicas da Faculdade de Medicina da Universidade de São Paulo (HC-FMUSP). Residência Médica em Oftalmologia e Doutorado pela USP.

Jessica Adamuccio

Médica Residente em Oftalmologia pelo Hospital das Clínicas da Faculdade de Medicina da Universidade de São Paulo (HC-FMUSP). Graduação em Medicina pela FMUSP.

João Fellipe Bertocco

Médico Preceptor de Oftalmologia do Hospital das Clínicas da Faculdade de Medicina da Universidade de São Paulo (HC-FMUSP). Graduação em Medicina e Residência Médica em Oftalmologia pela USP.

José Byron Vicente Dias Fernandes

Médico Assistente do Setor de Plástica Ocular do Hospital das Clínicas da Faculdade de Medicina da Universidade de São Paulo (HC-FMUSP). e da Faculdade de Medicina de Taubaté. Doutorado pela USP.

Júlia Castelan Bastian

Médica-Residente em Oftalmologia pelo Hospital das Clínicas da Faculdade de Medicina da Universidade de São Paulo (HC-FMUSP). Graduação em Medicina pela Universidade Federal de Santa Catarina (UFSC).

Larissa Yuri Yaegaschi

Médica Assistente do Pronto-Socorro de Oftalmologia do Hospital das Clínicas da Faculdade de Medicina da Universidade de São Paulo (HC-FMUSP). Residência Médica em Oftalmologia pela USP.

Leandro Bortolon Bissoli

Médico-Residente em Oftalmologia pelo Hospital das Clínicas da Faculdade de Medicina da Universidade de São Paulo (HC-FMUSP). Graduação em Medicina pela Universidade Federal do Espírito Santo (UFES).

Leandro Cabral Zacharias

Subchefe do Setor de Retina e Vítreo do Hospital das Clínicas da Faculdade de Medicina da Universidade de São Paulo (HC-FMUSP). Chefe do Centro Cirúrgico do serviço de Oftalmologia do HC-FMUSP. Graduação em Medicina, Residência Médica em Oftalmologia e Doutorado pela USP.

Leonardo Eleuterio Ariello

Médico-Residente em Oftalmologia pelo Hospital das Clínicas da Faculdade de Medicina da Universidade de São Paulo (HC-FMUSP). Graduação em Medicina pela Universidade Federal do Paraná (UFPR).

Letícia Harumi Miyoshi

Médica-Residente em Oftalmologia pelo Hospital das Clínicas da Faculdade de Medicina da Universidade de São Paulo (HC-FMUSP). Graduação em Medicina pela USP.

Luciana Olivalves Pina

Médica Assistente do Setor de Córnea e Superfície Ocular do Hospital das Clínicas da Faculdade de Medicina da Universidade de São Paulo (HC-FMUSP).

Luis Claudio Pimentel da Silva

Médico-Residente em Oftalmologia pelo Hospital das Clínicas da Faculdade de Medicina da Universidade de São Paulo (HC-FMUSP). Graduação em Medicina pela Faculdade de Medicina de Jundiaí (FMJ).

Marcela Marino de Azeredo Bastos

Médica-Residente em Oftalmologia pelo Hospital das Clínicas da Faculdade de Medicina da Universidade de São Paulo (HC-FMUSP). Graduação em Medicina pela Pontifícia Universidade Católica de Goiás (PUC Goiás).

Marcelo Hatanaka

Chefe do Setor de Glaucoma do Hospital das Clínicas da Faculdade de Medicina da Universidade de São Paulo (HC-FMUSP). Graduação em Medicina, Residência Médica em Oftalmologia e Doutorado pela USP.

Marcelo Mendes Lavezzo

Médico Assistente do Pronto-Socorro de Oftalmologia do Hospital das Clínicas da Faculdade de Medicina da Universidade de São Paulo (HC-FMUSP). Doutorado, Especialização em Retina e Uveíte e Residência Médica em Oftalmologia pela USP.

Maria Kiyoko Oyamada

Médica Assistente do Setor de Neuro-Oftalmologia do Hospital das Clínicas da Faculdade de Medicina da Universidade de São Paulo (HC-FMUSP). Doutorado e Residência Médica em Oftalmologia pela USP.

Mariana Akemi Matsura Misawa

Médica Preceptora de Oftalmologia do Hospital das Clínicas da Faculdade de Medicina da Universidade de São Paulo (HC-FMUSP). Graduação em Medicina e Residência Médica em Oftalmologia pela USP.

Marina Brandão Schmidt

Médica Assistente do Pronto-Socorro de Oftalmologia do Hospital das Clínicas da Faculdade de Medicina da Universidade de São Paulo (HC-FMUSP). Especialização em Plástica Ocular e Órbita e Residência Médica em Oftalmologia pela USP.

Mário Luiz Ribeiro Monteiro

Chefe do Setor de Neuro-Oftalmologia e do Setor de Órbita do Hospital das Clínicas da Faculdade de Medicina da Universidade de São Paulo (HC-FMUSP). Livre-Docência, Doutorado, Residência Médica em Oftalmologia e Graduação em Medicina pela USP.

Matheus Enrico Dias Vaz Monteiro

Médico-Residente em Oftalmologia pelo Hospital das Clínicas da Faculdade de Medicina da Universidade de São Paulo (HC-FMUSP). Graduação em Medicina pela USP.

Matheus Timm Avila

Médico-Residente em Oftalmologia pelo Hospital das Clínicas da Faculdade de Medicina da Universidade de São Paulo (HC-FMUSP). Graduação em Medicina pela Universidade Federal da Grande Dourados (UFGD).

Natasha Akiko Usui

Médica em Especialização em Córnea e Lentes de Contato pelo Hospital das Clínicas da Faculdade de Medicina da Universidade de São Paulo (HC-FMUSP). Residência Médica em Oftalmologia pela Faculdade de Medicina de São José do Rio Preto.

Nathália Fidêncio dos Santos

Médica em Especialização em Córnea e Lentes de Contato pelo Hospital das Clínicas da Faculdade de Medicina da Universidade de São Paulo (HC-FMUSP). Residência Médica em Oftalmologia pela Faculdade de Medicina de Jundiaí (FMJ).

Pedro Gomes Oliveira Braga

Médico-Residente em Oftalmologia pelo Hospital das Clínicas da Faculdade de Medicina da Universidade de São Paulo (HC-FMUSP). Graduação em Medicina pela USP.

Pedro Luis Rissoli

Médico-Residente em Oftalmologia pelo Hospital das Clínicas da Faculdade de Medicina da Universidade de São Paulo (HC-FMUSP). Graduação em Medicina pela USP.

Rachel Oliveira de Assis

Residência Médica em Oftalmologia, em Especialização em Estrabismo pelo Hospital das Clínicas da Faculdade de Medicina da Universidade de São Paulo (HC-FMUSP). Graduação em Medicina pela USP.

Regina Sayuri Yamashiro Shiotuki

Residência Médica em Oftalmologia, em Especialização em Córnea e Lente de Contato pelo Hospital das Clínicas da Faculdade de Medicina da Universidade de São Paulo (HC-FMUSP). Graduação em Medicina pela USP.

Remo Susanna Jr.

Professor Titular da Clínica Oftalmológica da Faculdade de Medicina da Universidade de São Paulo (FMUSP). Livre-Docência, Doutorado e Residência Médica em Oftalmologia pela USP.

Renata Martins Maia

Médica Residente em Oftalmologia pelo Hospital das Clínicas da Faculdade de Medicina da Universidade de São Paulo (HC-FMUSP). Graduação em Medicina pela Universidade Federal da Bahia (UFBA).

Renato Germano

Vice-Chefe do Setor de Glaucoma do Hospital das Clínicas da Faculdade de Medicina da Universidade de São Paulo (HC-FMUSP). Doutorado e Residência Médica em Oftalmologia e Graduação em Medicina pela USP.

Roberto Battistella

Médico Assistente de Oftalmologia e Neuro-Oftalmologia da Universidade de São Paulo (USP). Doutorado, Residência Médica em Oftalmologia e Graduação em Medicina pela USP.

Rodolfo Bonatti

Especialização em Plástica Ocular e Órbita pelo Hospital das Clínicas da Faculdade de Medicina da Universidade de São Paulo (HC-FMUSP). Residência Médica em Oftalmologia e Graduação em Medicina pela USP.

Roger Simões Miranda

Médico Assistente do Setor de Ultrassonografia Ocular do Hospital das Clínicas da Faculdade de Medicina da Universidade de São Paulo (HC-FMUSP). Especialização em Retina e Residência Médica em Oftalmologia pela USP.

Ruth Miyuki Santo

Médica Assistente do Setor de Córnea e Doenças Externas do Hospital das Clínicas da Faculdade de Medicina da Universidade de São Paulo (HC-FMUSP). Doutorado pela Universidade Juntendo, Japão, e pela USP. Graduação em Medicina e Residência Médica em Oftalmologia pela USP.

Sergio Luis Gianotti Pimentel

Chefe do Setor de Retina do Hospital das Clínicas da Faculdade de Medicina da Universidade de São Paulo (HC-FMUSP). Doutorado, Residência Médica em Oftalmologia e Graduação em Medicina pela USP.

Suzana Matayoshi

Chefe do Setor de Plástica Ocular do Hospital das Clínicas da Faculdade de Medicina da Universidade de São Paulo (HC-FMUSP). Livre-Docência, Doutorado, Residência Médica em Oftalmologia e Graduação em Medicina pela USP.

Tatiana Tanaka

Médica Assistente do Setor de Retina do Hospital das Clínicas da Faculdade de Medicina da Universidade de São Paulo (HC-FMUSP). Doutorado, Residência Médica em Oftalmologia e Graduação em Medicina pela USP.

Thais Zamudio Igami

Médica Assistente do Pronto-Socorro de Oftalmologia do Hospital das Clínicas da Faculdade de Medicina da Universidade de São Paulo (HC-FMUSP). Especialização em Retina pela USP.

Tomas Minelli

Médico-Residente em Oftalmologia pelo Hospital das Clínicas da Faculdade de Medicina da Universidade de São Paulo (HC-FMUSP). Graduação em Medicina pela USP.

Vera Regina Cardoso Castanheira

Chefe do Setor de Ultrassonografia Ocular do Hospital das Clínicas da Faculdade de Medicina da Universidade de São Paulo (HC-FMUSP). Doutorado, Residência Médica em Oftalmologia e Graduação em Medicina pela USP.

Veronica Bresciani Giglio

Médica Assistente do Setor de Cirurgia Refrativa do Hospital das Clínicas da Faculdade de Medicina da Universidade de São Paulo (HC-FMUSP), e do Pronto--Socorro de Oftalmologia do HC-FMUSP. Vice-Chefe do Setor de Lentes de Contato do HC-FMUSP. Residência Médica e Graduação em Medicina pela USP.

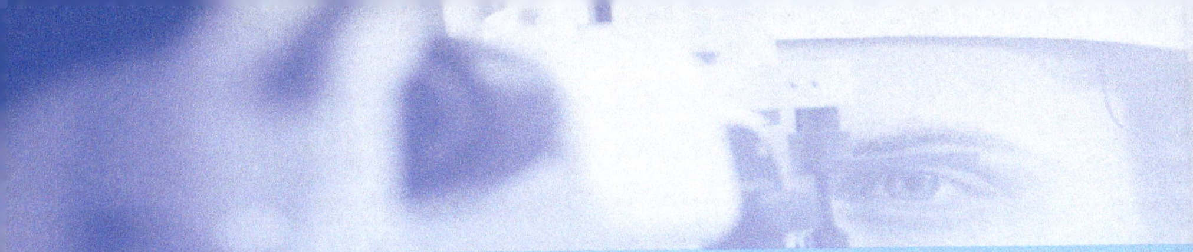

Dedicatória

Dedicamos este livro aos nossos pacientes, que, em momento de tanta vulnerabilidade, depositam a sua confiança em nós e em nosso grande Hospital.

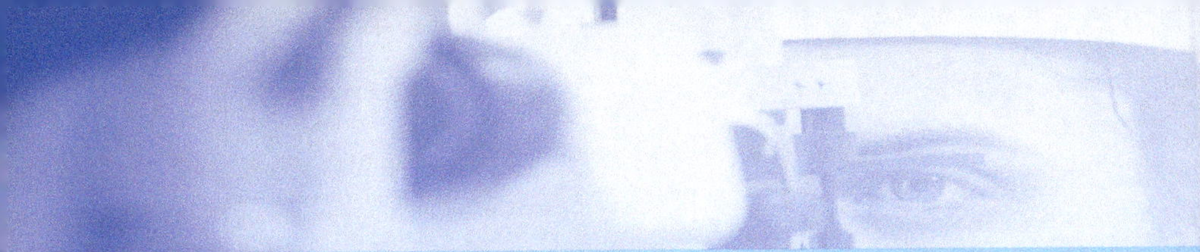

Agradecimentos

Agradecimentos a todos os médicos que passaram pelo Pronto-Socorro de Oftalmologia do Hospital das Clínicas da Faculdade de Medicina da Universidade de São Paulo: residentes, preceptores e assistentes. O conhecimento foi construído e consolidado graças ao esforço daqueles que dedicaram dias e noites ao cuidado dos nossos pacientes.

Apresentação

O intuito deste Manual é oferecer um conteúdo conciso e atualizado do diagnóstico e manejo das principais doenças atendidas em serviços de urgência e de emergência oftalmológica no Brasil. A carência de literatura regional com uma abordagem prática estimulou a elaboração deste Manual, que visa auxiliar os médicos, na sua clínica diária, oftalmologistas e residentes em Oftalmologia.

A vivência em um pronto-socorro de serviço de referência terciário, como o Hospital das Clínicas da Faculdade de Medicina da Universidade de São Paulo (HC-FMUSP), trouxe a oportunidade de compartilhar conhecimento revisado por grandes ***experts*** no assunto.

Cada capítulo aborda de forma sucinta o diagnóstico, o que se deve priorizar no exame oftalmológico e as principais modalidades terapêuticas utilizadas em nossa Instituição. Ressaltamos que a Medicina está em constante aperfeiçoamento e, portanto, as condutas podem sofrer ajustes ao longo do tempo. Escolhas de antibióticos, por exemplo, também podem variar a depender do serviço e da necessidade de cobertura de microrganismos mais prevalentes na região. A separação de cada capítulo em cores de acordo com a prioridade do atendimento visa facilitar o médico plantonista diante de uma diversidade de queixas.

Acreditamos que este Manual seja uma ótima companhia no atendimento às urgências oftalmológicas e que isso possa se traduzir no melhor atendimento aos pacientes.

Os Editores

Sumário

Caro leitor,

As cores que aparecem nesta obra representam o grau de prioridade de atendimento da doença no pronto-socorro, sendo a cor vermelha o atendimento prioritário, com risco iminente de perda visual, passando pelas cores amarela, verde e azul, esta última podendo ser um atendimento ambulatorial. O Capítulo 14 é o único com a cor cinza referindo-se a um exame de ultrassonografia.

Seção 2 – Córnea e Conjuntiva

Seção 3 – Oculoplástica e Órbita

Seção 4 – Glaucoma

Seção 5 – Neuroftalmologia

Seção 6 – Retina

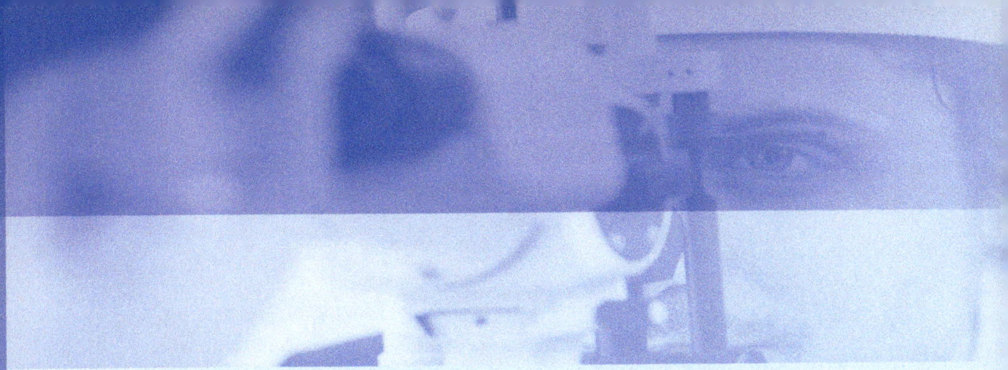

SEÇÃO 1

Trauma Ocular

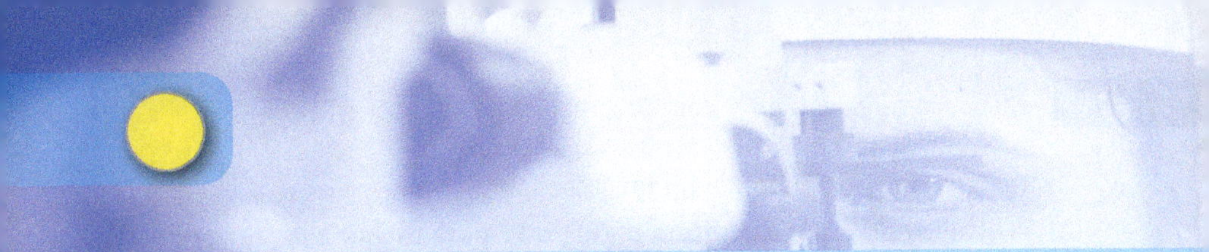

capítulo 1

Corpo Estranho Corneano e Conjuntival

Luis Claudio Pimentel da Silva
Patrícia Picciarelli de Lima

T15.0	Corpo estranho na córnea
T15.1	Corpo estranho no saco conjuntival
T15.8	Corpo estranho em outros locais e em locais múltiplos da parte externa do olho
T15.9	Corpo estranho em parte não especificada da região externa do olho

Causas e tipos de corpo estranho

A causa mais comum é o acidente de trabalho com metais ou plantas. São classificados em corpo estranho (CE) orgânico ou não orgânico. Geralmente, o CE é constituído de metal, material orgânico ou vidro.

Anamnese

Determinar mecanismo de trauma, tempo decorrido, tipo provável de CE e o uso ou não de proteção ocular. Ter sempre em mente a possibilidade de penetração ocular e a presença de CE intraocular (CEIO).

Sintomas e sinais

Dor, sensação de corpo estranho, fotofobia, acuidade visual normal ou reduzida, hiperemia conjuntival, lacrimejamento e edema de pálpebras. A dor e a fotofobia podem ser intensas e desproporcionais aos sinais clínicos.

Exame oftalmológico

1. Documentar acuidade visual antes de qualquer procedimento: o exame deve focar em eliminar a possibilidade de lesão intraocular.

2. Exame em lâmpada de fenda (biomicroscopia):
   a. **Localizar e avaliar a profundidade do CE para excluir a presença de perfuração corneana autosselante (Figura 1.1A):** se o CE está muito profundo ou próximo à membrana de Descemet, sua remoção deve ser feita em centro cirúrgico. Avaliar tipo de CE e presença de halo ferruginoso (Figura 1.1B).
      - **Irregularidades pupilares, prolapso de íris, rotura capsular, vítreo na câmara anterior, hifema, câmara anterior rasa e hemorragia intraocular:** são sinais que podem indicar penetração ocular e a possibilidade de CEIO. Caso haja suspeita ou evidência de penetração ocular e CEIO, proceder à conduta no Capítulo 12 – Trauma Ocular Penetrante e Corpo Estranho Intraocular.
   b. **Avaliar a necessidade de exame de imagem (tomografia computadorizada):** caso haja suspeita de CE metálico, não realizar ressonância magnética.
   c. **Avaliar se há infiltrado estromal (Figura 1.1D) associado à reação de câmara anterior (RCA):** pequeno infiltrado estéril ao redor do CE e/ou RCA podem estar presentes. O infiltrado deve ser mensurado e a RCA, graduada, a fim de se monitorizar a resposta terapêutica e/ou progressão de possível infecção.

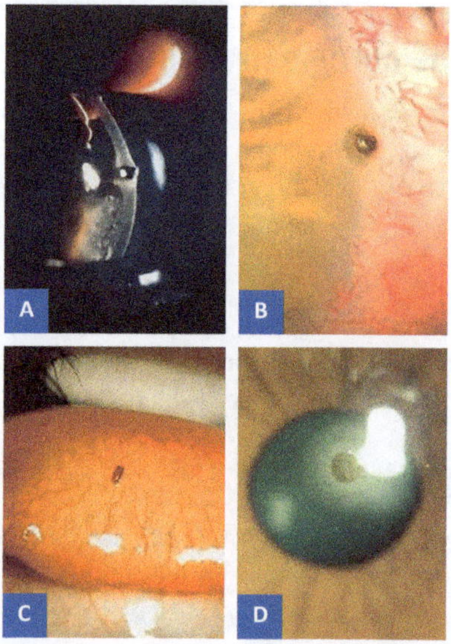

Figura 1.1. A) Perfuração ocular com corpo estranho em câmara anterior. **B)** Corpo estranho corneano metálico com halo ferruginoso. **C)** Corpo estranho em conjuntiva tarsal superior. **D)** Corpo estranho com infiltrado estromal. (Fonte: gentilmente cedidas pelos médicos do HC-FMUSP: (A e D) Dr. Daniel Costa; (B) Dr. Leonardo Ariello e (C) Dr. Pedro Rissoli.)

d. **Sempre corar com fluoresceína:** o teste de Seidel pode avaliar se há vazamento de humor aquoso. Abrasões corneanas verticais podem indicar corpo estranho retido em conjuntiva abaixo da pálpebra superior (Figura 1.1C).
e. Avaliar lesões associadas em pálpebras e supercílio.

Tratamento

1. Aplicar anestésico tópico (colírio anestésico).
2. Na ausência de evidências de perfuração coreana, everter as pálpebras e inspecionar os fórnices na busca de CE (p. ex., podem ser múltiplos em trauma após uso de ferramentas elétricas ou explosões).
   - Se presença de CE com suspeita de perfuração corneana ou de CEIO, a exploração e remoção devem ser feitas em sala cirúrgica.
3. **Remover o CE corneano sob lâmpada de fenda com agulha estéril calibre 26 Gauge (agulha de insulina):** a agulha pode ser dobrada sobre seu chanfro para diminuir a possibilidade de lesão ocular e usada para deslocar e retirar o CE.
   - Múltiplos CE superficiais podem ser mais facilmente removidos com abundante irrigação de solução salina estéril.
   - Alguns tipos de CE, como vidro e plástico, não são tóxicos e não induzem inflamação. Assim, podem ser deixados e seguidos cuidadosamente se estiverem em posição estável, não atrapalharem a acuidade visual (AV) e se o risco de causar lesão tecidual com sua remoção se sobrepuser ao risco de não se remover um CE inerte (avaliar cada caso). O ferro e o cobre são tóxicos para as células, induzem reação inflamatória e devem ser removidos assim que possível.
   - CE bem superficiais presentes apenas na conjuntiva podem ser removidos com auxílio de haste com algodão estéril (Cotonete®) ou com uso de pinça oftalmológica adequada. Na córnea, usar as hastes com algodão somente em CE muito superficial e com cuidado para não causar mais abrasão.
4. **Remover o máximo possível do halo ferruginoso (a remoção incompleta pode causar defeito epitelial persistente):** se muito profundo, pode-se retirar após alguns dias, quando mais superficial. Mensurar o defeito epitelial corneano resultante.
5. **Atenção para os casos com possibilidade de ceratite infecciosa:** infiltrado suspeito ou associado à significativa RCA, dor e hiperemia ciliar. Deve-se coletar material para cultura e seguir o caso, com a conduta apropriada (ver Capítulo 19 – Ceratites Infecciosas), para detalhes da coleta e tratamento).
6. **Instilar colírio antibiótico de amplo espectro, como as fluoroquinolonas (p. ex., ofloxacino 0,3%) ou pomada oftalmológica reepitelizante (p. ex., Epitezan® ou Regencel®):** curativo oclusivo deve ser evitado e pode ser realizado para conforto do paciente apenas durante seu transporte.

7. **Prescrever colírio antibiótico (p. ex., ofloxacino 0,3%) ou pomada oftalmológica de antibiótico por 7 dias ou mais, a depender do acometimento, até a cicatrização completa:** cicloplégico pode ser usado para reduzir a dor, bem como colírio lubrificante, de preferência sem conservantes.
8. **Orientar uso de Equipamento de Proteção Individual (EPI):** com proteção ocular adequada para prevenção de novos acidentes.

Seguimento

- **CE corneano:** nos casos com anel ferruginoso remanescente ou com abrasão corneana central ou grande, reavaliar em 24 horas. Nos casos com abrasão em região periférica ou pequena, retornar em 2 a 5 dias. Manter a avaliação a cada 3 a 5 dias, até a completa reepitelização. Alertar paciente sobre sinais de alarme (p. ex., piora da dor, baixa acuidade visual, secreção ocular).
- **CE conjuntival:** retorno se piora dos sintomas ou em caso de corpo estranho residual.

Bibliografia consultada

1. Ahmed F, House RJ, HalFeldman B. Corneal abrasions and corneal foreign bodies. September 2015:p.363-375.
2. Bagheri N, Wajda BN, et al. Corneal and conjunctival foreign bodies In: The Wills Eye Manual. 7 ed. Philadelphia: Wolters Kluwer; 2017.
3. Camodeca AJ; Anderson EP. Corneal foreign body. August 10, 2020.
4. Rafailov L, Lazzaro DR. Corneal trauma In: Textbook of Ocular Trauma: evaluation and treatment. Philadelphia: Springer; 2018.
5. Salmon JF. Superficial foreign body. In: Kanski's Clinical Ophthalmology. 9 ed. United Kingdom: Elsevier; 2020.

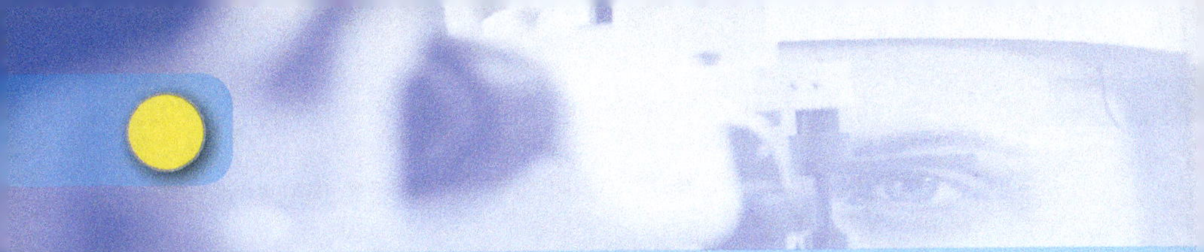

capítulo 2

Desepitelizações Corneanas

Leandro Bortolon Bissoli
Patrícia Picciarelli de Lima

S05.0	Traumatismo da conjuntiva e abrasão da córnea sem menção de corpo estranho

Definição

Descontinuidade do epitélio corneano que ocorre por trauma, corpo estranho, uso de lentes de contato ou por algumas condições de base do globo ocular e dos anexos oculares.

Quadro clínico

- **História:** trauma ocular, prurido com coçadura, uso de lentes de contato (LC), alteração ocular ou de anexos prévia. Ocasionalmente, o paciente pode não se recordar de uma história definida de trauma, mas apresentar sinais e sintomas sugestivos de uma abrasão corneana.

  > **Importante:** se história compatível ou suspeita de lesão por queimadura ocular química, proceder como no Capítulo 3 – Queimadura Química.

- **Sintomas:** dor e irritação ocular, sensação de corpo estranho, fotofobia, lacrimejamento, desconforto ao piscar, baixa acuidade visual.
- Abrasões corneanas causadas por unhas, folhas de papel ou galhos apresentam maior probabilidade de desenvolverem *erosões recorrentes*, que apresentam os mesmos sintomas da desepitelização corneana e ocorrem tipicamente ao acordar. A ceratite por vírus herpes simples deve ser excluída como possível diagnóstico nestes casos.[5]

- **Sinais:** hiperemia ocular, defeito epitelial (cora com fluoresceína), leve RCA pode estar presente.
- Exemplos de etiologias:
  - **Causas externas:** trauma, corpo estranho palpebral, ceratite fotoelétrica, queimadura química, uso de lente de contato.
  - **Alterações do globo ocular e dos anexos oculares:** blefarite, conjuntivite, síndrome do olho seco; distrofias corneanas, triquíase/distiquíase, entrópio/ectrópio, frouxidão palpebral, ceratopatia de exposição.

Avaliação durante o exame

1. Sempre documentar a acuidade visual em todos os casos.
2. No exame de biomicrospia em lâmpada de fenda, antes de instilar o colírio de fluoresceína, avaliar:
   - **Integridade corneana e do globo ocular:** a biomicroscopia é essencial em determinar a presença, a extensão e a profundidade do defeito corneano.[5] Caso haja suspeita de penetração corneana ou de outras lesões oculares além da abrasão corneana, sobretudo nos casos com história de trauma, proceder de acordo – ver capítulo específico.
   - **Avaliar se o paciente está fazendo uso de LC no momento do exame:** neste caso, observar irregularidades na borda da LC, depósitos e ajuste da LC (p. ex., se frouxa ou apertada).
   - **Presença de áreas de infiltrado estromal:** pode indicar infecção associada. É importante distinguir entre uma desepitelização corneana e uma ulceração corneana. A desepitelização apresenta bordas bem definidas e pouca ou nenhuma inflamação associada (quando avaliada agudamente). Já a úlcera corneana apresenta opacificação e disrupção da matriz estromal mediada pela inflamação, com possível afinamento.[5] Se há sinal infeccioso, tratar como deseptelização infecciosa (ver Capítulo 19 – Ceratites Infecciosas).
3. **Instilar colírio de fluoresceína:** para avaliação da córnea e do filme lacrimal. O corante adere-se às áreas de defeito epitelial e adquire coloração verde fluorescente à luz azul de cobalto, o que permite identificar, dimensionar e descrever com mais facilidade a lesão.
4. **Everter pálpebras superiores e inferiores à procura de corpo estranho:** sempre procurar corpos estranhos alojados nos fórnices palpebrais. A presença de desepitelizações em forma de arranhaduras verticais são bastante sugestivas dessa possibilidade.
5. **Examinar a margem palpebral:** avaliar se há fechamento palpebral adequado, presença de frouxidão palpebral, distribuição dos cílios ou outras alterações da margem.

Tratamento

Pacientes não usuários de lente de contato

- Desepitelização pequena
  - Colírio lubrificante a cada 6 horas e pomada ou gel lubrificante à noite.
- Desepitelização extensa
  - Colírio antibiótico a cada 4 ou 6 horas (ofloxacino ou ciprofloxacino, tobramicina) ou pomada oftalmológica de antibiótico (tobramicina ou ciprofloxacino).
  - Colírio lubrificante a cada 3 horas (em caso de necessidade de uso em maior frequência, prescrever colírios lubrificantes sem conservantes).
  - Pode ser prescrita pomada oftalmológica reepitelizante (p. ex., Epitegel®, Epitezan®).
  - Colírio cicloplégico pode ser considerado em casos de dor ocular intensa e fotofobia. Raramente é necessário após 2 dias.[1,2]

Pacientes usuários de lente de contato

- Desepitelização pequena ou leve:
  - Colírio lubrificante a cada 4 horas e interromper o uso das lentes de contato.
- Desepitelização extensa
  - **Colírio antibiótico:** em usuários de LC, a cobertura para Pseudomonas é obrigatória, sendo indicados aminoglicosídeos ou fluoroquinolonas. Fluoroquinolonas colírio (ciprofloxacino, ofloxacino ou levofloxacino) ou tobramicina colírio, a cada 4 ou 6 horas.

    Importante: não utilizar quinolona de 4ª geração como antibiótico profilático.
- Colírio lubrificante (p. ex., 4 vezes ao dia), pomada oftalmológica de antibiótico (tobramicina ou ciprofloxacino) à noite.
- Colírio cicloplégico pode ser considerado em casos de dor ocular intensa e fotofobia.

Considerações importantes sobre o tratamento, em todos os casos

- A oclusão ocular não é mais indicada rotineiramente, pois pode não aliviar os sintomas e estar associada a atraso na regeneração epitelial.[3] Embora a oclusão não seja necessária para a maioria das abrasões e alguns pacientes possam se incomodar com seu uso, em alguns casos o curativo oclusivo pode aliviar a dor da abrasão corneana por imobilizar a pálpebra superior e prevenir o atrito sobre o defeito epitelial.[5] Sugere-se o uso de pomadas de antibiótico em vez de curativos oclusivos.
- O uso de LC terapêutica não é indicado, pois pode se associar a maior risco de infecção.

> **Importante:** pacientes com defeito epitelial e que sejam usuários de LC não devem receber curativo oclusivo ou LC terapêutica virtude do risco de promover ou piorar uma infecção corneana. Estes pacientes devem receber colírio antibiótico ou pomada antibiótica.

- Traumas corneanos que envolvem material orgânico requerem seguimento cuidadoso para monitorizar a possibilidade de infecção fúngica. Abrasões causadas por materiais orgânicos como unhas, papel e folhas de plantas podem cicatrizar mais lentamente do que as causadas por materiais inorgânicos como aço, vidro e plástico.[5] Em traumas com materiais como madeira ou unhas, mesmo que causem desepitelizações pequenas, deve ser considerada a prescrição de antibiótico colírio profilático.
- O uso de corticosteroides tópicos é contraindicado, por estar relacionado à piora da cicatrização e a um maior risco de infecção secundária.
- Analgesia raramente é necessária. Quando preciso, é possível indicar uso de anti-inflamatórios não esteroidais (AINE) por via oral, nas primeiras 24 a 48 horas. Os AINE tópicos não são recomendados, pois podem causar toxicidade local e retardar a cicatrização da lesão.[5] Cicloplégicos, como já citado, podem ser indicados quando o trauma é muito extenso, com dor e fotofobias intensas, pois diminuem o espasmo ciliar associado às abrasões corneanas.

Acompanhamento

1. **Pacientes não usuários de lente de contato:** reavaliar em 2 a 3 dias se a desepitelização for extensa.

> **Observação:** as lesões pequenas, leves, mais periféricas e sem complicações podem ser reavaliadas em 2 a 5 dias. Contudo, em pacientes orientados, estas lesões podem não ser acompanhadas. Nesses casos, o paciente deve ser orientado a retornar desse houver piora e informado cuidadosamente quanto aos sinais de alarme.

2. **Pacientes usuários de lente de contato:** reavaliar em 2 a 3 dias se a desepitelização for leve e diariamente se a desepitelização for extensa, como regra geral.

Prognóstico

A maioria das desepitelizações corneanas se resolvem em até 2 dias, podendo se estender por mais tempo dependendo do tamanho.[1] Outras, porém, especialmente quando secundárias ao uso de lentes de contato, podem evoluir para úlceras de córnea ou ceratites bacterianas.

Bibliografia consultada

1. American Academy of Ophthalmology. External Disease and Cornea, Basic and Clinical Science Course, 2018-2019.
2. Bagheri N, Wajda B, Calvo C, Durrani A (eds.). The wills eye manual. 7 ed. Philadelphia: Lippincott Williams and Wilkins; 2016.

3. Domingo E, Moshirfar M, Zabbo CP. Corneal abrasion. [Updated 2020 Jul 12]. In: StatPearls [Internet]. Treasure Island (FL): StatPearls Publishing; 2021 Jan. Disponível em: https://www.ncbi.nlm.nih.gov/books/NBK532960. (12 jul. 2020).
4. Lim CH, Turner A, Lim BX. Patching for corneal abrasion. Cochrane Database Syst Rev. 2016;7(7):CD004764. Published 2016 Jul 26.
5. Tarff A, Behrens A. Ocular emergencies: red eye. Med Clin North Am. 2017;101(3):615-639. Epub 2017 Mar 8. PMID: 28372717.

capítulo 3

Queimadura Química

Letícia Harumi Miyoshi
Veronica Bresciani Giglio

T26.1	Queimadura da córnea e do saco conjuntival

IMPORTANTE: o tratamento deve ser instituído imediatamente, mesmo antes de se testar acuidade visual, a menos que se suspeite de ruptura do globo ocular.

Tipos de substâncias

- **Substâncias ácidas:** lesam a córnea em decorrência da desnaturação e da precipitação de proteínas. Exemplos: ácido de bateria, limpador de piscinas, vinagre.
- **Substâncias alcalinas:** tendem a ser mais graves em virtude da saponificação. Exemplos: soda cáustica, cimentos, gessos, pó de *airbag*, alvejantes, amônia.
- **Outras substâncias:** solventes, detergentes e gás lacrimogêneo.

Quadro clínico

- Dor e lacrimejamento.
- Blefaroespasmo e fotofobia.
- Hiperemia.
- Sensação de corpo estranho.
- Pressão interna ocular (PIO) elevada.
- Hipotensão ocular e *phitisis bulbi.*

Conduta de emergência

1. Afastada perfuração ocular, administrar anestésico tópico e:
   - Lavagem abundante com Ringer-lactato 2 a 3 L com equipo.
2. Pode ser usada fita de pH.
3. Lavagem do fundo de saco, retirando eventuais partículas de material cáustico e/ou tecido necrótico com cotonetes embebidos com colírio anestésico.

> **Lembrar:** nunca se deve tentar neutralizar com outra solução em virtude de reação acidobásica (reação exotérmica).

4. Após 5 a 10 minutos, verificar pH nos fórnices, utilizando-se um papel tornassol (medidos de pH da urina).
5. Alvo: pH 7 a 7,4.

Avaliação

1. **Histórico:** avaliar horário de lesão, tipo de substância química, tempo entre a exposição e o início de irrigação, proteção ocular.
2. Exame de lâmpada de fenda
   - Aversão de pálpebra para checar resquício de produto químico ou tecido necrótico. Se presente, remover.
   - Investigação de sinais de insuficiência límbica e, se presentes, sua extensão. A insuficiência límbica se apresenta como uma região nacarada, sem vasos.
   - Avaliação de transparência corneana e defeitos epiteliais (com auxílio de colírio de fluoresceína sódica).
   - Avaliação de RCA e PIO.

Quadro 3.1. Classificação Roper-Hall

Grau	Prognóstico	Córnea	Conjuntiva/limbo
I	Bom	Desepitelização corneana	Sem isquemia limbar
II	Bom	Opacidade corneana com detalhe iriano visível	< 1/3 isquemia limbar
III	Reservado	Perda epitelial total, opacidade estromal, perda de detalhes irianos	1/3 – 1/2 isquemia limbar
IV	Ruim	Córnea opaca com difícil avaliação da câmara anterior	> 1/2 isquemia limbar

Fonte: elaborado pela autoria.

Queimaduras químicas leves a moderadas

Sinais

1. Defeito epitelial corneano.
2. Quemose, hiperemia ou hemorragia conjuntival.

3. Reação de câmara anterior ausente ou leve.
4. Sem isquemia perilímbica.
5. Queimadura de 1° ou 2° grau da pele periocular com ou sem a perda de cílios.

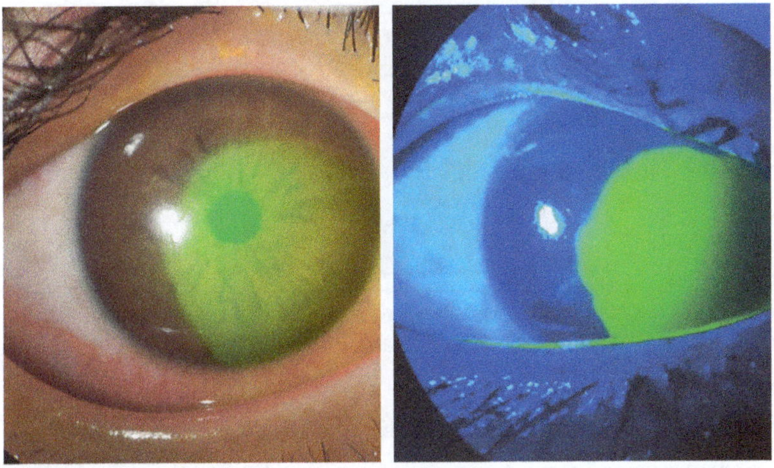

Figura 3.1. Queimadura corneana leve. Sem perda de transparência corneana, sem sinais de *melting* corneano e sem insuficiência límbica. (Fonte: acervo da autoria.)

Tratamento após conduta de emergência

1. Lubrificantes (sem conservante de preferência).
2. Antibiótico profilático, ciprofloxacino 0,35% a cada 6 horas.
3. Prednisolona 1%: a cada 6 horas por 7 dias.
4. Se dor, considerar cicloplégicos, tropicamida 10 mg/mL 1 gota a cada 8 ou 12 horas.
5. Analgésico oral conforme necessário.
   - **Seguimento:** em 48 horas até o fechamento do defeito epitelial

Queimaduras químicas moderadas/graves

Sinais/critérios de gravidade

1. Edema ou opacidade corneana.
2. RCA > 2+/4+.
3. Isquemia perilímbica > 2/3.
4. Hipertensão ocular.
5. Retinopatia necrótica local.

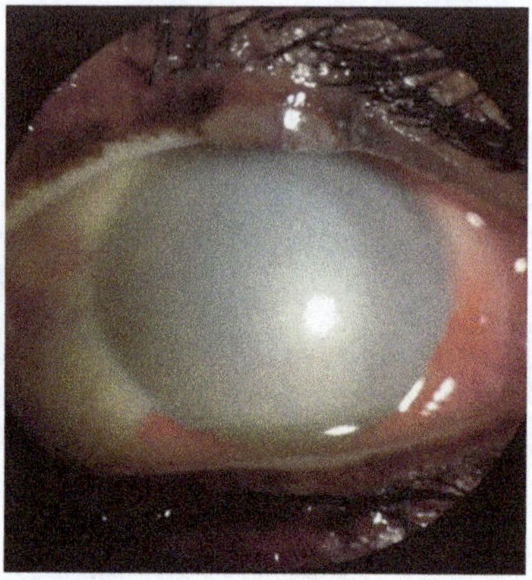

Figura 3.2. Queimadura corneana grave. Opacidade estromal importante, sinais de insuficiência límbica em área temporal. (Fonte: acervo Rodolpho Takaishi.)

Tratamento após conduta de emergência

1. Desbridamento do tecido necrótico e partículas remanescentes do produto químico.
2. Lubrificantes (sem conservante de preferência).
3. **Antibiótico profilático:** ciprofloxacino 0,35% a cada 6 horas.
4. **Prednisolona:** 1% a cada 1 a 4 horas a depender da gravidade do quadro.
5. **Cicloplégicos:** tropicamida 1% 1 gota a cada 8 ou 12 horas ou atropina 1% a cada 12 horas ou 1 vez ao dia.
6. **Doxiciclina:** 100 mg a cada 12 horas para diminuir a colagenólise e o derretimento estromal.
7. **Ascorbato:** 500 a 2.000 mg 1 vez ao dia.
8. **Se PIO elevada:** timolol 0,5% a cada 12 horas.
9. **Analgésico oral:** conforme necessário.

- **Seguimento:** diário. Desfazer aderências conjuntivais diariamente para evitar a formação de simbléfaros (considerar lente escleral quando extensa necrose da conjuntiva). Desmame do colírio corticosteroide tópico após 7 dias.

Cuidados a médio e a longo prazo que podem ser necessários

- **Transplante de membrana amniótica:** promove a reepitelização, reduz a inflamação e previne a sequela de cicatrização. Pode ser empregado em lugares onde este recurso está disponível.

- **Colírio de soro autólogo 20%:** pode facilitar na reepitelização.
- **Transplante limbar autólogo:** em casos de insuficiência límbica significativa, indicado somente após resolução da inflamação inicial. Enxerto obtido do olho contralateral.
- Reconstrução da pálpebra e simblefaroplastia.
- Transplante de córnea (idealmente após ao menos 1 ano).
- Ceratoprótese.

Lesão ocular por supercola (cianoacrilato)

Importante: as supercolas de solidificação rápida endurecem rapidamente em contato com a umidade.

Tratamento

1. Se as pálpebras estiverem coladas, devem ser separadas com tração ou epilação dos cílios colados.
2. Pode ser realizada irrigação copiosa com soro fisiológico morno ou compressas mornas para soltar a cola endurecida.

Bibliografia consultada

1. Bagheri N, Wajda B, Calvo C, Durrani A. The Wills Eye Manual: office and emergency room diagnosis and treatment of eye disease. Philadelphia: Lippincott; 2015.
2. Beare JD. Eye injuries from assault with chemicals. Br J Ophthalmol 1990;74:514-8.
3. Morgan SJ. Chemical burns of the eye: causes and management. Br J Ophthalmol 1987; 71:854-7.

capítulo 4

Laceração Palpebral e Canalicular

Juliana Mika Kato
Suzana Matayoshi

S01.1	Ferimento da pálpebra e da região periocular

Na abordagem das lacerações palpebrais, deve-se determinar na anamnese o mecanismo de trauma e tempo da lesão:

- Se o paciente for vítima de traumatismo crânio encefálico, avaliar necessidade de ATLS (Suporte Avançado de Vida no Trauma, tradução do inglês *Advanced Trauma Life Support*) antes do exame oftalmológico (p. ex., rebaixamento do nível de consciência).
- Se o paciente é vítima de mordedura de cão, perguntar sobre origem e *status* vacinal do animal (raiva).
- Ao exame oftalmológico, antes de proceder ao reparo palpebral, certificar-se de que não há lesões associadas, como laceração corneana, perfuração ocular ou presença de corpo estranho intraocular.
- Determinar a profundidade da laceração. Em crianças, pode ser necessária sedação para um exame minucioso.
- Em lacerações mediais ao ponto lacrimal, se houver dúvida quanto ao acometimento de via lacrimal, realizar sondagem e irrigação para confirmação diagnóstica.
- Solicitar TC (tomografia computadorizada) de face se houver suspeita de fratura de órbita.

Conduta

1. Avaliar profilaxia de tétano (Quadro 4.1) e raiva (Quadro 4.2).
2. Antibiótico sistêmico se ferida contaminada ou presença de corpo estranho Opções:
   - Cefalexina 500 mg a cada 6 horas por 5 a 7 dias (adultos).
   - Cefalexina 25 a 50 mg/kg/dia a cada 6 horas por 5 a 7 dias (crianças).
3. Se mordedura de cachorro:
   - Amoxicilina-clavulanato 500/125 mg a cada 8 horas por 5 dias (adulto).
   - Amoxicilina-clavulanato solução oral 125/31,25 mg/5 mL, dose pediátrica de 50 a 90 mg/kg/dia de amoxicilina por 5 dias (crianças).
   - Se alergia: clindamicina 600 mg a cada 6 horas + ciprofloxacino 500 mg a cada 12 horas por 5 dias.
4. Se houver perfuração ocular, laceração de via lacrimal, lesão de músculo extraocular, músculo elevador da pálpebra superior, visualização de gordura orbitária, avulsão de tendão cantal medial ou lesões extensas: preferir fechamento da ferida em centro cirúrgico (avaliar internação hospitalar e exames pré-operatórios).

Quadro 4.1. Profilaxia de tétano

História de vacinação	Risco baixo de tétano		Risco alto de tétano	
	Vacina	SAT/IGHAT	Vacina	SAT/IGHAT
Incerta ou < 3 doses	Sim	Não	Sim	Sim
3 doses ou mais, última há < 5 anos	Não	Não	Não	Não
3 doses ou mais, última entre 5 e 10 anos	Sim	Não	Sim (1 reforço)	Não*
3 doses ou mais, última há ≥ 10 anos	Sim	Não	Sim (1 reforço)	Não*
3 doses ou mais, última há ≥ 10 anos em situações especiais	Sim	Não	Sim (1 reforço)	Sim**

* Se paciente imunossuprimido ou idoso, indicar SAT/IGHAT

** Se suspeita de que cuidados posteriores não serão tomados, pode-se indicar SAT/IGHAT

Fonte: adaptado de Guia de Vigilância em Saúde, Ministérios da Saúde, ano 2019.

Quadro 4.2. Profilaxia de raiva

Condição do animal	1ª Conduta		2ª Conduta
Sadio, observável	Observar animal por 10 dias	Vivo, sadio*	Acompanhar
		Desaparecido	Sorovacinação (4 doses)
Não observável	Sorovacinação (4 doses)		

* Se gato/cão suspeito clinicamente de raiva ou tiver contato com morcegos, iniciar esquema com 2 doses

Fonte: adaptado de Raiva Humana – Protocolo de atendimento em casos de acidentes com animais potencialmente transmissores da raiva, Prefeitura de São Paulo, 2019.

5. Prosseguir ao fechamento da ferida preferencialmente nas primeiras 12 a 24 horas do trauma, mas a reconstrução pode ser feita até 5 dias com resultados satisfatórios.

Procedimento – Laceração palpebral

1. Assepsia e antissepsia, colírio de proximetacaína em ambos os olhos, colocação de campos estéreis.
2. Anestesia local com lidocaína 2% com adrenalina (1:100.000) nas margens da lesão.
3. Lavagem da ferida com soro fisiológico 0,9% e retirada de corpos estranhos visíveis.
4. Colocar protetor ocular (lente escleral) se disponível.
5. Se a laceração de pálpebra envolver margem palpebral: sutura da margem em três planos (linha cinzenta, linha dos cílios anterior e transição cutâneo-mucosa) a 2 a 3 mm, com Seda 6-0 ou Vicryl 6-0, deixando o fio longo para posicionamento posterior dentro da sutura de pele. Não dar o nó; aproximar as bordas para facilitar o alinhamento do tarso (Figura 4.1).
6. Sutura do tarso, com Vicryl 6-0 em espessura parcial para evitar lesões corneanas.
7. Sutura do músculo orbicular com Vicryl 6-0.
8. Se a laceração da pálpebra não envolver margem palpebral: sutura da pele com náilon 6-0 pontos simples, com leve eversão das bordas.
9. Pomada com antibiótico (Regencel) 3 vezes ao dia, por 7 dias.
10. Lente de contato terapêutica pode diminuir desconforto nos primeiros dias causado por eventual trauma do fio.

Se criança ou paciente não cooperativo, considerar o uso de Vicryl 6-0 em todas as suturas.

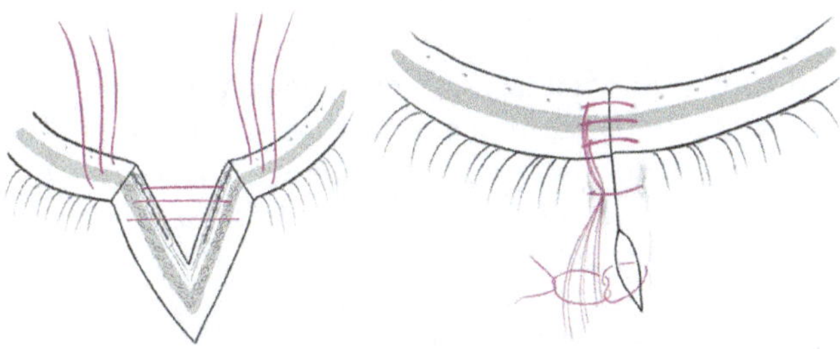

Figura 4.1. Sutura da margem palpebral em três planos. (Fonte: elaborada pela autoria.)

Procedimento – Laceração de via lacrimal

Há várias formas descritas de reconstrução de via lacrimal. A preferência se dá pela experiência do cirurgião e pela disponibilidade de material. Será descrita apenas a técnica tradicional de intubação bicanalicular utilizando *pigtail* e com sonda de Crawford. A técnica utilizando *pigtail* tem a desvantagem de poder causar falsos trajetos durante a manipulação da sonda.

1. Assepsia e antissepsia, colocação de campos estéreis.
2. Sondagem e dilatação do ponto lacrimal.
3. Passagem da sonda *pigtail* preferencialmente pelo canalículo não lesado, girando-o, até sua visualização pelo lado lacerado.
4. Passagem de fio náilon 5-0 ou 6-0.
5. Passagem do tubo de silicone através do fio.
6. Posicionamento do tubo de silicone e ajuste de tamanho.
7. Reconstrução palpebral.

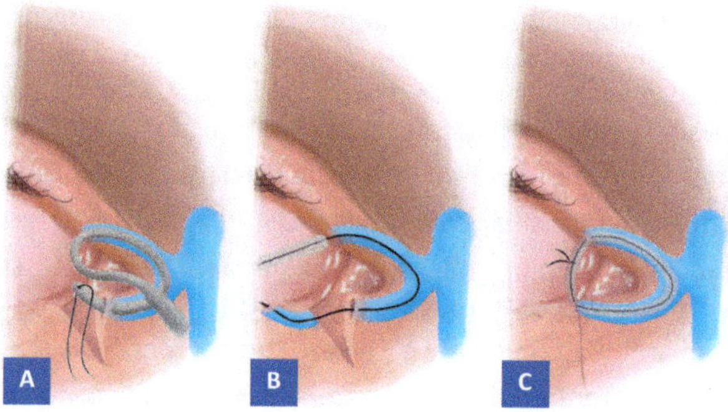

Figura 4.2. A) Passo 3; **B)** Passo 5; **C)** Passo 6. (Fonte: elaborada pela autoria.)

Técnica de intubação com sonda de Crawford

A sonda de Crawford consiste em um fio de silicone conectado, nas duas extremidades, a duas hastes metálicas. A técnica engloba os passos 1 e 2 anteriores, acrescidos por passagem da haste pelo canalículo superior e pelo inferior, até o ducto nasolacrimal, exteriorizando-se no meato inferior. Seccionam-se as hastes metálicas. O silicone pode ser anodado e preso no vestíbulo nasal com náilon 5-0. A retirada do silicone é feita após 6 a 8 semanas.

> **Observação:** as suturas de reconstrução palpebral são passadas antes de se anodar o silicone.

Cuidados pós-operatórios

1. Remoção da sutura de pele em 7 dias.
2. Remoção da sutura da margem palpebral em 14 dias.

3. Remoção do tubo de silicone em 3 meses.
4. Informar o paciente que cicatrização completa pode demorar 6 a 12 meses.

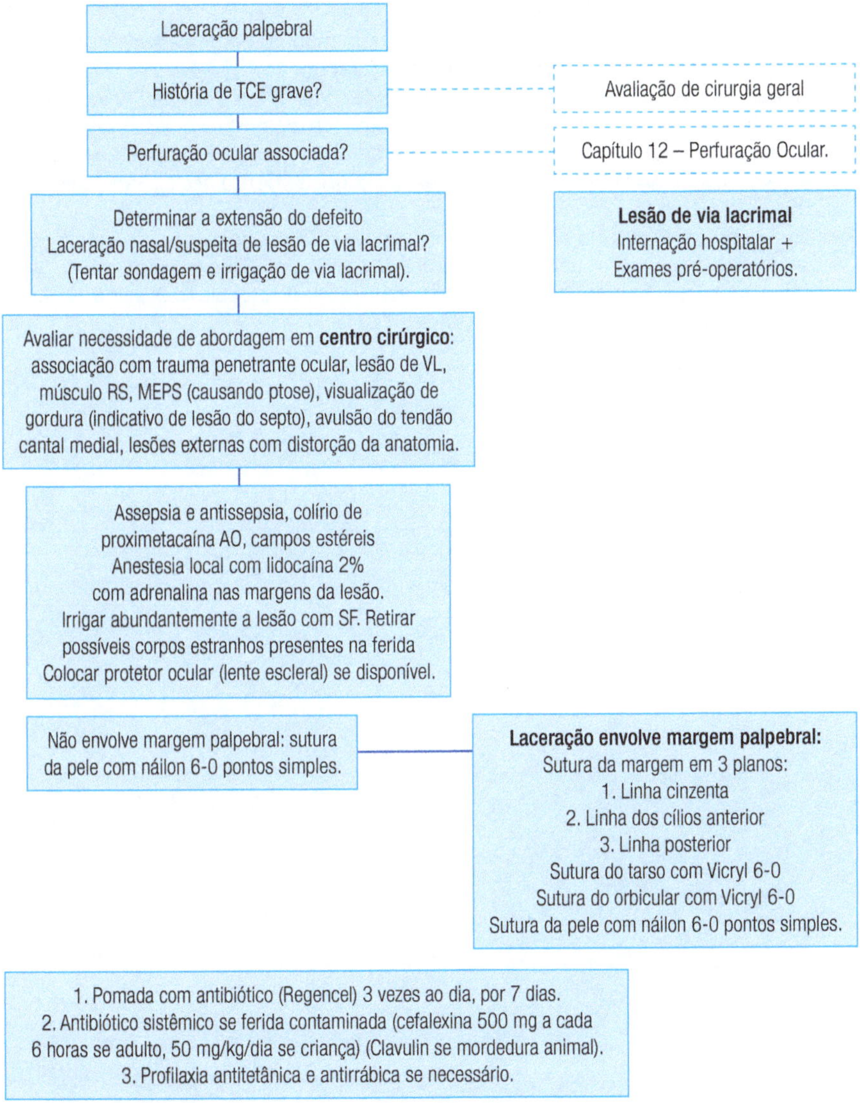

Figura 4.3. Fluxograma de conduta. (Fonte: elaborada pela autoria.)

TCE: trauma cranioencefálico; VL: via lacrimal; RS: reto superior; MEPS: músculo elevador da pálpebra superior; SF: soro fisiológico.

Bibliografia consultada

1. Canalicular Laceration (Trauma). Eye Wiki – American Academy of Ophthalmology. Disponível em: https://eyewiki.aao.org/w/index.php?title=Canalicular_Laceration_(Trauma)&redirect=no (02 Set. 2021).
2. Gerstenblith AT, Rabinowitz MP. The Wills eye manual. 6 ed. Philadelphia: Lippincott Williams & Wilkins; 2012;3(8):26-31. Eyelid Laceration.
3. Guia de Vigilância em Saúde. Ministério da Saúde. 3 ed. Volume único. Brasília: Ministério da Saúde; 2019:168. Disponível em: https://portalarquivos2.saude.gov.br/images/pdf/2019/junho/25/guia-vigilancia-saude-volume-unico-3ed.pdf (02 Set. 2021).
4. Matayoshi S, Forno EA, Moura EM. Manual de cirurgia plástica ocular. São Paulo: Roca; 2004.
5. Raiva Humana. Protocolo de atendimento em casos de acidentes com animais potencialmente transmissores da raiva. Prefeitura de São Paulo. Disponível em: https://www.prefeitura.sp.gov.br/cidade/secretarias/upload/saude/Protocolo%20Vacina%20Antirrabica%20Humana_05_04_2019.pdf (02 Set. 2021).

capítulo 5

Lesões Retinianas no Trauma[1]

Tomas Minelli
Sonia Hae Sun Lee

H35.8	Outros transtornos especificados da retina
S05.8	Outros traumatismos do olho e da órbita

Commotio retinae (lê-se "comocio retine")

- **Definição:** trata-se de uma lesão do segmento externo dos fotorreceptores, podendo estar associado à lesão do epitélio pigmentar da retina (EPR). À biomicroscopia de fundo, aparece como uma área de retina mais descolorida/clara, branco-acinzentada e bem delimitada. Ocorre secundariamente a trauma contuso. Quando acomete a mácula, convencionou-se a denominação "edema de Berlin". Apesar do nome, não existe edema intrarretiano nem espessamento da retina.
- **Epidemiologia:** o *commotio retinae* está presente em até 30% dos pacientes com traumas oculares que procuram atendimento hospitalar. Tem maior incidência em homens jovens, comumente associado à agressão física. A associação dessa lesão com fratura de órbita é bastante relevante, acontecendo de 2,2% a 12,9% dos casos. Em um estudo, a presença de *commotio retinae* esteve relacionada com maior incidência de encarceramento muscular e com maior necessidade de correção cirúrgica da fratura orbitária.
- **Fisiopatologia e história natural:** pode ocorrer no local do golpe ou do contragolpe.

[1] Retinopatia de Purtscher encontra-se no Capítulo 6 – Retinopatia de Purtscher.

Acredita-se que o mecanismo seja que a força externa é transmitida através do vítreo para a área coriorretiniana, induzindo isquemia retiniana externa. Num primeiro momento, é observada descoloração/área mais clara na retina. Essas alterações se resolvem gradualmente de forma espontânea. A restauração dos segmentos externos dos fotorreceptores começa em 1 semana (melhora do aspecto fundoscópico) e continua por pelo menos 2 meses. Pode ocorrer, dependendo da gravidade da lesão, atrofia pigmentar tardia, que segundo sua localização, pode comprometer permanentemente a acuidade visual.

Quadro clínico

- **Sintomas:** a baixa de visão varia muito e tem relação com a localização da lesão na retina.
- **Sinais:** pseudomácula em cereja pode estar presente quando há acometimento do polo posterior, imitando oclusão artéria central retina (OACR); área de retina mais descolorida/mais clara, branco acinzentada.
- **Diagnósticos diferenciais:** importante excluir a ruptura do globo. O *commotio retinae* pode estar associado à ruptura de coroide e fratura orbitária.

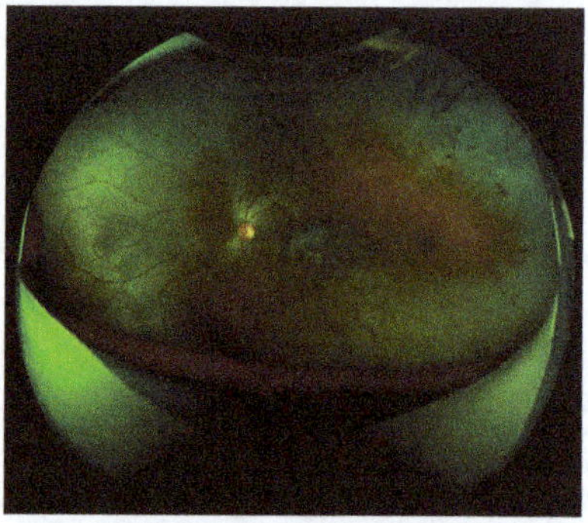

Figura 5.1. Retinografia de grande angular ilustrando presença de *commotio retinae* 360º. (Fonte: imagem cedida por Pedro Rissoli.)

- **OCT:** no *commotio retinae* ocorre aumento da refletividade de quase todas as camadas da retina e do EPR. A hiper-refletividade na retina externa e no EPR provavelmente corresponde à grave desorganização do segmento externo dos fotorreceptores e dos corpos celulares, assim como à ativação fagocítica do EPR.
- **Prognóstico:** a acuidade visual final costuma ser igual à do olho não afetado, exceto quando a lesão envolve a mácula. Isso decorre de possíveis danos diretos à fóvea, juntamente com aumento do risco de buraco macular ou atrofia permanente do EPR como complicação secundária. Um quarto dos pacientes com lesão macular vão apresentar perda visual permanente e AV < 20/30.

- **Conduta:** expectante. Não há nenhuma terapia que possa melhorar a acuidade visual final.

Rotura de coroide

H31.3	Hemorragia e rotura da coroide
S05.8	Outros traumatismos do olho e da órbita

- **Definição:** rotura de pelo menos as seguintes camadas após trauma sobre o globo ocular: a coriocapilar, a camada de Bruch e o EPR.
- **Epidemiologia:** a rotura de coroide acontece em 5% a 10% dos pacientes vítimas de trauma ocular contuso. É três vezes mais comum em traumas contusos em relação a traumas com ruptura ou laceração do globo ocular. Pode ocorrer pelo mecanismo de golpe ou de contragolpe, sendo as por contragolpe as mais comuns. As estrias angioides são um importante fator de risco para a rotura de coroide, nos portadores desta patologia a ruptura pode ocorrer secundária aos mínimos traumas.
- **Fisiopatologia e história natural:** na avaliação inicial, tipicamente existe hematoma sobre a lesão. Após a resolução, ocorre atrofia do EPR. Entre as roturas de coroide, 5% a 25% evoluem com formação de neovascularização de coroide. O tempo entre o trauma e a formação da membrana varia de 1 a 18 meses nos principais estudos.

Quadro clínico

- **Sintomas:** baixa de visão após trauma ocular. A intensidade da baixa de visão depende da localização da lesão, com pior acuidade visual associada à localização subfoveal da rotura.
- **Sinais:** ao exame fundoscópico, defeito sub-retiniano em forma de meia-lua branca ou amarelada, geralmente concêntrico ao nervo óptico nos casos de lesão por contragolpe. E paralelamente à *ora serrata*, mais comum na retina temporal, em caso de lesão direta. Pode existir hemorragia sub-retiniana após uma lesão traumática no olho. Neste caso, a rotura pode não ser observada pela interposição de sangue. Nestes quadros, sempre deve-se levantar a suspeita de ruptura da coroide.

  Pode vir acompanhada de buraco macular traumático ou avulsão do nervo óptico.

Complicações

- **Neovascularização de coroide:** mais comum membrana tipo 2

  A formação de membrana neovascular com perda substancial da visão central ocorre em 5% a 25% dos olhos com roturas de coroide. Sua formação é parte do processo de cicatrização esperado. Algumas membranas podem ser observadas com conduta expectante. No entanto, em casos de desenvolvimento de neovascularização de coroide sintomático e atividade da lesão verificada por OCT/OCTA ou angiofluoresceinografia, o tratamento com anti-VEGF está indicado.

Roturas com maior extensão têm relação com maior incidência de membrana neovascular.

- **Descolamento de retina:** ocorre mais frequentemente associado a rupturas de coroide extramaculares.

Exames complementares

- **Angiofluoresceinografia:** hipofluorescência nos quadros iniciais resultante de uma ruptura da coriocapilar com impregnação tardia decorrente de extravasamento de contraste pela coriocapilar adjacente. Se existir membrana neovascular, observa-se hiperfluorescência que aumenta progressivamente no decorrer do exame.

  A autofluorescência do local de ruptura mostrará hipofluorescência (local de EPR ausente), com hiperfluorescência na borda da ruptura coroidal.

  OCT mostra perda de continuidade do EPR no local da ruptura com afilamento da coroide subjacente.

- **Prognóstico:** rotura periférica, presença de uma única ruptura e boa acuidade visual (AV) (> 20/40), no exame, inicial foram associadas a um melhor prognóstico. Nos casos de formação de membrana neovascular sub-retiniana (MNVSR), o curso das membranas neovasculares traumáticas é relativamente benigno. A neovascularização coroidal faz parte do mecanismo de reparo ocular e, em geral, regride espontaneamente como parte do processo de cura. Nos casos em que é necessário realizar a administração de anti–VEGF, as membranas costumam apresentar boa resposta com poucas injeções.
- **Conduta:** é importante orientar o paciente quanto ao autoexame com a tela de Amsler. Sintomas de metamorfopsia ou escotomas novos devem alertar em relação ao desenvolvimento de membrana sintomática, podendo ser indicado tratamento com anti-VEGF intravítreo nesses casos.

Coriorretinopatia esclopetária

H35.8	Outros transtornos especificados da retina
S05.8	Outros traumatismos do olho e da órbita
H31.3	Hemorragia e rotura da coroide

- **Definição:** trata-se de uma afecção secundária a trauma contuso sobre o globo ocular resultante de trauma por projétil em alta velocidade sobre a região da órbita. Não há contato direto do projétil com o globo ocular[6] e por definição não há ruptura do globo ocular em consequência do trauma.

- **Epidemiologia:** trata-se de uma lesão rara. Acomete mais homens jovens. É uma doença que se tornou mais comum em tempos de guerra ou em países em que a violência urbana é frequente e o acesso a armas é muito alto.
- **Fisiopatologia e história natural:** geralmente há hemorragia vítrea com extensa hemorragia retiniana e coroide – em todas as camadas retinianas e coroide – e necrose retiniana.[2] Com a evolução do quadro as lesões, desenvolve-se tecido fibroso cicatricial com pigmentação das suas bordas.[2] Apesar de a lesão ser bastante extensa, o descolamento de retina é raro. A retração da coroide e de retina como uma camada única, associada ao fato de a face hialoide posterior tipicamente estar intacta, impede o acesso de fluido ao espaço sub-retiniano. Nos estágios posteriores, a "retinopexia" espontânea, resultado da cicatrização, geralmente não permite que um descolamento de retina ocorra em áreas de cicatriz retiniana ou de lesões pigmentares.[1]

Quadro clínico

- **Sintomas:** baixa acuidade visual aguda logo após o trauma
- **Sinais:**
  - Esclera exposta intacta, sem sobreposição da retina ou coroide;
  - Hemorragia vítrea;
  - Hemorragia intrarretiniana;
  - Hemorragia sub-retiniana;
  - Descolamento de retina é raro.
- **Diagnósticos diferenciais:**
  - **Ruptura de globo ocular:** frequentemente com câmara anterior profunda ou rasa, pressão intraocular (PIO) baixa, pupila irregular geralmente apontando para o local de ruptura e hiposfagma.
  - **Ruptura de coroide:** defeito sub-retiniano em forma de meia-lua branca ou amarela, geralmente concêntrico ao nervo óptico.
  - Avulsão de nervo óptico.
- **Comorbidades associadas:** corpo estranho intraorbitário, hemorragia vítrea, neuropatia óptica traumática, hifemas, laceração palpebral, hematoma retrobulbar, buraco macular traumático, avulsão de nervo óptico.
- **Prognóstico:** é uma afecção com prognóstico bastante reservado, com a AV final geralmente bastante ruim, com raras exceções. A localização da lesão esclopetária foi significativamente relacionada à AV final, com um maior risco de pior visão final quando a esclopetária localizava-se na mácula, retina temporal ou retina superior.[1]

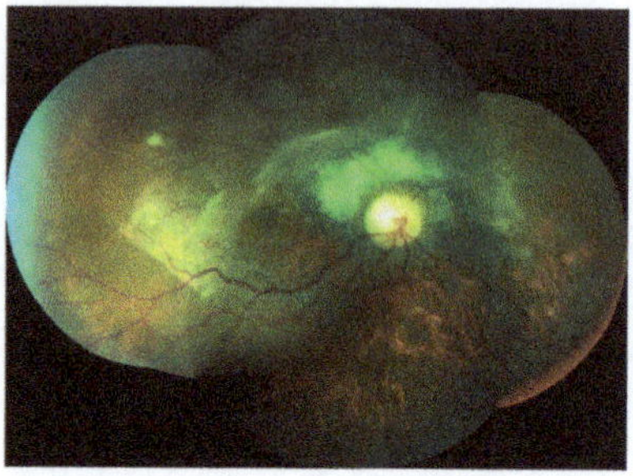

Figura 5.2. 14º dia de evolução de coriorretinopatia esclopetária. (Foto cedida por Helen Veloso.)

- **Conduta:** não há benefício estatisticamente significativo da cirurgia imediata em comparação com a observação. Em uma das mais extensas revisões sobre o assunto, nos casos em que há preocupação com ruptura do globo, descolamento de retina, corpo estranho intraorbital ao lado de esclopetária, a cirurgia é indicada. A intervenção cirúrgica imediata não demonstrou beneficiar a recuperação visual final.

Todavia, a cirurgia para exploração do globo não piorou a chance de recuperação visual. Entretanto, a remoção imediata do corpo estranho intraorbitário está relacionada a uma menor chance de recuperação visual total, e esteve relacionada a uma maior taxa de descolamentos de retina.

É importante acompanhar o paciente com retornos frequentes para exame, a cada 2 a 4 semanas, para se avaliar a resolução das hemorragias e procurar pelas complicações associadas que possam indicar cirurgia, como aparecimento de descolamento de retina. Os pacientes devem ser acompanhados até que uma cicatriz atrófica substitua as áreas de hemorragia.[6] Entende-se que o risco para descolamento de retina seja muito baixo nas áreas de cicatriz fibrosa e, depois de sua formação, pode-se começar a espaçar os retornos do paciente.

A vitrectomia pode ser indicada em casos de não resolução espontânea da hemorragia vítrea ou em casos em que se desenvolveu descolamento de retina.

Bibliografia consultada

1. Agarwal A. Gass' Atlas of macular diseases: 2-Volume Set-Expert Consult: Online and Print (Vol. 1). Elsevier Health Sciences; 2011.
2. Ahn SJ, Woo SJ, Kim KE, Jo DH, Ahn J, Park KH. Optical coherence tomography morphologic grading of macular commotio retinae and its association with anatomic and visual outcomes. American Journal of Ophthalmology, 2013;156(5):994-1001.
3. Ament CS, Zacks DN, Lane AM, Krzystolik M, D'Amico DJ, Mukai S, et al. (2006). Predictors of visual outcome and choroidal neovascular membrane formation after traumatic choroidal rupture. Archives of ophthalmology, 2006;124(7):957-966.
4. Barth T, Zeman F, Helbig H, Gamulescu MA. Intravitreal anti-VEGF treatment for choroidal neovascularization secondary to traumatic choroidal rupture. BMC Ophthalmology, 2019;19(1):239.

5. Blegen HMJ, Santamaria JA, Mehta A, Reed DS, Drayna PM, Davies B. Patterns and prognosis of commotio retinae in orbital wall fractures. Therapeutic Advances in Ophthalmology. January 2019. doi:10.1177/2515841419862133.
6. Carrim ZI, Simmons IG. Traumatic choroidal rupture. Emergency Medicine Journal, 2009;26(12):880-880.
7. Chen Y, Zhao M, Zhou P. Traumatic chorioretinopathies. In: Ryan SJ (ed.). Retina, vol. 2. 5 ed. London, New York, Oxford, St. Louis, Sydney, Toronto: Medical Retina, Saunders; 2012:1564-70.
8. Gerstenblith AT, Rabinowitz MP. The Wills eye manual: office and emergency room diagnosis and treatment of eye disease. Philadelphia: Lippincott Williams & Wilkins; 2012.
9. Kuhn F, Pieramici DJ. Ocular trauma principles and practice. New York: Thieme; 2002.
10. Ludwig CA, Shields RA, Do DV, Moshfeghi DM, Mahajan VB. Traumatic chorioretinitis sclopetaria: risk factors, management, and prognosis. American Journal of Ophthalmology Case Reports, 2019;14:39-46.
11. Mansour AM, Shields CL. Microvascular capillary plexus findings of commotio retinae on optical coherence tomography angiography. Case Reports in Ophthalmology, 2018;9(3):473-478.
12. Morita C, Preti R C, Ferraz DA, Maia Júnior ODO, Takahashi WY. Tomografia de coerência óptica na commotio retinae: relato de caso. Arquivos Brasileiros de Oftalmologia, 2009;72(4):533-536.
13. Papakostas TD, Yonekawa Y, Wu D, Miller JB, Veldman PB, Chee YE, et al. Retinal detachment associated with traumatic chorioretinal rupture. Ophthalmic Surgery, Lasers and Imaging Retina, 2014;45(5):451-455.
14. Regillo K, Holecamp N, Johnson MW. Basic and Clinical Science Course, Section 12. Retina and Vitreous. San-Francisco: AAO; 2018.
15. Yannuzzi LA. The retinal atlas. Londres, Elsevier Health Sciences; 2010.

capítulo 6

Retinopatia de Purtscher

Bernardo Kestelman
Sonia Hae Sun Lee

H35	Outros transtornos da retina

A retinopatia de Purtscher é descrita como uma coriorretinopatia decorrente de um trauma ocular indireto, como traumatismo cranioencefálico e traumas torácicos. Existem casos em que ocorrem alterações fundoscópicas na ausência de trauma, sendo utilizado o termo "retinopatia Purtscher-like". Essa condição está associada a patologias clínicas sistêmicas.

Etiologia

- Traumáticas:
  - Trauma cranioencefálico.
  - Trauma torácico.
  - Trauma ortopédico.
  - Barotrauma.
  - Síndrome do bebê sacudido.
- Não traumáticas:
  - Pancreatite aguda.
  - Doença renal crônica.
  - Doenças do tecido conjuntivo.
  - Síndrome hemoliticourêmica.

- Embolia.
- Pré-eclâmpsia.

Quadro clínico

O principal sintoma da retinopatia de Purtscher é a redução da acuidade visual súbita, indolor. Essa alteração pode ser simultânea ao trauma ou a uma condição clínica associada, mas também pode ocorrer após 24 a 48 horas. Em cerca de 60% dos pacientes, o quadro clínico é bilateral.

Os sinais fundoscópicos desses pacientes incluem exsudatos algodonosos e hemorragias retinianas próximas ao nervo óptico. A presença de lesões denominadas "Purtscher-Flecken" é considerada patognomônica para doença, sendo caracterizada como áreas poligonais de clareamento da retina localizadas entre vasos normais e a retina afetada adjacente. Outras alterações descritas são aumento da tortuosidade vascular, exsudatos duros, edema de nervo óptico e descolamento seroso de retina.

Tratamento

Atualmente não existe tratamento estabelecido para a retinopatia de Purtscher. São descritos relatos de casos com uso de corticosteroideterapia em altas doses com objetivo de estabilizar o dano neuronal e reduzir o processo inflamatório sistêmico; no entanto, não existem evidências científicas de melhora visual com tratamentos farmacológicos.

A conduta expectante do quadro oftalmológico com acompanhamento das condições clínicas sistêmicas é a recomendação mais atual para estes pacientes.

Prognóstico

Os pacientes devem ser avaliados de 2 a 4 semanas após o quadro clínico inicial. A recuperação de acuidade visual é variável, sendo que cerca de 50% dos casos apresentam melhora.

Bibliografia consultada

1. Agrawal A, McKibbin M. Purtscher's retinopathy: epidemiology, clinical features and outcome. Br J Ophthalmol. 2007;91(11):1456-9. doi:10.1136/bjo.2007.117408.
2. Atabay C, Kansu T, Nurlu G. Late visual recovery after intravenous methylprednisolone treatment of Purtscher's retinopathy. Ann Ophthalmol. 1993;25(9):330-333.
3. Medeiros H, Medeiros J, Casteluber L, Silva J. Purtscher's and Purtscher-like retinopathies. Revista Brasileira de Oftalmologia. 2009;68(2):114-119.
4. Wang A, Yen M, Liu J. Pathogenesis and neuroprotective treatment in Purtscher's retinopathy. Japanese J Ophtalmol. 1998;42:318-22.

capítulo 7

Shaken Baby Syndrome e Maus-Tratos

João Fellipe Bertocco
Larissa Yuri Yaegaschi

T74	Síndromes de maus-tratos
T74.9	Síndromes não especificadas de maus-tratos

Entende-se por síndrome do bebê sacudido um conjunto de alterações secundárias a um trauma relacionado a abuso. É caracterizado, principalmente, por hemorragias intracranianas (mais comumente subdural), dano cerebral, hemorragias retinianas. Mais comum em crianças menores de 1 ano.

Ocorrendo mesmo na ausência de impacto contuso direto na cabeça, seus achados são decorrentes de repetidas forças de aceleração e desaceleração, o que é favorecido pelo elevado peso relativo da cabeça da criança e pela musculatura pouco desenvolvida do seu pescoço.

Até 30% a 40% das crianças que sofrem abusos físicos desenvolvem alterações oftalmológicas, que podem ser as primeiras manifestações do abuso em cerca de 5% dos casos.

Os sinais e sintomas costumam ser inconsistentes com a história. Sinais externos de trauma estão, frequentemente, ausentes.

Quadro clínico

Sintomas

- Irritabilidade, confusão.
- Alterações no estado mental, letargia.

- Convulsões (novas), hipotonia ou hipertonia.
- Vômitos, recusa alimentar, dificuldades na sucção.

Sinais

- Hemorragias retinianas (cerca 85% dos casos). Comumente, são numerosas e em diferentes camadas da retina, localizadas da região peripapilar até a *ora serrata*. Bilaterais em até 98%, geralmente simétricas.
- Hemorragias em forma de domo (subMLI/sub-hialóidea).
- Dobras retinianas paramaculares circulares.
- Retinosquise macular.
- Áreas de descolamento do vítreo posterior.
- Lesões cerebrais (como lesão axonal difusa e edema cerebral), hemorragias subaranóideas e subdurais.
- Fraturas ósseas (múltiplas, caracteristicamente de costelas e metáfises de ossos longos).
- Morte pode ocorrer em 20% a 30% dos casos, aproximadamente.
- Hemorragias sub-retinianas e vítreas (com menor frequência).
- Descolamento de retina, edema de papila, atrofia óptica também são descritos, menos comumente.

Diagnósticos diferenciais

- **Lesão acidental grave:** hemorragias retinianas são menos frequentes e moderadas. Há evidências de lesão externa com história compatível.
- **Trauma de parto:** história clínica é consistente e hemorragias tendem a desaparecer ENTRE 2 e 6 semanas.
- **Coagulopatias, leucemia e discrasias sanguíneas:** raras, mas devem ser excluídas. Hemorragias são menos extensas.
- **Elevação hiperaguda da pressão intracraniana:** facilmente diferenciada por exame de neuroimagem.
- **Hipertensão grave:** geralmente, hemorragias acompanhadas de exsudação significativa e em faixa etária diferente.

Fatores de risco

- Criança do sexo masculino.
- Pais e mães jovens (principalmente os pais).
- Baixo nível socioeconômico.
- Baixo nível educacional.
- Condições familiares instáveis.
- História familiar de distúrbios psiquiátricos ou abuso de substâncias.

Conduta

1. Obter a história clínica por intermédio dos pais e/ou responsáveis.
2. Avaliação dos sinais vitais e exame sistêmico pelo pediatra.
3. Realizar o exame oftalmológico completo, especialmente exame pupilar e fundoscopia.

> **IMPORTANTE:** a documentação cuidadosa é de extrema importância. Prefere-se a descrição detalhada do exame de fundoscopia, porém a fotografia/retinografia do exame de fundo de olho pode ser realizada.

4. Coletar exames laboratoriais para descartar diagnósticos diferenciais: incluindo hemograma completo e coagulograma.
5. Realizar exames de imagem conforme necessários: como tomografia computadorizada ou ressonância nuclear magnética.
6. Internação hospitalar na suspeita de síndrome do bebê sacudido. Avaliação conjunta com equipes de pediatria, neurocirurgia, oftalmologia e serviço social.
7. Notificação do caso suspeito ou confirmado de abuso infantil para Conselho Tutelar e também SINAN (Sistema de Informação de Agravos de Notificação)/ VIVA (Sistema de Vigilância de Violência e Acidentes).

Tratamento

- Essencialmente com suporte clínico, com enfoque nas complicações sistêmicas.
- O quadro oftalmológico, geralmente, demanda apenas observação.
- Em casos de hemorragia vítrea persistente (por mais de 4 semanas) ou hemorragia pré-macular, pelo risco de ambliopia, vitrectomia posterior pode ser considerada. Já quando do desenvolvimento de desvio ocular consequente à privação visual, vitrectomia posterior deve ser prontamente indicada.

Seguimento

O prognóstico é, geralmente, reservado e imprevisível. Aqueles que sobrevivem podem evoluir com sequelas graves, como atraso no desenvolvimento, comprometimento cognitivo, perda visual severa ou cegueira (em até 20% dos casos), deficiência auditiva e déficits neurológicos. Estima-se que 5% a 10% apresentam-se em estado vegetativo. Mesmo na ausência de achados oftalmológicos, o seguimento do oftalmologista é recomendado para acompanhamento de possíveis alterações secundárias à lesão encefálica.

Bibliografia consultada

1. Bowling B. Trauma. In: Kanski's Clinical Ophthalmology. 8 ed. Londres: Elsevier; 2016: p. 876.
2. Meier P, Wiedemann P. Surgery for pediatric vitreoretinal disorders. In: Ryan's retina. 6 ed. Londres: Elsevier; 2018:2179-2180.

3. Mian M, Shah J, Dalpiaz A, Schwamb R, Miao Y, Warren K, et al. Shaken baby syndrome: a review. Fetal Pediatr Pathol. 2015;34(3):169-75.
4. Oruç M, Dündar AS, Okumuş H, Görmez M, Şamdancı ET, Celbiş O. Shaken baby syndrome resulting in death: a case series. Turk J Pediatr. 2021;63(1):31-36.
5. Papakostas ED. Traumatic chorioretinopathies. In: Ryan's Retina. 6 ed. Londres: Elsevier; 2018:1766-1767.
6. Shaken Baby Syndrome. In: The Wills Eye Manual. 7 ed. Philadelphia: Walters Kluwer; 2017:110-112.
7. Tariq SM, Haider SA, Hussain A. Shaken baby syndrome: a preventable calamity. J Pak Med Assoc. 2018;68(6):982-983.
8. Vinchon M. Shaken baby syndrome: what certainty do we have? Childs Nerv Syst. 2017;33(10):1727-1733.

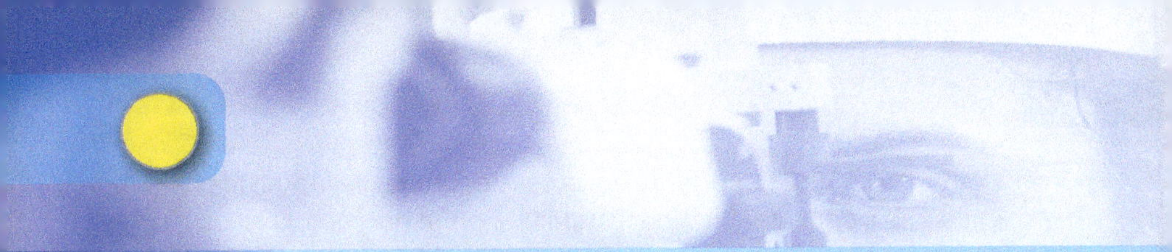

capítulo 8

Fratura de Órbita

Juliana Mika Kato
Patrícia Picciarelli de Lima
Allan Christian Pieroni Gonçalves

S02	Fratura do crânio e dos ossos da face
S02.3	Fratura do assoalho orbital
S02.7	Fratura múltiplas envolvendo os ossos do crânio e da face

Propedêutica

- **Sintomas:** dor à movimentação ocular, diplopia, baixa visual.
- **Sinais:** enoftalmo (mas pode haver exoftalmo nos primeiros dias do trauma), edema, equimose, restrição da motilidade ocular extrínseca (MOE), hipoestesia na região de inervação do nervo infraorbitário, crepitação (enfisema subcutâneo), irregularidade óssea à palpação do rebordo orbitário.
- **Realizar a inspeção da região ocular e o exame oftalmológico:** acuidade visual, confrontação de campo visual, tensão óculo-digital (TOD), biomicroscopia, motilidade ocular extrínseca e reflexo pupilar. Investigar lesões associadas ao trauma, como hemorragia orbitária, neuropatia óptica traumática, corpo estranho intraorbitário, integridade do bulbo ocular, lesões retinianas, hifema.
- **TC de órbitas e/ou face de multidetectores, sem contraste:** para avaliar lesões orbitárias, hemorragia, nervo óptico, corpos estranho, enfisema e integridade óssea. Ao investigar a possível fratura, assim como sua extensão e relação com os músculos extraoculares, é importante avaliar a imagem em cortes coronal, axial e sagital para melhor compreensão.

- **Exame da MOE:** é importante em casos de fratura diagnosticada na tomografia, pois pode definir a necessidade e o melhor momento da cirurgia. As fraturas podem culminar na restrição da MOE oposta à parede fraturada. Por exemplo, fraturas do assoalho induzem restrição à supradução.
- **Fatores de confusão:** nos primeiros dias após o trauma, o próprio edema e contusão podem diminuir a MOE; olhos distópicos também dificultar o diagnóstico, assim como paralisias de nervos cranianos.
- **Persistência da dúvida diagnóstica:** um teste de dução forçada pode ser realizado para diferenciar estrabismo restritivo decorrente da fratura ou paralítico.

Principais tipos de fratura

- **Fratura interna *blow-out*:** fratura do assoalho da órbita ou da parede medial ou em combinação, sem comprometimento de rima. Essas são as mais comuns na prática do oftalmologista. Em geral, decorrem de contusão orbitária de baixa velocidade como traumas esportivos ou agressões. O mecanismo da fratura dessas paredes mais frágeis da órbita consta de uma combinação de aumento da pressão intraorbitária e transmissão da força gerada pela deformidade da rima orbitária.
- **Fratura *trap-door*:** fratura de assoalho da órbita que ocorre em crianças, pois apresentam maior elasticidade óssea. Nessa fratura, o fragmento ósseo é transitoriamente deslocado para baixo, permitindo herniação de conteúdo orbitário para dentro do seio maxilar, e logo volta para sua posição inicial, podendo encarcerar essas estruturas, entre elas o músculo reto inferior. Nesse tipo de fratura, os olhos estão sem hiperemia e ocorrem evidente desconforto da criança à motilidade e estrabismo restritivo. Na tomografia, observam-se ausência de hemossino e o sinal da gota.
- **Fraturas orbitozigomáticas:** envolve o osso zigoma que, por sua posição projetada na face, é alvo de deslocamento por traumas intensos como os automobilísticos. O zigoma forma a rima e a porção lateral anterior da órbita, assim como parte do assoalho da órbita; dessa forma, uma rotação do osso causa fratura dessas porções orbitárias.
- **Fraturas naso-orbitoetmoidais:** traumas frontais em que podem ocorrer desinserção do tendão cantal medial, lesão de via lacrimal e fraturas da parede medial e do assoalho da órbita; geralmente de traumas cortocontusos.
- **Fratura de teto da órbita:** podem estar associadas a lesões intracranianas. Crianças abaixo de 5 anos costumam ser mais suscetíveis a esse tipo de fratura por não terem ainda o seio frontal desenvolvido.

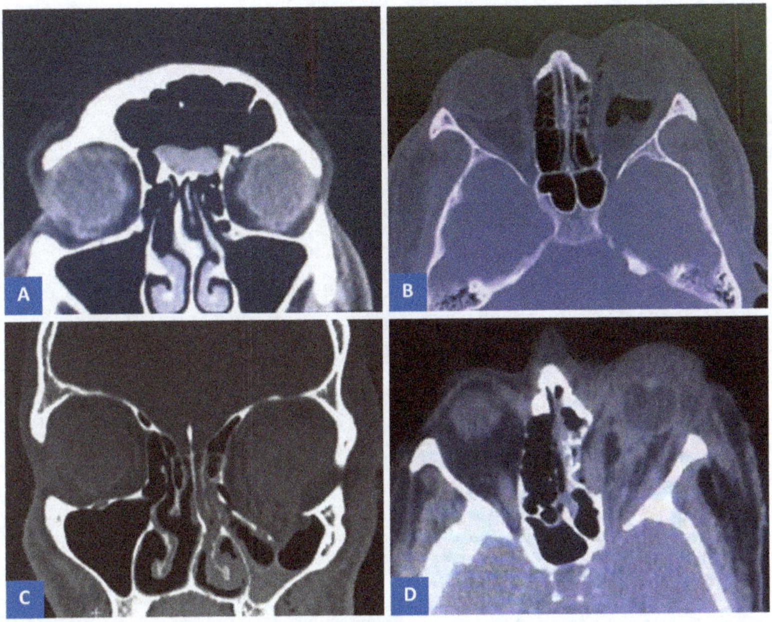

Figura 8.1. **A)** Corte coronal de tomografia computadorizada (TC): fratura de teto da órbita. **B)** Corte axial de TC: fratura de parede medial com enfisema no cone orbitário. **C)** Corte coronal de TC: fratura de parede medial e assoalho, com herniação de conteúdo orbitário para o seio maxilar. **D)** Corte axial de TC: fratura de parede medial com insinuação do músculo reto medial. (Fonte: acervo dos autores.)

Conduta

Abordagem cirúrgica?

- Nem toda fratura orbitária necessita de correção cirúrgica.
- Casos de fratura *trap-door* em crianças, evidência de encarceramento muscular com sintomas do reflexo oculocardíacos como bradicardia, náusea, vômitos e síncope deve ser abordada cirurgicamente em 24 a 48 horas para liberar o tecido encarcerado; sem a necessidade obrigatória de implantes orbitários (principalmente na indisponibilidade de implantes absorvíveis).
- Demais casos, em geral, não são abordados na fase aguda do trauma; recomendável aguardar alguns dias (se possível 14 dias) para reavaliação. Casos de diplopia persistente, enoftalmo > 2 mm e fraturas extensas podem necessitar de cirurgia.
- Redução do edema, para agilizar o processo de recuperação dos tecidos moles e uma provável definição cirúrgica mais precoce, podemos iniciar corticosteroideterapia com prednisona 1 mg/kg/d, AINE e compressas frias.

- Em casos de hemossino na tomografia, história de sinusite, diabéticos ou imunocomprometidos, podemos considerar introdução de antibioticoterapia profilática. Opções: cefalexina 500 mg a cada 6 horas; ou amoxicilina-clavulanato por 5 a 7 dias.
- Avaliação multidisciplinar deve ser criteriosa, pois pode implicar diferentes condutas. O oftalmologista deve estar apto a compreender as reais indicações cirúrgicas e consequências caso ainda não realizada.
- Em casos de fratura de teto, podemos solicitar a avaliação do neurocirurgião.
- Em casos de fraturas complexas que envolvam o osso zigoma e fraturas anteriores do seio maxilar, a discussão do caso deve envolver o otorrinolaringologista e cirurgiões crâniomaxilofaciais.
- Fraturas internas tipo *blow-out* devem ser coordenadas pela própria equipe de oftalmologia, uma vez que a indicação cirúrgica é fundamentada na função visual.
- Em casos de quemose extensa e/ou encarcerada (exposta ao piscar), a blefarorrafia temporária pode proteger a superfície ocular e agilizar a resolução.

Seguimento

- Se optado por conduta conservadora, reavaliar o paciente em 1 a 2 semanas para examinar persistência de diplopia e/ou enoftalmo > 2mm.
- Reavaliar fundo de olho para investigar possíveis roturas retinianas.

Corpo Estranho Intraorbitário (CEIO)

- Investigar presença de CEIO principalmente em situações de laceração palpebral que envolva o septo (herniação de gordura orbitária).
- Reparação de ferimentos extensos palpebrais deve envolver exploração de possíveis CEIO.

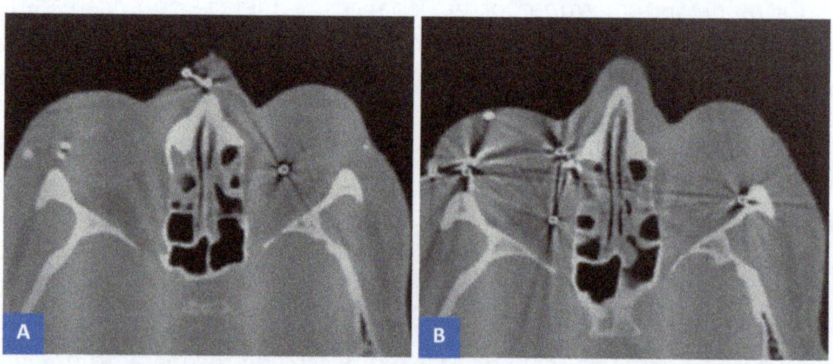

Figura 8.2. **A)** e **B)** Paciente após acidente com carabinas de pressão (chumbinho), com múltiplos corpos estranhos intraorbitários metálicos. (Fonte: acervo dos autores.)

- Uma história detalhada pode auxiliar na pesquisa do tipo de CEIO.
- CEIO alumínio e de vidros são facilmente identificados em tomografia. Não tem sempre indicação cirúrgica, pois podem permanecer assintomáticos por muitos anos.
- CEIO de madeira, ferro, ligas metálicas e bronze devem ser removidos.
- CEIO orgânicos como plantas, madeiras podem não ser claramente observados na tomografia. Frente a sinais de enfisema orbitário, celulite e suspeita de CEIO, a cirurgia exploradora deve ser realizada.

Bibliografia consultada

1. Basic and Clinical Science Course – American Academy of Ophthalmology. Section 7: Oculofacial Plastic and Orbital Surgery. 2019/2020:109-118.
2. Gart MS, Gosain AK. Evidence-based medicine: Orbital floor fractures. Plast Reconstr Surg. 2014;134(6):1345-1355.
3. Homer N, Huggins A, Durairaj VD. Contemporary management of orbital blowout fractures. Curr Opin Otolaryngol Head Neck Surg. 2019;27(4):310-316.

capítulo 9

Hifema

Breno Marchiori Magalhães
Epitácio Dias da Silva Neto

H21.0	Hifema

- **Definição:** presença de sangue na câmara anterior após trauma ocular.

Quadro clínico

- **Sintomas:** dor, diminuição da acuidade visual, fotofobia.
- **Sinais:** sangue ou coágulo na câmara anterior.

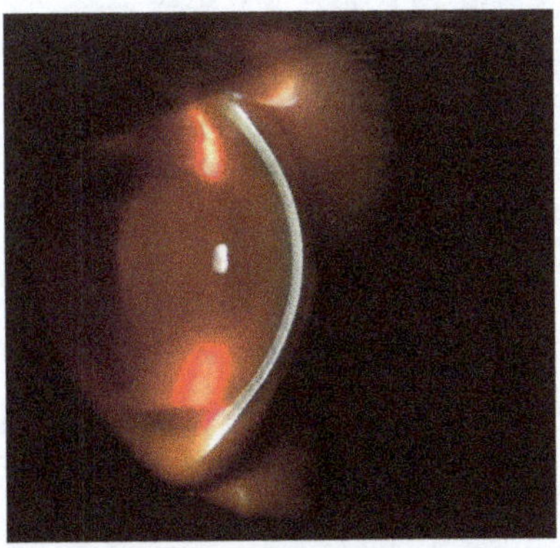

Figura 9.1. Hifema grau I após trauma contuso. (Fonte: foto cedida por Letícia Harumi Miyoshi.)

Avaliação

História

- Mecanismo do trauma; há quanto tempo; se baixa visual e quando.
- Antecedente de glaucoma; doença endotelial corneana; uso de anticoagulantes, antiagregantes plaquetários e/ou anti-inflamatórios; traço ou doença falciforme; coagulopatia; neoplasia.

Exame oftalmológico

- Acuidade visual; motilidadade ocular extrínseca; reflexos pupilares; biomicroscopia; fundoscopia sem indentação.
- Medir tamanho do hifema em milímetros e graduar (Tabela 9.1).
- Medir pressão intraocular sempre.
- Afastar trauma penetrante associado.
- Evitar realizar gonioscopia nos primeiros dias (diminuir o risco de ressangramento).

Exames complementares

- Realizar eletroforese de hemoglobina, se suspeita de hemoglobinopatias.
- Tomografia de crânio e órbitas a depender do tipo de trauma.
- Coagulograma e hemograma completo, se suspeita de discrasia sanguínea associada.
- Ultrassonografia ocular para avaliar lesões de segmento posterior associadas, na presença de opacidades de meios importante.

Tabela 9.1. Graduação do hifema

Grau I	Até 1/3 da câmara anterior
Grau II	De 1/3 a 1/2 da câmara anterior
Grau III	De 1/2 a quase toda câmara anterior
Grau IV	Toda câmara anterior
Micro-hifema	Eritrócitos dispersos na câmara anterior, sem formar nível

Fonte: elaborada pela autoria.

Conduta

1. Esteroide tópico (prednisolona 1% ou dexametasona 0,1%) em alta frequência no início do tratamento (1 gota a cada 3 horas).
2. Cicloplegia com tropicamida 1% (1 gota a cada 8 horas) ou atropina 1% (1 gota a cada12 horas) para diminuir dor, fotofobia e formação de sinéquias.

3. Introduzir medicação hipotensora ocular conforme necessário (geralmente se PIO > 24 mmHg):
    a. Timolol, 1 gota a cada 12 horas é a 1ª opção; associar brimonidina 1 gota a cada 12 horas e dorzolamida 1 gota a cada 12 horas se necessário (nesta ordem de preferência).
    b. Acetazolamida 250 mg oral a cada 6 horas, se necessário.
    c. Evitar uso de análogos de prostaglandinas em virtude de seu efeito pró-inflamatório.
    d. Não administrar mióticos (pilocarpina).
    e. Não utilizar inibidores da anidrase carbônica (acetazolamida) em pacientes com anemia falciforme.
4. Recomendar cabeceira da cama elevada a 30º para facilitar que o sangue decante e repouso relativo por pelo menos 5 dias.
5. Suspender ácido acetilsalicício (AAS), anti-inflamatórios não esteroidais e anticoagulantes a critério clínico.
6. Analgesia (evitando AAS e AINE) e antieméticos conforme necessário.
7. Realizar lavagem da câmara anterior nas seguintes condições:
    a. Impregnação de sangue no estroma corneano.
    b. Prevenção de atrofia óptica: antecedente de traço ou doença falciforme com PIO ≥ 25 mmHg por 24 horas ou picos repetidos > 30 mmHg; PIO ≥ 60 mmHg por 2 dias ou ≥ 50 mmHg por ≥ 5 dias ou ≥ 35 mmHg por ≥ 7 dias; presença de neuropatia óptica glaucomatosa prévia e pressão interna ocular (PIO) inaceitável ao paciente.
    c. Risco de impregnação corneana: hifema total por ≥ 4 dias; hifema grau III ou IV com PIO ≥ 25 mmHg por 6 dias.
    d. Risco de formação de sinéquias: hifema grau III ou IV ≥ 8 dias.

Tabela 9.2. Complicações oculares associadas ao hifema

Complicações	Particularidades
Elevação da pressão interna ocular (PIO)	Ocorre em 30% dos casos; risco aumentado quanto maior for o tamanho do hifema e se portador de anemia falciforme
Ressangramento	Mais frequente ocorrer do 2º ao 5º dia; risco a ocorrência de outras complicações – 50% evoluem com glaucoma
Impregnação corneana	Maior risco de acontecer em hifemas grandes, elevação da PIO, disfunção endotelial prévia e persistência do coágulo; seu clareamento pode demorar meses a anos para ocorrer
Atrofia óptica	Decorrente da elevação da PIO e/ou da neuropatia óptica traumática associada; maior risco de ocorrer se antecedente de anemia falciforme
Sinéquias	Maior risco de formação de sinéquias anteriores se hifema com duração ≥ 1 semana e/ou hifemas III ou IV; sinéquias posteriores podem se formar também

Fonte: elaborada pela autoria.

Situações especiais

1. Doença ou traço falciforme:
   a. Pequenos hifemas resultam em maiores elevações da PIO em virtude de maior obstrução do trabeculado pelas hemácias falcizadas.
   b. Manter PIO abaixo de 25 mmHg; a 1ª escolha é o timolol; depois brimonidina; usar com cautela dorzolamida.
   c. Evitar o uso de acetazolamida e agentes hiperosmóticos em virtude do risco de maior falcização por causarem acidose metabólica e maior viscosidade sanguínea, respectivamente.
   d. A metazolamida é a única medicação sistêmica, relatada na literatura, que pode ser usada com segurança para controle de PIO nesses casos.
   e. Maior necessidade de monitorizar a PIO (avaliações a cada 6 horas); por isso, considerar hospitalização.
   f. Menor limiar para indicar lavagem de câmara anterior.
2. Hemofílicos:
   a. Maior risco de ressangramento;
   b. Avaliar reposição de fator de coagulação deficiente;
   c. Não administrar antifibrionolíticos.

Seguimento

1. Avaliação diária da acuidade visual, PIO, tamanho do hifema e identificação precoce das complicações;
2. Realizar gonioscopia de 2 a 6 semanas após resolução do quadro para avaliar presença de recessão angular associada ao trauma;
3. Após resolução do hifema e suspensão das medicações tópicas, o seguimento inicial deve ser realizado trimestralmente para monitorização da PIO;
4. Na presença de recessão angular, principalmente se extensão ≥ 180°, o seguimento a longo prazo deve ser continuado com avaliações anuais em razão do risco de desenvolvimento de glaucoma secundário.

Bibliografia consultada

1. Basal S, et al. Controversies in the pathophysiology and management of hyphema. survey of ophthalmology, 2016;61(3):297-308.
2. Berrios RR, Dreyer EB. Traumatic hyphema. International Ophthalmology Clinics. 1995.
3. Ehlers JP, Chirag PS. The Wills Eye Manual: office and emergency room diagnosis and treatment of eye disease. Philadelphia: Wolters Kluwer; 2017.
4. Gharaibeh A, et al. Medical interventions for traumatic hyphema. Cochrane Database of Systematic Reviews, n. 1;2019.
5. Shiuey Y, Lucarelli MJ. Traumatic hyphema: outcomes of outpatient management. Ophthalmology, 1998;105(5):851-855.
6. Walton W, Hagen SV, Grigorian R, Zarbin M. Manegement of traumatic hyphema. Surv Ophtalmol. 2002;47:297-334.

capítulo 10

Hemorragia Retrobulbar

Iago Perdoná Rodrigues da Silva
Larissa Yuri Yaegaschi

S05	Traumatismo do olho e da órbita ocular
R58	Hemorragia não classificada em outra parte

Quadro clínico

- **Causas:** trauma facial, fratura do osso zigomático e suas cirurgias de redução, outros pós-operatórios de face, injeção retrobulbar.
- **Sintomas:** dor, baixa acuidade visual, edema de pálpebras, histórico de trauma (cirúrgico ou não).

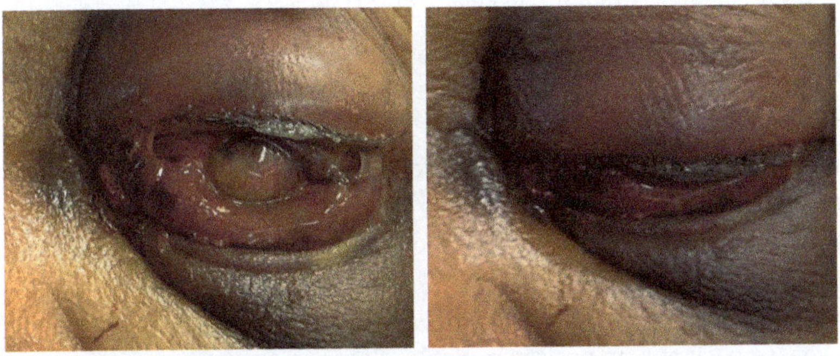

Figura 10.1. Hemorragia retrobulbar após trauma contuso de face.

BAV: baixa acuidade visual; MOE: motilidade ocular extrínseca; DAR: defeito aferente relativo; PIO: pressão intraocular. (Fonte: foto cedida por Fabio Marinho.)

- **Sinais:** proptose, equimose e tensão palpebral, restrição da motilidade ocular extrínseca (MOE), BAV, defeito aferente relativo (DAR), aumento de pressão intraocular (PIO), evidências de oclusão vascular retiniana, edema de disco óptico (sinais de neuropatia compressiva).
- **Diagnósticos diferenciais:** celulite orbital; fístula carótido-cavernosa; fratura em *blow-out*; pneumo-órbita hipertensiva (enfisema orbital); linfangioma.

Fisiopatologia

Sangramento intraconal (comumente artéria infraorbitária e seus ramos) → cavidade restrita (paredes ósseas + septo orbitário) → aumento da pressão intraorbitária → síndrome compartimental → neuropatia óptica isquêmica anterior

Diagnóstico

O diagnóstico da hemorragia retrobulbar é essencialmente clínico,[1] através de um exame oftalmológico com ênfase na história de trauma associada aos achados de proptose, equimose e tensão palpebral, baixa de visão, defeito aferente relativo, aumento da PIO, achados de oclusão vascular retiniana e neuropatia óptica (esses sinais e sintomas costumam aparecer nas primeiras 24 horas).

Tratamento

Tempo é visão! Os desfechos clínicos da hemorragia retrobulbar são altamente tempossensíveis. Uma vez diagnosticada a patologia, o tratamento de descompressão deverá ser instituído rapidamente, de preferência nos primeiros 90 minutos.

Cantotomia lateral e cantólise inferior (procedimento realizado sob anestesia local).

- **Materiais:** lidocaína 2% com epinefrina, agulha, seringa, tesoura ponta romba, pinça com dentes, pinça hemostática.

Procedimento

1. Anestesia local subcutânea.
2. Pinça hemostática no sentido horizontal no canto lateral e clampear por 1 minuto (etapa opcional).
3. Incisura de espessura total (da conjuntiva à pele) do canto lateral = cantotomia (Figura 10.2A).
4. Pinçar pálpebra inferior na margem interna do canto incisado e tracionar (para cima, se paciente em posição supina), colocando a tesoura abaixo da pele com

[1] Exames de imagem como tomografia computadorizada das órbitas e ultrassonografia podem ser utilizados em caso de dúvida diagnóstica, contanto que não atrasem o tratamento.

extremidade em direção à ponta do nariz. Palpar região sentindo tendão cantal lateral, e cortá-lo = cantólise (Figura 10.2B).

5. Importante: Quando o tendão cantal for liberado, a pálpebra deverá afastar-se completamente do globo. Se alguma porção da pálpebra ainda permanecer em sua posição normal (lateralmente ao limbo temporal), é sinal de cantólise ainda incompleta.
6. Poderá ocorrer a drenagem espontânea do sangue represado pela região da incisão.

> **Observação:** o uso de acetazolamida 500 mg por via intravenosa (IV) + hidrocortisona 100 mg IV <u>OU</u> manitol 20% está indicado durante a preparação para o procedimento.
> Em menos de 15 minutos, a PIO deve diminuir e a retina deverá mostrar sinais de reperfusão. Esses sinais são indicativos de uma descompressão bem-sucedida.

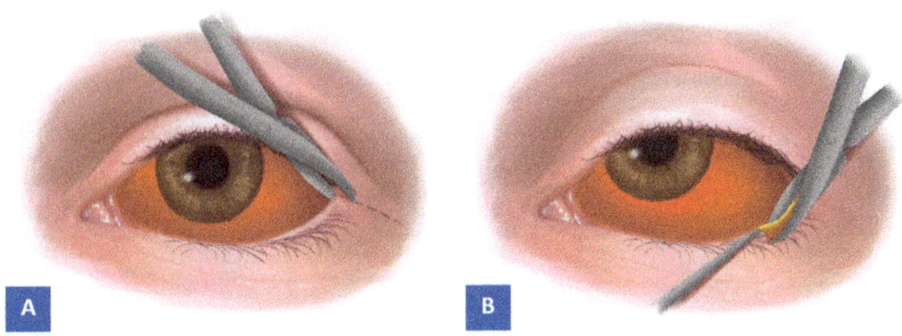

Figura 10.2. A) Cantotomia lateral; B) Cantólise. (Fonte: elaborada pela autoria.)

Seguimento

- Compressas frias são recomendáveis.
- Uso de antibiótico estará indicado a depender da natureza da lesão (p. ex., fraturas),
- Pode ser necessário o controle clínico da PIO com uso de hipotensores tópicos e/ou acetazolamida por via oral (VO).
- Na maioria dos casos, ocorre cicatrização por segunda intenção da lesão gerada na cantotomia e na cantólise; porém, pode-se escolher por cantoplastia 1 a 2 semanas após procedimento.
- Se neuropatia óptica residual, devemos acompanhar com campos visuais (CV) seriados nos 6 meses seguintes (não é incomum a melhora de alguns pacientes).

Bibliografia consultada

1. Bagheri N, Wajda B, Calvo C, Durrani A. The Wills Eye Manual: office and emergency room diagnosis and treatment of eye disease. 7 ed. Philadelphia: Wolters Kluwer; 2017:80-86.

2. Bailey WK, Kuo PC, Evans LS. Diagnosis and treatment of retrobulbar hemorrhage. J Oral Maxillofac Surg. 1993:51(7):780-2.
3. Christie B, Block L, Ma Y, Wick A, Afifi A. Retrobulbar hematoma: a systematic review of factors related to outcomes. J Plast Reconstr Aesthet Surg. 2018;71(2):155-161.
4. Pamukcu C, Odabaşı M. Acute retrobulbar haemorrhage: an ophthalmologic emergency for the emergency physician. Ulus Travma Acil Cerrahi Derg. 2015;21(4):309-14.
5. Salmon J. Kanski's Clinical Ophthalmology: a systematic approach. 9 ed. Londres Elsevier Limited; 2020;125:898-899.
6. Winterton JV, Patel K, Mizen KD. Review of management options for a retrobulbar hemorrhage. J Oral Maxillofac Surg. 2007;65(2):296-9.

capítulo 11

Neuropatia Óptica Traumática

Júlia Castelan Bastian
Frederico Castelo Moura

H47	Outros transtornos do nervo óptico e das vias ópticas
S05.8	Outros traumatismos do olho e da órbita

- **Definição:** redução da acuidade visual, alterações na visão de cores ou perda de campo visual após trauma – direto ou indireto – ao olho, órbita ou crânio. A gravidade da lesão ao nervo óptico pode variar desde uma contusão simples até sua avulsão completa. A neuropatia óptica traumática (NOT) ocorre em até 5% dos casos de fratura facial.
- **Quando suspeitar:** pacientes com baixa visão após um trauma contuso ou penetrante, cuja redução de acuidade não pode ser explicada por achados da biomicroscopia ou do exame fundoscópico.

Classificação

Anatômica

a. **Neuropatia óptica traumática anterior:** lesão antes da entrada da artéria central da retina no nervo óptico.

b. **Neuropatia óptica traumática posterior:** lesão após a entrada da artéria central da retina no nervo óptico.

Por mecanismo

a. **Direta:** decorrente de lesão incisa ou contusa do nervo óptico por um corpo estranho (p. ex., projétil de arma de fogo) ou estruturas anatômicas (como fragmentos ósseos, hematoma local).

b. **Indireta:** o nervo óptico sofre influência da força de impacto do trauma, sem uma lesão direta da sua estrutura.

Causas

- Trauma ocular contuso com lesão da porção intracanalicular do nervo óptico (causa mais comum de NOT).
- Lesão direta ao nervo óptico por trauma com um corpo estranho penetrante.
- Pinçamento do nervo por fragmentos ósseos vindos de uma fratura orbitária.
- Avulsão do nervo óptico.
- Compressão do nervo óptico por síndrome compartimental orbitária ou por um hematoma orbitário.
- Lesão por desaceleração craniana (lesão de cisalhamento).

Patogenia

Nos casos de NOT indireta, a etiologia mais provável é a transmissão de energia decorrente do trauma orbitário ou craniano para o nervo óptico, em especial se o trauma acometer a rima orbitária superior. Os principais tipos de lesão são: rompimento axonal ou vascular; edema do nervo (com aumento da pressão e lesão isquêmica secundária); avulsão; ou torção. Na lesão por cisalhamento, ocorre aceleração do nervo no canal óptico (onde ele fica fixado pela bainha dural), interrompendo o suprimento microvascular. Nos casos de NOT direta, observam-se compressão, contusão ou laceração direta por fragmentos ósseos ou corpos estranhos.

Quadro clínico

- Redução de acuidade visual.
- Alterações de campo visual, presença de escotomas.
- Alterações da visão de cores no olho afetado.
- Defeito pupilar aferente relativo (DPAR) em um olho previamente traumatizado e que não pode ser justificado por outra condição ocular prévia.
- Motricidade ocular pode estar comprometida se houver acometimento concomitante da musculatura ocular extrínseca ou dos nervos da motricidade ocular.
- Lesões intracranianas associadas são frequentes, entre elas hematoma subdural.

Avaliação

1. **História do trauma:** avaliar mecanismo de trauma, se houve perda de consciência, náusea, vômitos, cefaleia, liquorreia. Acionar equipe de trauma, cirurgia geral ou neurocirurgia, se necessário.

2. **Histórico ocular prévio:** questionar sobre antecedentes de neuropatia óptica, estrabismo, cirurgia ocular prévia, histórico de ambliopia etc.
3. **Ectoscopia:** observar achados condizentes com trauma ocular ou orbitário, como edema de partes moles, hematoma palpebral, proptose, afundamento orbitário, entre outros.
4. **Avaliação das pupilas:** observar se a reação pupilar é normal ou se há presença de DPAR. A presença de DPAR pode indicar tanto uma NOT unilateral como também uma NOT bilateral assimétrica. O DPAR pode estar ausente se a NOT for bilateral e simétrica.
5. Testar visão de cores e campo visual de confrontação.
6. Exame de fundoscopia:
   - Em casos de NOT posterior, o exame fundoscópico pode se apresentar normal, sendo seguido por atrofia óptica (manifestada por palidez do disco), cerca de 3 a 6 semanas após. Nesses casos, o único achado objetivo do exame será a presença de DPAR na avaliação pupilar.
   - Se houver palidez do disco óptico no momento do trauma, suspeitar de neuropatia óptica pré-existente.
   - Casos de avulsão do nervo óptico são evidentes pela ausência do disco óptico na fundoscopia (Figura 11.1).

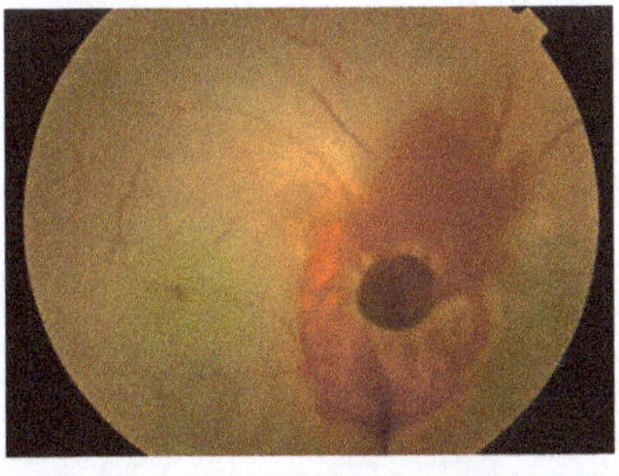

Figura 11.1. Avulsão completa de nervo óptico, evidenciando um disco óptico vazio, com hemorragia vítrea, uma retina isquêmica e mácula em cereja. (Fonte: traumatic optic nerve avulsion: A case report, Journal Français d'Ophtalmologie, Volume 35, Issue 5, May 2012.)

Exames complementares

1. **Tomografia computadorizada (TC) de crânio e órbita (axial, sagital e paracoronal com cortes finos de 1 mm):** podem ser importantes para afastar corpo estranho intraorbitário ou o pinçamento do nervo por uma espícula óssea. É superior à ressonância para a avaliação de estruturas ósseas.
2. **Ressonância:** mais adequada para observar alterações de partes moles, como hematomas ou edema.

3. **Ultrassom:** pode auxiliar se há suspeita de avulsão do nervo óptico mascarada pela presença de hemorragia vítrea, hifema ou outras opacidades de meio.

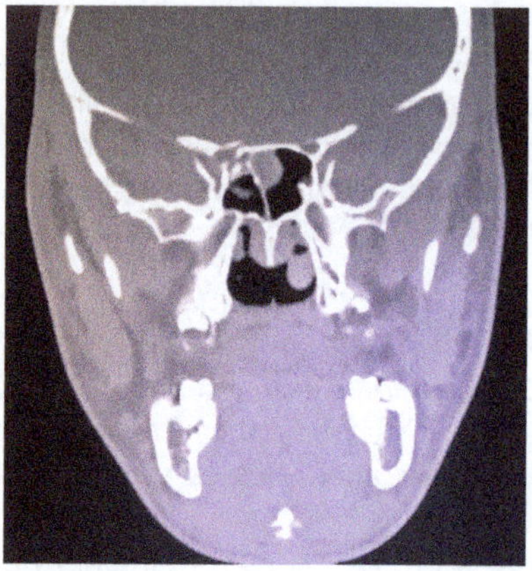

Figura 11.2. Tomografia computadorizada evidenciando fratura de canal óptico. (Fonte: acervo de Frederico Moura.)

Diagnóstico diferencial

- Neurite óptica.
- Neuropatias ópticas prévias ao trauma.
- Neuropatia óptica isquêmica posterior (NOIP).
- Traumas retinianos graves: também podem causar DPAR se unilaterais.
  - *commotio retinae*;
  - hemorragia pré/intra/sub-retiniana;
  - hemorragia vítrea.
- Trauma intracraniano com lesão ao quiasma óptico.

Tratamento

O tratamento da NOT ainda não é consensual, vários tratamentos foram propostos, embora nenhum apresente benefício comprovado.

1. **Corticosteroideterapia:** algumas literaturas sugerem seu uso no tratamento da neuropatia óptica traumática, em altas doses, como metilprednisolona intravenosa em dose de ataque de 30 mg/kg e, após, 5,4 mg/kg a cada 6 horas por 48 horas. Antagonistas do receptor de histamina devem ser usados concomitantemente (proteção gástrica). Pode ser considerada para pacientes sem comorbidades, com perda visual grave, na ausência de trauma cranioencefálico e iniciada nas primeiras 8 horas do trauma. Deve-se ter em mente que os

estudos ainda são controversos quanto aos benefícios dos corticosteroides, com alguns como o estudo CRASH demonstrando aumento de mortalidade com o uso de corticosteroide após lesão cerebral aguda.

2. **Cirurgia:** pode ser considerada nos casos de NOT direta, quando o nervo óptico é pinçado por estruturas ósseas ou corpo estranho, por exemplo. Entretanto, os estudos ainda não são claros quanto aos benefícios da abordagem cirúrgica; dessa forma, os casos devem ser avaliados individualmente.

Complicações

- **Associadas a corticosteroideterapia:** sangramento do trato gastrointestinal, infecção de ferida cirúrgica.
- **Associadas à cirurgia:** meningite, fístulas liquóricas, piora da neuropatia óptica.

Prognóstico

- A recuperação visual espontânea ocorre em cerca de metade dos pacientes com NOT indireta: a melhora de três linhas foi observada em 57% dos pacientes não tratados, 52% dos pacientes tratados com corticosteroides e 32% dos pacientes operados.

Bibliografia consultada

1. Cullom RD, Chang B. The Wills eye manual: office and emergency room diagnosis and treatment of eye disease. Philadelphia: Lippincott; 1994.
2. Kanski J, Bowling B. Kanski's Clinical Ophthalmology. Edinburgh: Elsevier; 2016.
3. Levin LA, et al. The treatment of traumatic optic neuropathy: the International Optic Nerve Trauma Study. Ophthalmology, 1999;106(7):1268-77.
4. Traumatic optic nerve avulsion: a case report. Journal Français d'Ophtalmologie, 2012;35(5).

capítulo 12

Trauma Ocular Penetrante e Corpo Estranho Intraocular

Fábio Marinho Gomes
Pedro Luis Rissoli
Pedro Carlos Carricondo

S05.2	Laceração e rotura ocular com prolapso ou perda de tecido intraocular
S05.3	Laceração ocular sem prolapso ou perda de tecido intraocular
S05.5	Ferimento penetrante do globo ocular com corpo estranho
S05.6	Ferimento penetrante do globo ocular sem corpo estranho

Introdução

O trauma ocular atinge, prioritariamente, os adultos jovens do sexo masculino, na idade entre 20 e 40 anos. Representa uma das principais causas de cegueira unilateral do mundo. As lesões oculares são variadas, incluindo globo, anexos e o nervo óptico. Oscila entre lesões superficiais até perdas visuais irreversíveis, sendo o prognóstico determinado pelo tempo de tratamento e o mecanismo do trauma.

É fundamental que ao atender um paciente vítima de trauma ocular, o médico oftalmologista diferencie o tipo de trauma de acordo com a Figura 12.1.

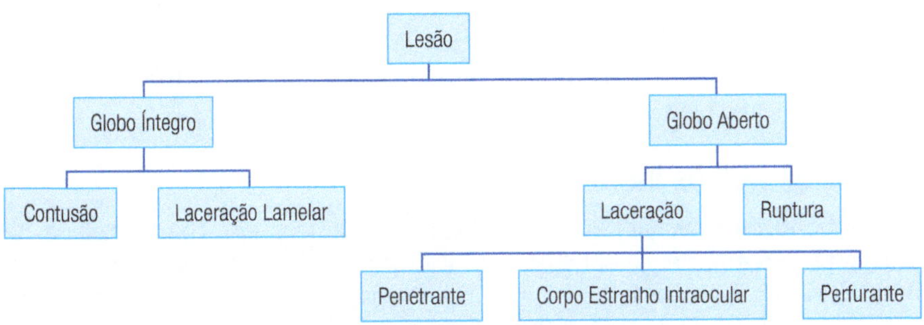

Figura 12.1. Classificação do trauma ocular. (Fonte: elaborada pela autoria.)

Definições

- **Penetrante:** laceração da espessura total da esclera ou córnea, única ferida de entrada.
- **Perfurante:** laceração da espessura total da esclera ou córnea com duas feridas, sendo uma porta de entrada e outra de saída, causada geralmente por trauma de alta energia.
- **Rutura do globo ocular:** trauma de grande energia causado por objeto sem corte.
- **Corpo estranho intraocular (CEIO):** objeto retido no interior do globo ocular, consequente de um trauma penetrante.

De acordo com o mecanismo do trauma, avaliar presença de corpo estranho intraocular.

- **Sintomas:** dor, baixa acuidade visual, sensação de perda de líquido pós trauma.
- **Sinais:** laceração total da esclera ou da córnea, hemorragia subconjuntival importante (envolve 360° da conjuntiva bulbar), corectopia, câmara anterior rasa ou profunda, iridodiálise, ciclodiálise, cristalino ou vítreo na câmara anterior, hemorragia vítrea, tensão oculodigital diminuída, restrição na motilidade ocular extrínseca, presença de corpo estranho intraocular.

Tipos de Corpos Estranhos Intraoculares

Na maioria dos casos, produzem reação inflamatória grave e, se localizados em segmento posterior, podem encapsular. São eles:

1. **Magnéticos:** ferro, aço e estanho.
2. **Não Magnéticos:** cobre e material vegetal (dependendo do material pode ser grave ou leve).

Os que produzem reação inflamatória leve são

1. **Magnético:** níquel.
2. **Não Magnéticos:** alumínio, mercúrio, zinco, material vegetal (dependendo do material, pode ser grave ou leve).

Corpos estranhos inertes

Carbono, ouro, carvão, vidro, chumbo, gesso, platina, borracha, porcelana, pedra e prata. Porém, é necessário ficar atento aos revestimentos e aditivos químicos nesses materiais, sendo a maioria impuros. Em caso de projétil de arma de fogo, a composição se baseia em 80% a 90% de chumbo e de 10% a 20% de ferro, podendo gerar reação inflamatória grave.

Conduta

1. Evidenciada a rotura do globo ocular, proteger o olho com curativo copinho ininterruptamente, sem realizar pressão na região.
2. Solicitar tomografia computadorizada (TC) de crânio e órbitas para avaliar presença de CEIO e acometimento orbitário.
3. Internar o paciente, mantê-lo em jejum e em repouso absoluto.
4. Informar a respeito da gravidade do quadro e do prognóstico visual.
5. Administrar toxoide tetânico conforme necessidade e carteira vacinal do paciente.
6. Administrar antibiótico:
   - Levofloxacino 500 mg IV 1 vez ao dia para profilaxia
   - **Para crianças ≤ 12 anos:** cefazolina 25 a 50 mg/kg/d por via intravenosa (IV) a cada 8 horas + gentamicina 2 mg/kg IV a cada 8 horas.

   Observação: as fluoroquinolonas são contraindicadas em crianças e em mulheres grávidas.
7. Analgesia de acordo com quadro álgico do paciente.
8. Antieméticos se náusea e vômito para evitar manobra de Valsava e piora do quadro.
9. Programar e planejar reparo cirúrgico o mais breve possível.

No caso confirmado de CEIO acrescentar

1. Programação e planejamento do reparo cirúrgico o mais breve possível para evitar o risco de infecção. Os CEIO de cobre ou contaminados exigem remoção com urgência. Em caso de CEIO crônico, remover se inflamação crônica recorrente, acometimento do eixo visual ou em caso de siderose.

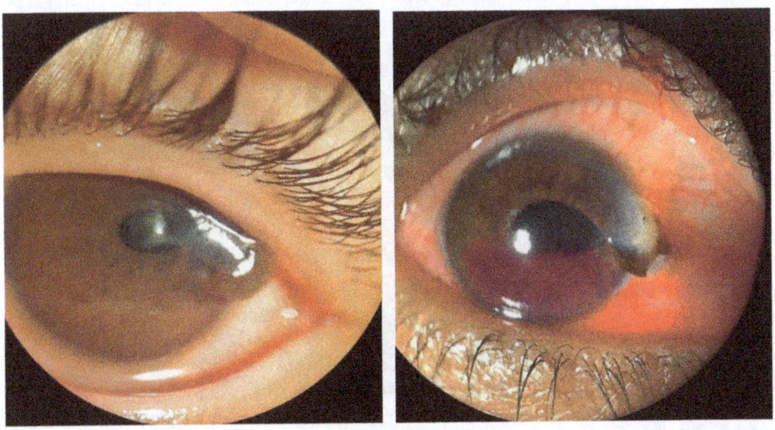

Figura 12.2. Biomicroscopia de trauma ocular penetrante. (Fonte: imagem cedida por Pedro Rissoli.)

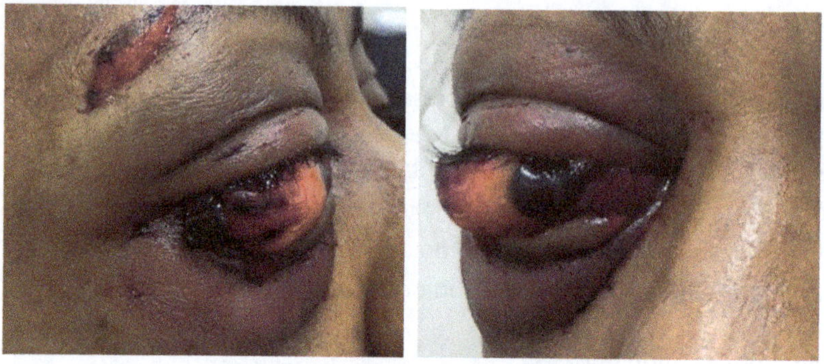

Figura 12.3. Ectoscopia de trauma ocular perfurante. (Fonte: imagem cedida por Pedro Rissoli.)

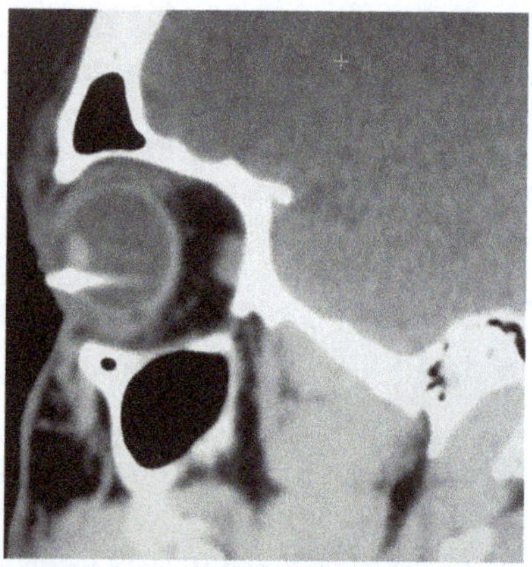

Figura 12.4. Tomografia computadorizada de órbita em corte sagital evidenciando a presença de CEIO. (Fonte: imagem cedida por Pedro Rissoli.)

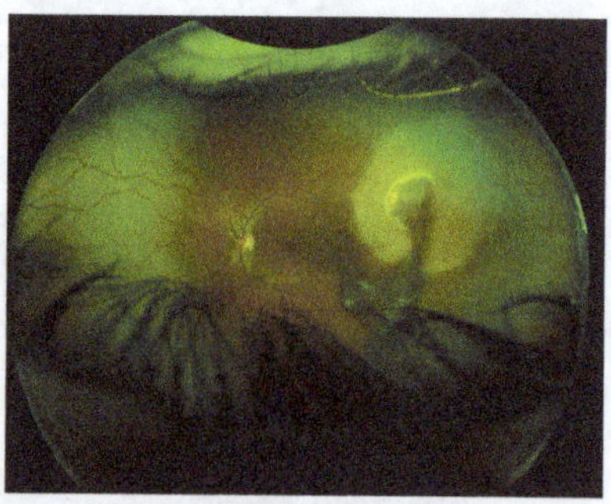

Figura 12.5. Retinografia de grande angular evidenciando a presença de CEIO. (Fonte: imagem cedida por Pedro Rissoli.)

Evisceração

Técnica cirúrgica utilizada em casos extremos que consiste na retirada do conteúdo interno do globo ocular. Fundamental a decisão ser conjunta entre médico e paciente, explicando os riscos e benefícios do procedimento. Restrita a algumas indicações, após exame minucioso e confirmação de acuidade visual SPL, como:

1. Pós-trauma com impossibilidade de reconstrução anatômica do globo ocular.
2. Globo ocular sem função visual com alto risco de desenvolver oftalmia simpática.
3. Olho cego doloroso no qual o tratamento clínico não foi eficaz ou contraindicado.
4. *Phthisis bulbi* esteticamente inaceitável.
5. Ruptura de esclera posterior sem prognóstico visual.

Vantagens da técnica cirúrgica de evisceração:

1. Motilidade extraocular presente.
2. Menor risco de extrusão da prótese ocular.
3. Órbita fisiológica e anatomicamente aceitável para fins estéticos.

Técnica cirúrgica

1. Orientar o paciente sobre o procedimento a ser realizado e solicitar autorização do termo cirúrgico.
2. Anestesia geral e assepsia local.
3. Em determinados casos, exploração cirúrgica para avaliar possibilidade de preservação do globo ocular.
4. Caso confirmada a necessidade de evisceração, realizar peritomia límbica 360° divulsionando em dois planos a conjuntiva da cápsula de Tenon.
5. Separar a conjuntiva da cápsula de Tenon em uma distância de 8 a 10 mm.
6. Após remover a córnea, desinserir a úvea da esclera com uma espátula de ciclodiálise e uma cureta de evisceração. Remover toda a úvea detalhadamente para evitar o risco de oftalmia simpática.
7. Caso necessário, cauterizar artérias para estancar o sangramento local.
8. Inspecionar a esclera interna e confirmadas a remoção de toda úvea e a integridade da esclera; com cuidado, inserir o álcool absoluto na cavidade por 2 minutos para remoção de remanescentes de coroide.
9. Após alguns minutos, aspirar o álcool com cuidado para não lesar tecidos adjacentes.
10. Sutura da esclera com Vicryl ou náilon 6-0 com pontos simples invertidos.
11. Sutura da cápsula de Tenon com Vicryl 6-0 com pontos simples invertidos.
12. Sutura da conjuntiva com Vicryl 6-0 com pontos simples invertidos ou sutura contínua.
13. Curativo oclusivo e avaliação criteriosa do pós-operatório.

Sutura de córnea

Técnica cirúrgica utilizada em casos de laceração corneana, escleral ou corneoescleral. A córnea é a estrutura ocular com maior poder refrativo e qualquer irregularidade em sua superfície pode resultar em uma anormalidade visual significante. O exame biomicroscopico é fundamental para avaliar os marcos anatômicos da lesão, sendo eles: o limbo; as linhas de pigmentação do epitélio; e os ângulos da laceração. Existem, basicamente, duas técnicas de sutura de córnea em casos de trauma: a continua; e a simples.

A sutura simples apresenta uma anatomia mais estável, controlando melhor a deformidade corneana por meio da tensão dos pontos, atentando-se sempre para que a sutura penetre toda espessura corneana e forme um círculo perfeito, diminuindo a chance de deformidade, eversão e inversão das bordas.

A sutura contínua tem o benefício de uma zona contínua de compressão, porém existem algumas desvantagens como uma zona larga de compressão que pode causar achatamento da córnea, desalinhamento das bordas; em casos de rebordagem a sutura necessita ser completa.

Técnica cirúrgica

1. Orientar o paciente sobre o procedimento a ser realizado e solicitar autorização do termo cirúrgico.
2. Anestesia geral e assepsia local.
3. Exploração cirúrgica para determinar a extensão total da lesão e para decidir a técnica de sutura para o caso.
4. Avaliar viabilidade de tecidos intraoculares realizando debridamento antes da restruturação anatómica do globo ocular.
5. Sutura simples/contínua da córnea com espessura parcial, simétrica, mais extensa perto do limbo para respeitar a curvatura corneana com náilon 10-0.
6. Avaliar se as suturas estão bem coaptadas, presença de Siedel e anatomia do segmento anterior preservada com tensão óculo-digital (TOD) próxima à fisiológica.
7. Curativo oclusivo e avaliação criteriosa do pós-operatório.

Bibliografia consultada

1. Salmon JF. Superficial foreign body. In: Kanski's Clinical Ophthalmology. 9 ed.United Kingdom: Elsevier; 2020.
2. Bagheri N, Wajda BN, et al. Corneal and conjunctival foreign bodies.In: The Wills Eye Manual. 7 ed. Philadelphia: Wolters Kluwer; 2017.
3. Kihn F, Pieramici DJ. Ocular trauma: principles and practice. New York: Thieme; 2002.
4. McAlinden C, Saldanha Z, Laws D. Evisceration for the management of ocular trauma. BMJ Case Rep. 2013.
5. Kuhn F, Maisiak R, Mann L, et al. The ocular trauma score (OTS). Ophthalmol Clin North Am 2002;2013:163-5.

capítulo 13

Luxação de Cristalino

Ahlys Ayumi Nagai Miyazaki
Pedro Carlos Carricondo

H27.1	Deslocamento do cristalino

O trauma contuso no olho pode causar opacificações no cristalino associadas a outras alterações nos segmentos anterior e posterior do olho, como luxação ou subluxação do cristalino.

Definição

- **Subluxação:** disrupção parcial das fibras zonulares. O cristalino está descentrado, mas continua parcialmente visível através da pupila.
- **Luxação:** perda total da aderência das fibras zonulares. O cristalino pode estar deslocado para o segmento anterior ou posterior do olho.

Sinais e sintomas

- Baixa acuidade visual.
- Diplopia monocular.
- Cristalino descentrado.
- Iridodonese.
- Facodonese.
- **Outros:** astigmatismo, fechamento angular agudo por bloqueio pupilar, vítreo na câmara anterior, assimetria de profundidade de câmara anterior.

Fatores de risco

- Síndrome de pseudoesfoliação.
- Síndrome de Marfan.
- Homocistinúria.
- Síndrome de Weill-Marchesani.
- **Outros:** ectopia *lentis* simples, síndrome de Ehlers-Danlos, hiperlisinemia, catarata hipermadura.

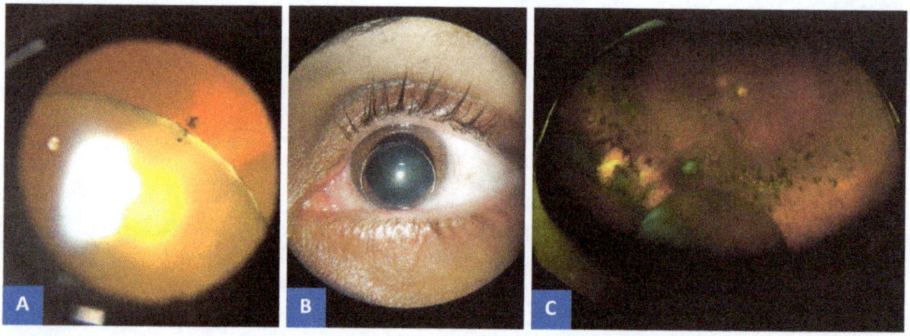

Figura 13.1. A) Subluxação de cristalino após trauma contuso. **B)** Luxação espontânea do cristalino para câmara anterior. **C)** Luxação espontânea de cristalino para a cavidade vítrea em paciente com síndrome de Marfan. (Fonte: A) acervo de Daniel Costa; B) acervo de Ahlys Miyazaki e; imagem C) acervo de Livia Conci.)

Tratamento

Cristalino subluxado

- **Assintomático:** observar.
- **Astigmatismo importante, instabilidade refracional, diplopia monocular:** facectomia com implante de lente intraocular.

Cristalino deslocado para câmara anterior

- Dilatar a pupilar e deitar o paciente em decubito dorsal horizontal (DDH) a fim de reposicionar o cristalino na câmara posterior. Se necessário, realizar identação da córnea usando gonioprisma de Zeiss ou cotonete. Após o reposicionamento do cristalino, utilizar pilocarpina 0,5 a 1% e realizar iridotomia para prevenir bloqueio pupilar.
- Facetomia com implante de lente intraocular é preferível na presença de catarata significativa, descompensação corneana, falha em tratamento conservador, deslocamento recorrente do cristalino.

Cristalino deslocado para o vítreo

- **Cápsula íntegra, olho calmo:** observação **ou** vitrectomia via *pars plana* associada à facetomia com implante de lente intraocular.
- **Rotura de cápsula com inflamação intraocular:** vitrectomia via *pars plana* associada à facetomia com implante de lente intraocular.

Bibliografia consultada

1. American Academy of Ophthalmology. Lens and Cataract, Basic and Clinical Science Course, 2018-2019.
2. Bagheri N, Wajda BN, et al. The Wills Eye Manual. 7 ed.Philadelphia: Wolters Kluwer; 2017.

capítulo 14

Ultrassonografia

Vera Regina Cardoso Castanheira
Felipe Baccega
Roger Simões Miranda

A ultrassonografia ocular, também denominada "ecografia", é um método de exame que utiliza ondas sonoras para obtenção de imagens de extrema importância na oftalmologia. Nas últimas décadas, os equipamentos de ultrassom ocular evoluíram, permitindo imagens bidimensionais (modo B) de melhor qualidade, que, aliadas ao uso nas sondas do aparelho de transdutores de maior frequência (10 MHz e 20 MHz) ou de muito alta frequência, como na ultrassonografia biomicroscópica (UBM 35 e 50 MHz), propiciaram a melhora da avaliação da porção posterior do globo ocular, da região retrobulbar e do terço anterior da órbita, assim como das porções média e anterior do globo ocular.

No pronto-socorro de Oftalmologia, a ultrassonografia ocular é um excelente complemento ao exame clínico oftalmológico nos casos de emergência ou traumatismos, pois é rápida, não invasiva, de custo reduzido, podendo ser feita em leito ou em crianças sem sedação, auxiliando no diagnóstico, prognóstico, tratamento adequado e no seguimento desses pacientes. além disso, fornece documentação das alterações oculares, importante no aspecto médico legal.

Não raramente, nos serviços de emergência, os pacientes apresentam desconforto ou dor ocular, associados a ansiedade ou traumatismos, podem envolver múltiplas equipes, sendo que a avaliação do oftalmologista deve ser feita apenas após controle das condições sistêmicas, que comprometam a vida dos pacientes e após a utilização da analgesia, por via parenteral ou endovenosa, até se afastar a necessidade de jejum para procedimentos cirúrgicos de urgência. Dessa maneira, haverá maior colaboração do paciente e melhora da contribuição diagnóstica do método, já que nessas situações várias alterações podem coexistir, sendo importante a experiência do examinador na sua interpretação.

Didaticamente, podemos considerar indicações para a ultrassonografia ocular no pronto-socorro doenças que geram alterações ou perda visual, dor ocular, aumento agudo da pressão intraocular, reações inflamatórias ou processos hemorrágicos, traumas em que o exame de fundoscopia é dificultado ou impossível pela redução de transparência dos meios oculares, da córnea, da câmara anterior ou do vítreo ou por impossibilidade de midríase pupilar adequada. Às vezes, o exame fundoscópico é possível, mas é necessária a avaliação sub-retiniana nos casos de descolamentos atípicos da retina, ou para a avaliação da parede ocular, do espaço retrobulbar ou da porção anterior da órbita, incluído o nervo óptico na sua porção anterior.

Destaca-se que, no trauma ocular penetrante ou perfurante extenso, a ultrassonografia antes da sutura das lesões é contraindicada, pois a pressão aplicada no globo durante o exame pode agravar o quadro oftalmológico.

Para melhor aproveitamento da avaliação das imagens de ultrassom, deve-se considerar a idade do paciente, a presença e o tempo de doenças sistêmicas, destacando-se a hipertensão arterial, o diabetes, doenças reumatológicas ou oncológicas, cirurgias ou tratamentos oculares prévios, traumas contusos, penetrantes ou perfurantes, imaginando-se a possibilidade de corpo estranho intraocular. Assim, a anamnese detalhada deve ser obtida e permitirá o melhor diagnóstico. Em várias ocasiões, exames seriados em curto período serão necessários para maior compreensão dos achados.

Exemplificando o uso da ultrassonografia ocular no pronto-socorro de Oftalmologia, uma série de imagens com breves relatos clínicos e os exames realizados será apresentada a seguir (Figuras 14.1 a 14.20):

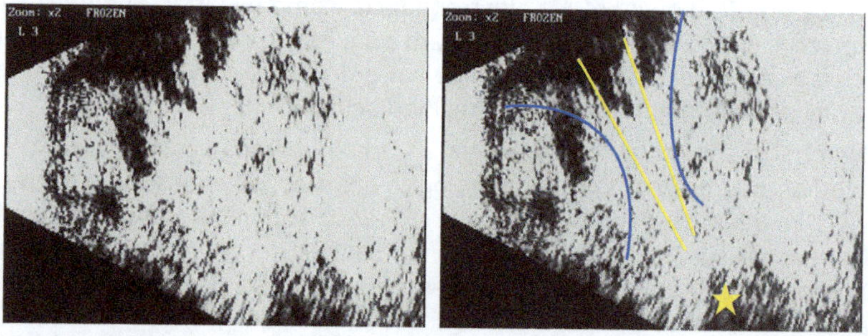

Figura 14.1. Ultrassonografia no dia seguinte a importante trauma por contusão revelando a complexidade das imagens obtidas, o que exige experiência do examinador na sua interpretação. Nesse caso, observaram-se descolamento total da retina (linha amarela), hemorragia vítrea, descolamento hemorrágico da coroide com elevados bolsões (linhas azuis) e a sombra acústica do nervo óptico (asterisco). Destacando-se que o seguimento poderá facilitar o entendimento das alterações anatômicas e refinar o diagnóstico. (Fonte: acervo dos autores.)

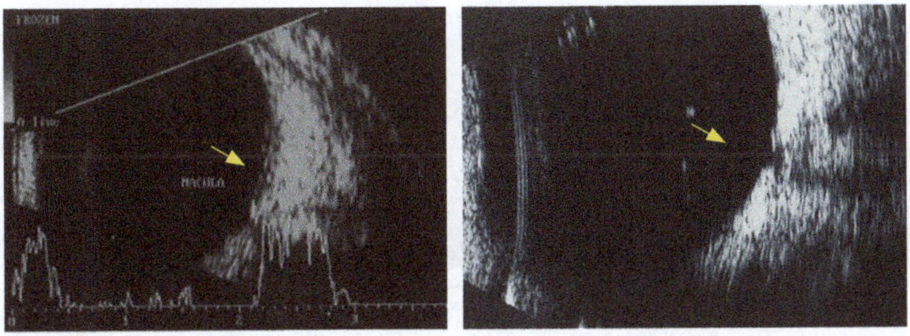

Figura 14.2. A ultrassonografia em corte paraxial, temporal e nasal, permite avaliar alterações na mácula, irregularidade ou espessamento ou evidenciar a escavação da papila, importante como fatores de prognóstico visual. Sendo interessante manter em toda a avaliação ecográfica uma rotina de obtenção de imagens, avaliando do polo posterior à periferia em 360°. (Fonte: acervo dos autores.)

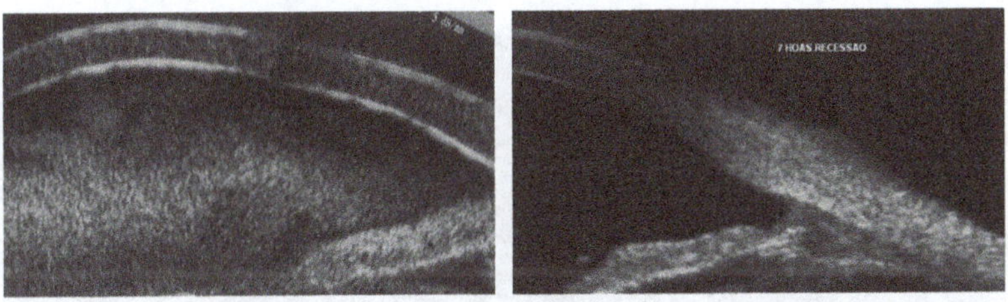

Figura 14.3. A ultrassonografia biomicroscópica no hifema traumático pode identificar alterações do seio camerular. nesse caso uma recessão, ensejando mudança de morfologia e ampliação do ângulo da câmara anterior por separação parcial das fibras longitudinais do corpo ciliar. (Fonte: acervo dos autores.)

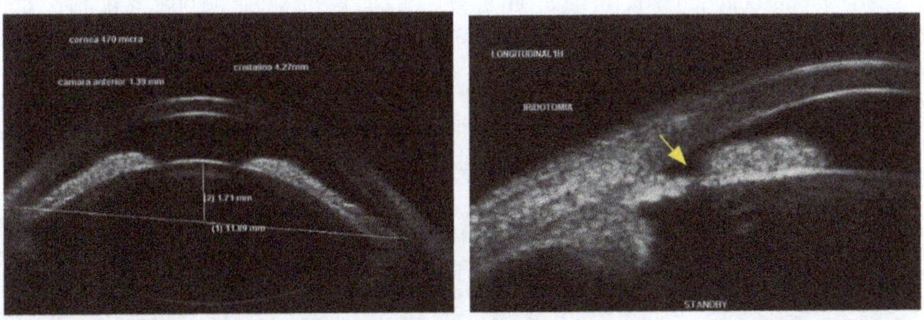

Figura 14.4. Paciente com 66 anos, com diagnóstico de glaucoma de ângulo estreito, apresenta crises de aumento da pressão mesmo após a iridotomia (seta). Nota-se a câmara anterior rasa (1,39 mm), o cristalino com diâmetro anteroposterior fisiológico (4,27 mm), mas causando a anteriorização da íris e colaborando para bloqueio secundário do seio camerular. A ultrassonografia biomicroscópica permite obter o lens vault ou lens rise, nesse caso anômalo (1.710 micra), assim esse componente facomórfico, mesmo sem a opacificação importante do cristalino, pode ser controlado com a facectomia. (Fonte: acervo dos autores.)

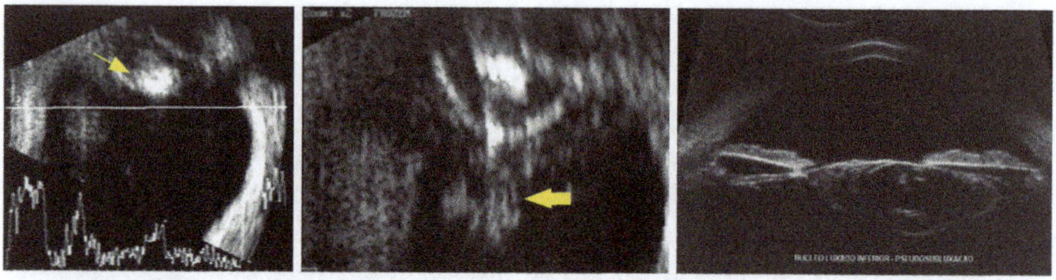

Figura 14.5. Paciente com 68 anos chega ao pronto-socorro com dor ocular unilateral e o exame mostra sinais de processo inflamatório, câmara anterior profunda, aumento da pressão intraocular associada à catarata com opacificação total. A ultrassonografia revela alteração do cristalino, compatível com opacificação avançada inclusive com a luxação do núcleo para a região inferior do saco capsular (seta estreita) e na câmara vítrea há presença de ecos concentrados na região posterior ao cristalino (seta larga), confirmando a hipótese de glaucoma facomórfico do tipo facolítico. Na 3ª imagem, a ultrassonografia biomicroscópica revela aspecto de catarata com opacificação avançada e reabsorção parcial do córtex cristaliniano sem a associação de alteração inflamatória. (Fonte: acervo dos autores.)

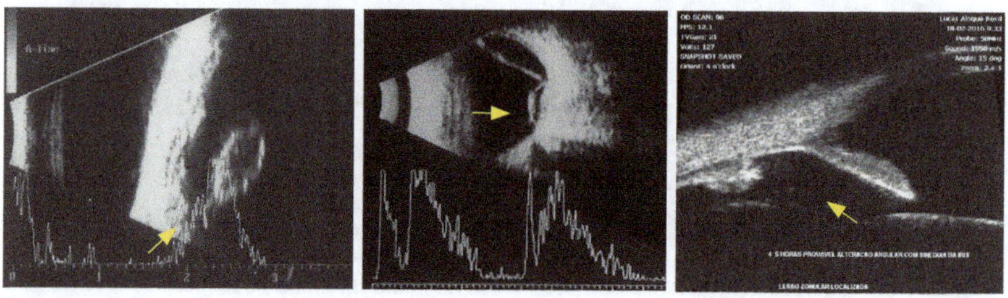

Figura 14.6. Durante a ultrassonografia ocular, devemos verificar o posicionamento, a refletividade e o diâmetro anteroposterior do cristalino. Utilizando-se o ultrassom convencional com volume maior de pasta de contato e exame transpalpebral, é possível, na primeira imagem, notar a subluxação do cristalino por restar parte do suporte zonular (seta). na segunda imagem, ele está luxado junto à parede ocular (seta) e há descolamento da retina e, em ambos os casos, há sinais de opacificação do cristalino. Já no terceiro caso, em paciente que sofreu uma pedrada, foi necessário o exame de ultrassonografia biomicroscópica para identificar uma discreta e localizada alteração do suporte zonular (seta), orientando o cirurgião no tratamento da catarata pós-traumática a realizar a melhor técnica possível para implantar a lente intraocular adequadamente no procedimento cirúrgico. Nesse local também há sinéquia anterior da íris por possível processo cicatricial após recessão angular. (Fonte: acervo dos autores.)

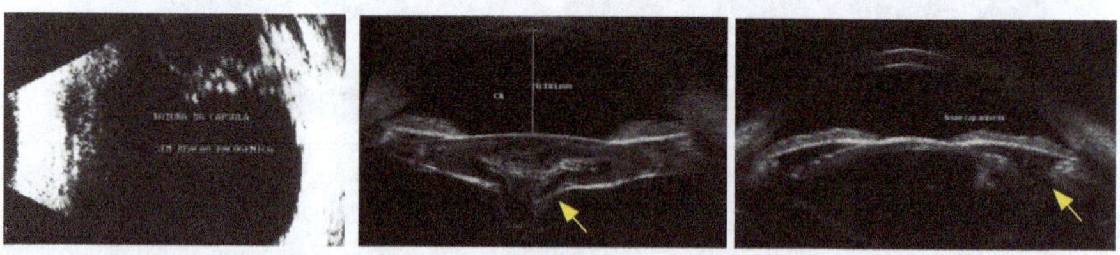

Figura 14.7. Na primeira e segunda imagens, o ultrassom e a ultrassonografia biomicroscópica revelam, em adolescente que sofreu contusão ocular por *paint ball* ocular, rotura da cápsula posterior e extravazamento parcial de material cortical do cristalino (setas). Já na terceira imagem, em ferimento perfurante autosselante, houve perfuração da cápsula anterior sem outras anormalidades (seta). (Fonte: acervo dos autores.)

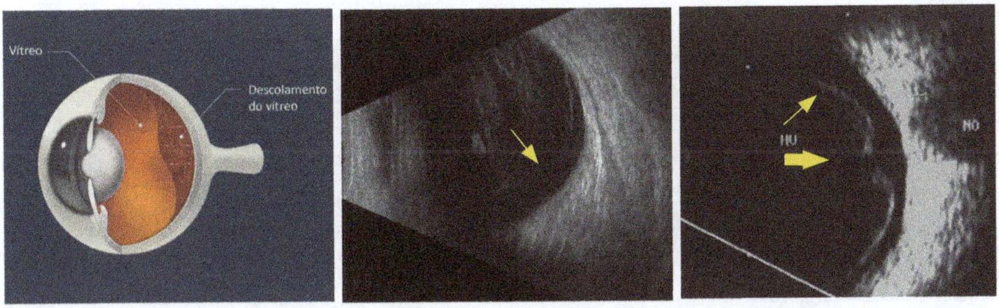

Figura 14.8. Nos serviços de urgência de oftalmologia, é frequente a procura por sintomas compatíveis com o descolamento do vítreo posterior confirmado nas imagens de ultrassom (seta), podendo ser observado o anel de Weiss (seta larga). (Fonte: acervo dos autores.)

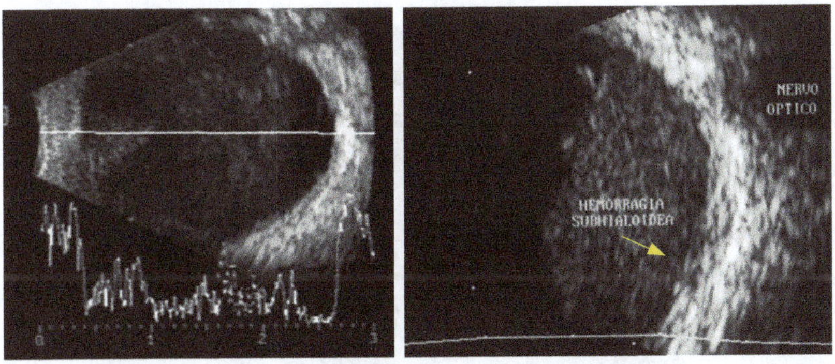

Figura 14.9. Redução súbita da visão revelou hemorragia vítrea, o exame de ultrassom é importante pela impossibilidade de realizar adequadamente a fundoscopia. Na primeira imagem, há hemorragia difusa na cavidade e, na segunda imagem, observa-se hemorragia sob a hialoide e há discreta irregularidade da parede ocular na região temporal (seta), que pode estar associada ao processo hemorrágico. (Fonte: acervo dos autores.)

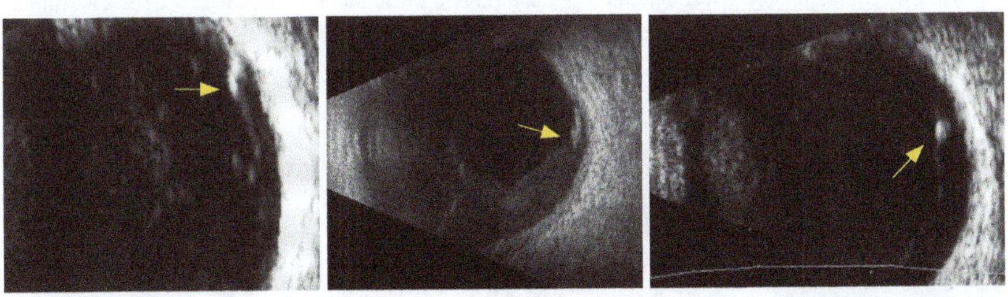

Figura 14.10. Nas queixas sugestivas de descolamento do vítreo posterior, com fotopsia e eventual embaçamento visual, o ultrassom pode revelar rotura da retina (setas). Na primeira imagem, há eco por rotura com *flap* elevado. na segunda, associa-se hemorragia sub-hialoide. e, na última imagem, o opérculo da rotura está livre na cavidade vítrea, aderido e tracionado pela hialoide. (Fonte: acervo dos autores.)

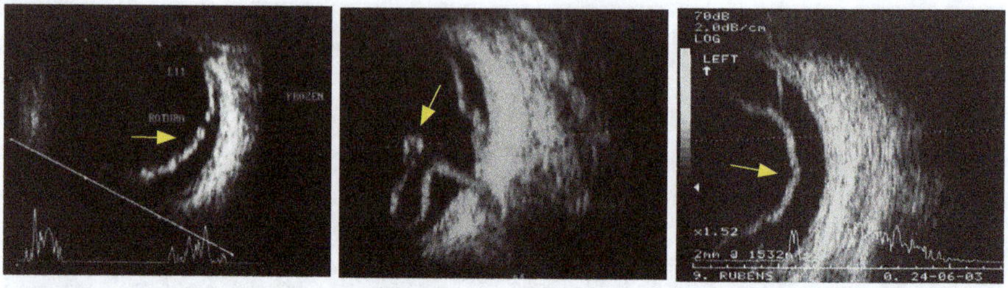

Figura 14.11. Imagens de descolamento da retina regmatogênico (setas). Observando-se a rotura, na segunda imagem extensa com a retina dobrando-se sobre si mesma e, na última imagem, o corte transverso, revela o perfil ondulado e com menor mobilidade sugere início de proliferação vitreorretiniana. (Fonte: acervo dos autores.)

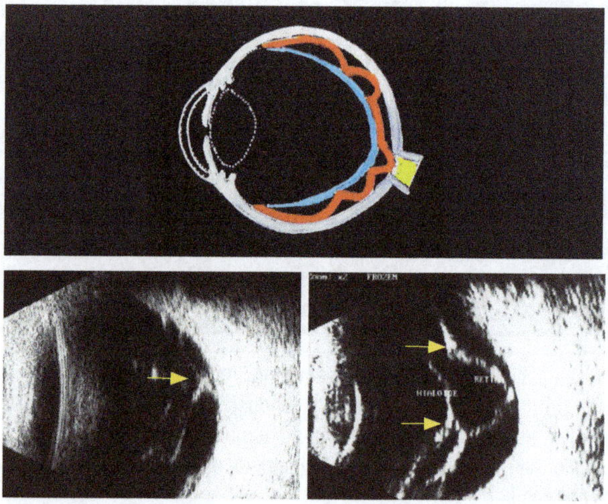

Figura 14.12. Imagens de descolamento da retina do tipo tracional na retinopatia diabética. As alterações da retina são associadas a espessamento, esquise e aderência da hialoide, que acaba por resultar na tração em vários pontos da retina. (Fonte: acervo dos autores.)

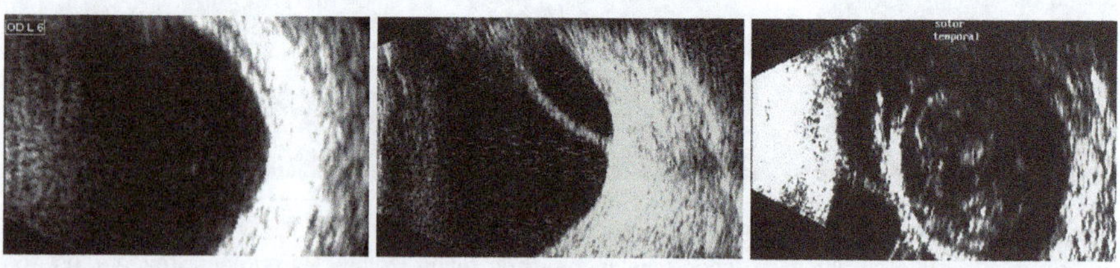

Figura 14.13. Imagens de descolamento ciliocoroidal, na primeira imagem plano e periférico, em sequência com bolsão elevado e de natureza serosa e, por último, o bolsão é elevado e de conteúdo hemorrágico. (Fonte: acervo dos autores.)

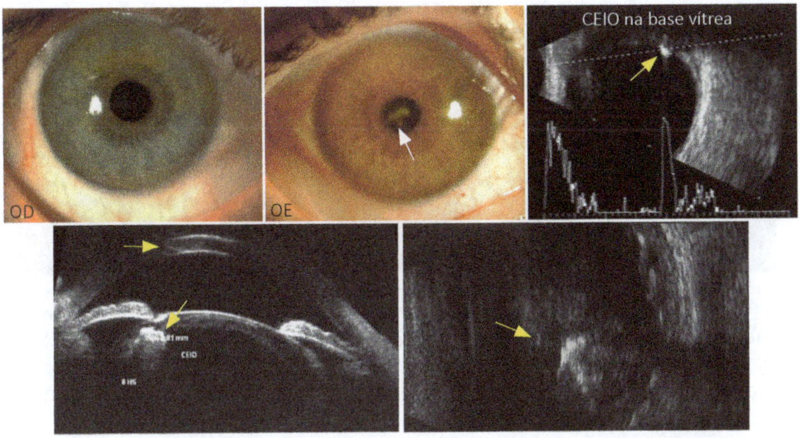

Figura 14.14. Acima, paciente com história de 1 ano de perfuração corneana autosselante, piora recente da visão e heterocromia. O exame de ecografia demonstrou na extrema periferia imagem compatível com corpo estranho metálico (seta) em quadro de avançado processo de siderose. Inferiormente, imagem de corpo estranho dentro do cristalino após penetração pela córnea e ao lado, localizado na cavidade vítrea (setas). (Fonte: acervo dos autores.)

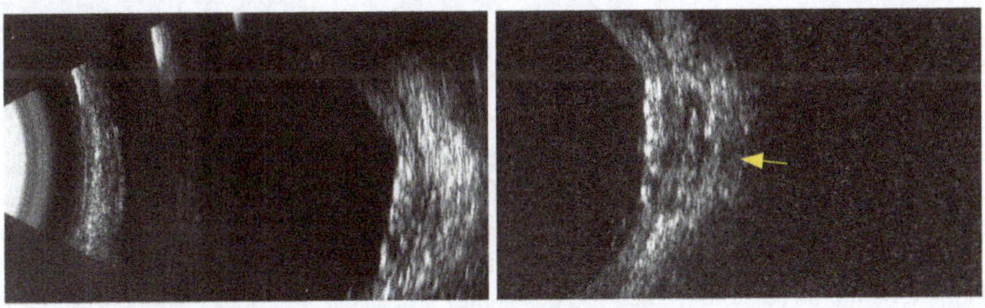

Figura 14.15. A ecografia ocular permite identificar local de interrupção do eco escleral, associada à alteração da refletividade retrobulbar, sugerindo perfuração escleral posterior em trauma contuso (seta). (Fonte: acervo dos autores.)

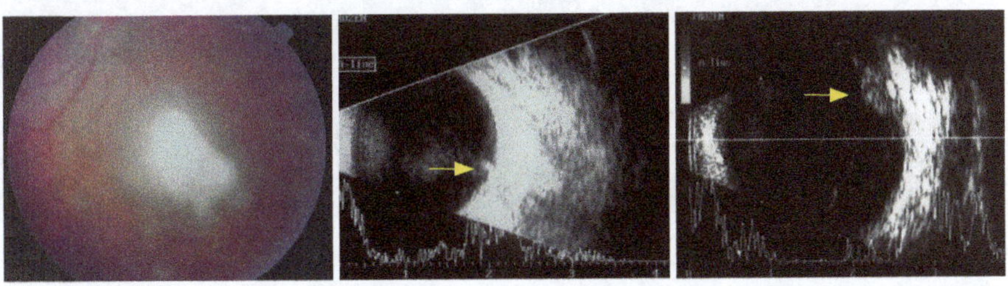

Figura 14.16. Nos processos inflamatórios, o ultrassom pode demonstrar irregularidade no perfil da parede ocular e aumento de ecos vítreos próximo ao local, compatível em nosso meio com retinocoroidite por toxoplasmose em fase ativa (seta). e, à direita, há imagem na periferia com calcificação interna, compatível com granuloma por toxocaríase (seta) em criança de 5 anos, que apresentava catarata unilateral. (Fonte: acervo dos autores.)

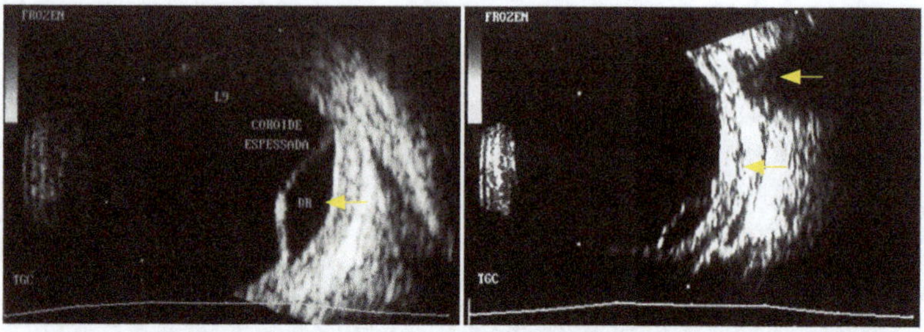

Figura 14.17. À esquerda, o exame de ultrassom demonstra o espessamento da coroide (traço) e descolamento seroso da retina em caso de Vogt Koyanagi Harada e, à direita, esclerite posterior com espessamento da coroide, descolamento seroso da retina, espessamento da esclera, espaço anecoico retrobulbar associado ao alargamento da sombra acústica do nervo óptico, resultando na imagem em "T" (setas). (Fonte: acervo dos autores.)

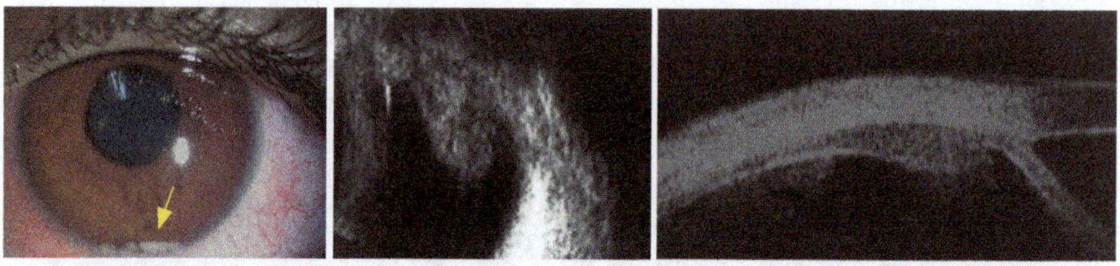

Figura 14.18. Criança com 11 anos procura pronto-socorro por embaçamento visual e hiperemia unilateral, notam-se na biomicroscopia óptica a presença de neovasos na íris e alteração sugestiva de hipópio em processo inflamatório. A ultrassonografia e a ultrassonografia biomicroscópica, associadas aos dados clínicos, ensejaram diagnóstico de retinoblastoma com sementes vítreas, que passaram para a câmara anterior (pseudo-hipópio). Quadros atípicos de retinoblastoma são mais prevalentes em maior idade e o oftalmologista deve sempre considerar a possibilidade desse diagnóstico nas crianças (síndrome mascarada). (Fonte: acervo dos autores.)

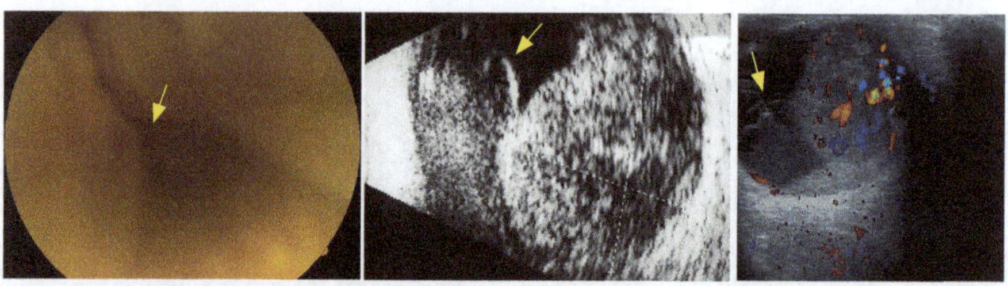

Figura 14.19. Paciente com 59 anos apresentou redução visual súbita, unilateral e indolor e foi encaminhado para cirurgia de descolamento da retina (setas). O ultrassom ocular confirma o descolamento total da retina, com interfaces sugestivas de hemorragia sub-retiniana e na região nasal demonstra lesão sólida de grande dimensão, heterogênea, sugestiva de melanoma maligno com processo hemorrágico e possível necrose intratumoral e modificando os achados típicos ao exame ecográfico. O ultrassom doppler, realizado com sonda de alta frequência em equipamento de radiologia (linear), confirma os achados e demonstra o fluxo arterial intralesional, compatível com o diagnóstico do tumor maligno. (Fonte: acervo dos autores.)

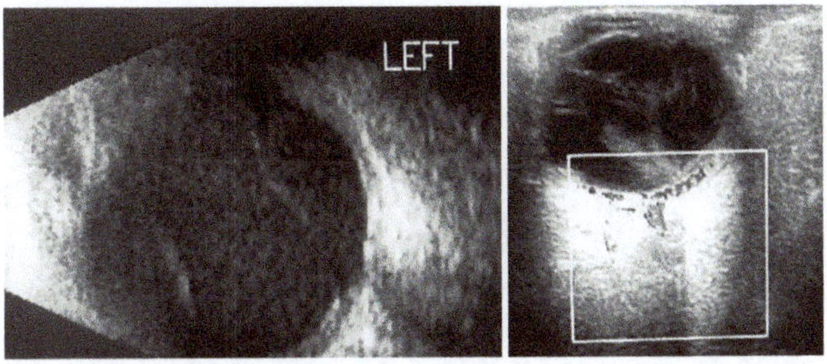

Figura 14.20. Nos quadros de suspeita de endoftalmite e ausência de equipamento de ultrassom oftalmológico, é possível utilizar aparelhos lineares de uso radiológico com sonda de maior frequência, principalmente em pacientes internados em unidade de tratamento intensivo (UTI) e, assim, obtendo imagens, que, junto aos sinais clínicos, auxiliam no diagnóstico final e orientam a conduta. (Fonte: acervo dos autores.)

Considerações finais

O ultrassom ocular, no método convencional ou de alta frequência, a UBM, é um método de destaque no pronto-socorro oftalmológico, assim o examinador experiente com o conhecimento dos dados clínicos e do exame oftalmológico pode contribuir no diagnóstico, orientar a terapêutica adequada e sugerir o prognóstico da recuperação visual, além de documentar as alterações oculares, importante documentação médico-legal.

O ultrassom é um exame indolor, de baixo custo, pode ser realizado em crianças sem sedação e, na falta do aparelho oftalmológico, é possível utilizar inicialmente equipamento de radiologia, que inclui doppler, evitando atraso na obtenção de imagens intraoculares em casos de opacidades de meios. Ressalta-se que o exame deve ser evitado em traumas perfurante e penetrantes antes da sutura das lesões e, em situações de desconforto ou dor ocular de maior intensidade, podemos aguardar a melhora após medicações e, assim, melhorando a execução do exame. Outra sugestão é envolver a sonda com filme plástico, usar maior quantidade de gel de contato, realizando a técnica transpalpebral e sem pressão.

Bibliografia consultada

1. Abreu G. Ultrassonografia ocular. Atlas e Texto. 4 ed. Rio de Janeiro: Cultura Médica. 2015.
2. Betinjane AJ, Carani JCE. Ecografia ocular e orbitária. Rio de Janeiro: Roca. 2003.
3. Boldt HC, Ossoinig KC, Warner LL, Fuhrmesiter L. Echography. Disponível em: http://www.medicine.uiowa.edu/ eye/echography. (24 nov. 2015).
4. Byrne SF, Green RL. Ultrasound of the eye and orbit. 2 ed. St. Louis: Mosby Year Book. 2002.
5. Green RL, Byrne SF. Chapter 14: Diagnostic ophthalmic ultrasound. In: Ryan SJ, ed. Retina. Philadelphia: Elsevier/Mosby. 2006:265–350.
6. Singh AD, Hayden BC. Ophthalmic Ultrasonography. New York: Elsevier Saunders. 2012.
7. Pavlin CJ, Foster FS. Ultrasound biomicroscopy of the eye. New York: Springer-Verlag. 1995.
8. Takahashi WY. Traumatismos e Emergências Oculares. São Paulo: Roca. 2003.
9. Waldron RG. Contact B-Scan ultrasonography. Emory Eye Center. 2003:1-9.

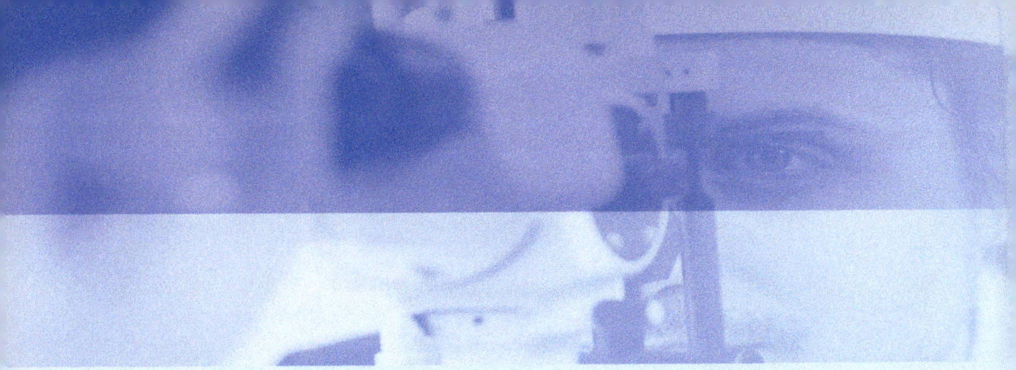

SEÇÃO 2

Córnea e Conjuntiva

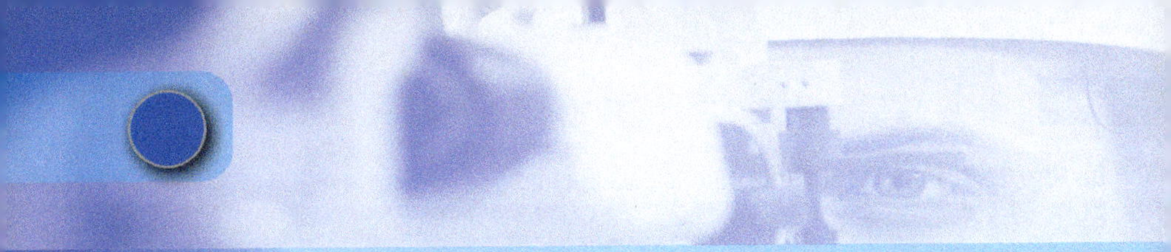

capítulo

15 Blefarite

Marcela Marino de Azeredo Bastos
Iara Debert

H01.0	Blefarite

Quadro clínico

- **Sintomas:** geralmente bilateral, sintomas pioram pela manhã, prurido, queimação, dor leve, fotofobia leve, sensação de corpo estranho. lacrimejamento, lente de contato pouco tolerada.

Sinais

- **Blefarite anterior:** margens palpebrais espessas, descamação e crostas ao redor da base dos cílios.
- **Blefarite posterior:** glândulas sebáceas espessadas nas margens palpebrais com secreção excessiva. filme lacrimal oleoso com acúmulo de espuma nas margens palpebrais.
- **Fatores que podem provocar ou exacerbar os sintomas:** conjuntivite alérgica, tabagismo, uso de lentes de contato, uso de retinoides.
- **Consequências da inflamação crônica:** triquíase, madarose, poliose, distiquíase, entrópio, ectrópio.
- **Diagnósticos diferenciais:** síndrome do olho seco, conjuntivite aguda, hordéolo, calázio, lesão maligna de pálpebra.

Quadro 15.1. Tipos de blefarite e principais agentes

		Etiologia	Particularidades
Anterior	Afeta a área ao redor dos cílios	*Estafilocócica*	*Há associação com dermatite atópica*
		Seborreica	*Há associação com dermatite seborreica*
		Demodex	*Caspa cilíndrica nos cílios. Blefarite grave ou refratária*
Posterior *Mais comum*	Afeta a glândula de Meibômio	*Disfunção da glândula de Meibômio e alteração de sua secreção*	Há associação com rosácea

Fonte: elaborado pela autoria.

Conduta

1. Orientação sobre cura pouco provável, porém possível controle da doença.
2. Limitar fatores desencadeantes ou exacerbadores.
3. Compressas quentes por 10 a 15 minutos, duas a 4 vezes por dia.
4. Higiene das margens palpebrais 2 vezes por dia com xampu neutro ou produto de limpeza palpebral com algodão ou toalha de rosto limpa.
5. Se olho seco associado: lágrimas artificiais 4 a 8 vezes por dia.
6. Pomada de eritromicina ou bacitracina, na margem palpebral, até 4 vezes ao dia, durante 7 dias.
7. Doxiciclina (100 mg, 1 a 2 vezes por dia durante 25 a 40 dias), azitromicina (500 mg/dia durante 3 dias repetindo esse ciclo mais 2 vezes, com 7 dias de intervalo).
8. Suplementos de plantas e óleo de peixe.
9. Corticosteroide tópico de baixa potência: fluorometalona 0,1%, 4 vezes por dia, durante 1 semana.
10. Novos tratamentos: ciclosporina tópica. aplicação de luz pulsada. Lipiflow™.
11. Blefarite associada à infestação por espécies de Demodex: ivermectina oral (200 mcg/kg em 1 dose única e repetida 1 vez em 1 semana) ou esfoliantes de pálpebra com chá de óleo de árvore tópico (administrado semanalmente por 6 semanas) e xampu de chá de árvore (aplicado diariamente durante 6 semanas).

> **Observação:** tetraciclinas não devem ser usadas em crianças menores que 12 anos de idade ou mulheres grávidas ou lactentes.

Seguimento

De 3 a 4 semanas. A limpeza palpebral e as compressas quentes podem ser reduzidas à medida que se controle a doença. Pode ser necessário mantê-las por tempo indeterminado.

Bibliografia consultada

1. Gerstenblit AT, Rabinowitz MP. Manual de Doenças Oculares do Wills Eye Hospital: diagnóstico e tratamento no consultório e na emergência. 6 ed. Porto Alegre: Artmed. 2015.
2. Kanski J, et al. Oftalmologia clínica. 8 ed. Milano: Elsevier Masson. 2016.
3. Shtein RM. Blepharitis. UpToDate, 2020. Disponível em: https://www.uptodate.com/contents/blepharitis?search=blefarite&source=search_result&selectedTitle=1~150&usage_type=default&display_rank=1. (03 Set. 2021).

capítulo

16 Conjuntivite Viral

Gustavo Cardoso de Paula
Daniela Lima de Jesus

B30	Conjuntivite viral

Quadro clínico

Sintomas

Vermelhidão ocular, secreção, pálpebras "pregadas" (principalmente ao acordar), sensação de corpo estranho, fotofobia, duração menor que 4 semanas, história de contato próximo com conjuntivite aguda.

Sinais

Linfonodo pré-auricular palpável, hiperemia e edema palpebral, hiperemia e reação conjuntival folicular (mais comumente tarsal inferior) e papilar (tipicamente tarsal superior), secreção mucosa, quemose, hemorragias subconjutivais (geralmente petequiais em infecções adenovirais), membranas/pseudomembranas (podem deixar cicatrizes), microcistos intraepiteliais finos (não coram, achado corneano precoce), ceratite puntata (cora, erosão epitelial em casos severos que surge entre 7 e 10 dias e resolve em 2 semanas), infiltrados estromais subepiteliais (abaixo das lesões epiteliais, provavelmente como uma resposta imune ao vírus, podem persistir ou recorrer dentro de meses a anos da instalação da conjuntivite), formações epiteliais dendríticas pequenas, uveíte anterior (pode ocorrer em alguns casos, geralmente leve).

Diagnósticos diferenciais

Outras causas da "síndrome do olho vermelho" (uveíte, episclerite, conjuntivites de outras etiologias).

Quadro 16.1. Etiologia das conjuntivites virais

Apresentação clínica	Etiologia	Particularidades
Conjuntivite folicular aguda não específica (mais comum)	*Adenovírus* (mais frequente, causa de 90% das conjuntivites virais), *Sarampo, Caxumba, Influenza, Varicela-Zóster, HIV*	Forma mais leve da conjuntivite adenoviral. Podem ocorrer sintomas sistêmicos leves, tosse seca e coriza ou fazer parte de síndromes virais sistêmicas
Febre faringoconjuntival	*Adenovírus* (sorotipos 3, 4 e 7)	Ceratite geralmente grave em 30% dos casos.
Ceratoconjuntivite epidêmica	*Adenovírus* (sorotipos 8, 19 e 37, subgrupo D)	Infecção ocular adenovíral mais grave, com certatite em 80% dos casos (fotossensibilidade intensa)
Conjuntivite hemorrágica aguda	*Enterovírus 70* (raramente seguido de paralisia pólio-like), *Coxsackievirus a24, Adenovírus* sorotipo 11	Hemorragias subconjuntivais proeminentes (duração de 1 a 2 semanas) Regiões tropicais.
Conjuntivite adenoviral crônica/relapsante	*Adenovírus*	Rara e eventualmente autolimitada. Reação papilar/folicular não específica crônica

Fonte: elaborado pela autoria.

Diagnóstico

O diagnóstico é clínico na maior parte dos casos. A investigação geralmente é desnecessária, mas deve ser considerada em caso de dúvida diagnóstica ou na ausência de melhora do quadro.

1. **Coloração de Giemza:** células mononucleares na conjuntivite adenoviral/células gigantes multinucleadas na infecção herpética.
2. **Amplificão de ácidos nucleicos:** técnicas como a reação em cadeia da polimerase (PCR) são sensíveis e específicas para identificação do DNA viral.
3. **Cultura viral:** padrão-ouro (sensibilidade variável, especificidade de 100%), porém cara e demorada (dias a semanas).
4. **Teste de imunocromatografia:** detecção rápida de antígeno adenoviral na lágrima (alta sensibilidade e especificidade).
5. **Sorologia IgG/IgM para *adenovírus*:** limitada e pouco usada.

Conduta

1. Informar o paciente de que se trata de condição autolimitada (piora do 4º ao 7º dia e pode durar 2 a 3 semanas – potencialmente mais se houver envolvimento corneano). O tratamento específico é tipicamente desnecessário.

2. Afastamento das atividades enquanto existirem hiperemia, lacrimejamento ou secreção conjuntival (evitar surtos em locais de trabalho, escolas e áreas de lazer).
3. Descontinuação do uso de lentes de contato até a resolução dos sintomas.
4. **Orientações sobre prevenção de transmissão:** lavar as mãos frequentemente, não tocar nos olhos e em superfícies em seguida, evitar o compartilhamento de objetos, desinfecção meticulosa de instrumentos e superfícies após o exame do paciente (doença altamente contagiosa por meio do contato com secreções respiratórias ou oculares em razão da capacidade das partículas virais de sobreviver em superfícies secas/fômites e de serem transmitidas dias antes do início das manifestações clínicas).
5. Compressas frias (várias vezes ao dia) e lágrima artificial (4 vezes ao dia, por 1 a 3 semanas) propiciam alívio sintomático. Preparações livres de conservante proporcionam conforto adicional.
6. Colírios anti-histamínicos e vasoconstritores na presença de prurido importante.
7. Na presença de membranas/pseudomembranas, removê-las suavemente com cotonete ou pinça lisa sob anestesia tópica (prevenção de simbléfaro).
8. **Prescrição de corticosteroide tópico:**
   - **Membrana/pseudomembrana:** dose maior (a cada 4 horas) ou corticosteroide de alta potência (loteprednol 0,5% ou prednisolona 1%). Considerar pomada de corticosteroide (fluorometolona 0,5% ou dexametasona/tobramicina 0,1%/0,3%) na presença de lacrimejamento excesivo.
   - **Envolvimento corneano/ceratite sintomáticos (baixa acuidade visual e/ou fotofobia):** doses menores de corticosteroides menos potentes (loteprednol 0,2% ou 0,5%).
9. Os corticosteroides não aceleram a resolução da infecção, mas suprimem a inflamação, gerando redução dos sintomas. Podem facilitar a replicação viral e aumentar o período de transmissão. Exigem suspensão lenta, pois é comum recorrência de lesões após interrupção abrupta. Os precipitados ceráticos subepitliais podem ocorrer de forma tardia durante ou após a descontinuação dos corticosteroides.
10. Monitorizar a pressão intraocular (PIO) em caso de uso prolongado dessas medicações.
11. **Antibióticos:** erosões corneanas ou secreção mucopurulenta sugestiva de conjuntivite bacteriana secundária.

Seguimento

- 2 a 3 semanas (antes, se houver piora dos sintomas ou prescrição de corticosteroide tópico).

Bibliografia consultada

1. Bagheri N, Wajda BN, Calvo C, Durrani A (eds.). The Wills Eye Manual. 7 ed. Philadelphia: Lippincott Williams and Wilkins. 2016.

2. Ciralsky J, Lai E, Waring GO III, Bouchard CS. A matrix of pathologic responses in the cornea. In: Mannis MJ, Holland EJ (eds.). Cornea. Vol 1. 4 ed. Philadelphia: Elsevier. 2017:46-71.
3. Leibowitz HM, Waring GO III (eds). Corneal disorders: clinical diagnosis and management. 2 ed. Philadelphia: Saunders. 1998:432-479.
4. Salmon J. Kanski's Clinical Ophthalmology. 9 ed. London: Elsevier. 2020.

capítulo 17 Conjuntivite Bacteriana Aguda

Nathália Fidêncio dos Santos
Patrícia Picciarelli de Lima

H10.0	Conjuntivite mucopurulenta
H10.2	Outras conjuntivites agudas

As conjuntivites em adultos são, em sua maior parte, virais. No entanto, deve-se suspeitar de conjuntivite bacteriana nos casos de inflamação conjuntival intensa com secreção purulenta.

Em crianças, o número de casos de conjuntivite bacteriana é semelhante ao de casos de conjuntivite viral.

A conjuntivite bacteriana geralmente é autolimitada, mas ocasionalmente pode ser grave e ameaçar a visão quando causada por espécies bacterianas virulentas, como *N. gonorrhoeae* ou *Streptococcus pyogenes*.

Em casos raros, pode anunciar uma doença sistêmica com risco de vida (p. ex., conjuntivite por *N. meningitidis*).

A fonte de infecção é o contato direto com as secreções de um indivíduo infectado (geralmente contato olho-mão) ou a disseminação de organismos que colonizam a mucosa nasal e sinusal do próprio paciente.

Principais etiologias

- ***Staphylococcus aureus*** **(em todas as faixas etárias):** associado a blefarite, flictênulas e infiltrados marginais estéreis.
- *Streptococcus pneumoniae.*

- ***Haemophilus influenzae*:** especialmente em crianças e muito relacionado à otite média aguda.
- *Neisseria gonorrheae.*

A conjuntivite gonocócica é uma doença sexualmente transmissível (DST) resultante da transmissão direta do organismo, por exemplo, da genitália para as mãos e depois para os olhos ou da mãe para o recém-nascido durante o parto vaginal (ver Capítulo 18 – Conjuntivites Neonatais).

A rapidez de início e a gravidade da inflamação e da secreção conjuntival podem sugerir possível organismo causador (ver Quadros 17.1 e 17.2).

Quadro 17.1 Classificação clínica das conjuntivites bacterianas

Curso	Gravidade	Organismos Comuns
Lento (dias a semanas)	Leve a moderada	*Staphylococcus aureus* *Moraxella lacunata* Proteus sp Enterobacteriaceae *Pseudomonas aeruginosa* *Chlamydia trachomatis*
Aguda ou subaguda (horas a dias)	Moderada a grave	*Haemophilus influenza* biótipo III (previamente *Aegyptus*) *Haemophilus influenza* *Streptococcus pneumoniae* *Streptococcus viridans* *Staphylococcus aureus*
Hiperaguda (menos de 24 horas)	Grave	*Neisseria gonorrheae* *Neisseria meningitidis*

Fonte: elaborado pela autoria.

Quadro 17.2 Conjuntivites bacterianas não gonocócicas

Agente	Características da Conjuntivite
Staphylococcus aureus	Blefaroconjuntivite aguda, menos purulenta do que a observada na conjuntivite pneumocócica e sinais associados são geralmente menos graves
Streptococcus pneumoniae	Secreção purulenta moderada, edema palpebral, quemose, hemorragia conjuntival e ocasionais membranas inflamatórias na conjuntiva tarsal. A ulceração da córnea ocorre em casos raros
Haemophilus influenzae	Em crianças pequenas, às vezes em associação com otite média. Em adultos, em particular aqueles cronicamente colonizados por *H. influenzae* (p. ex., fumantes ou pacientes com doença pulmonar obstrutiva crônica (DPOC))
H influenzae biotipo III (anteriormente *Haemophilus aegyptius*)	Similiar ao quadro de *S. pneumoniae*. mas sem membranas conjuntivais. Úlceras epiteliais periféricas da córnea e infiltrados estromais ocorrem mais comumente. Celulite pré-septal por *H. influenzae* pode estar associada à meningite fulminante por Haemophilus (até 20% dos pacientes têm sequelas neurológicas de longo prazo)

Fonte: elaborado pela autoria.

Quadro clínico

- **Sintomas:** irritação ocular, sensação de corpo estranho, secreção ocular.
- **Sinais:** hiperemia conjuntival, secreção de aspecto mucopurulento ou purulento, conjuntivite leve a moderada, quemose, reação conjuntival papilar. Pode haver acometimento corneano.
- **Conjuntivite purulenta aguda não gonocócica:** inflamação conjuntival com secreção purulenta com menos de 3 semanas de duração, espontânea ou epidêmica (Quadro 17.2).
- **Conjuntivite gonocócica:** quadro hiperagudo (12 a 24 horas), de progressão rápida, com secreção purulenta abundante, exsudação maciça, edema palpebral. quemose acentuada. papilas conjuntivais, adenopatia pré-auricular. Atentar-se ao risco de rápida progressão à perfuração corneana. Casos não tratados evoluem para infiltrados corneanos, *melting* e evolução rápida para perfuração corneana. Ceratite é a principal causa de complicações que ameaçam a visão e ocorre em 15% a 40% dos casos.
- **Coleta:** em casos graves, recorrentes, em imunocomprometidos ou na suspeita de conjuntivite gonocócica. Realizar raspado conjuntival e enviar para bacterioscopia direta (coloração de Gram imediata) e para cultura em ágar chocolate e meio Thayer-Martin.

Manejo

- Antibioticoterapia tópica por 5 a 7 dias.
  - Ciprofloxacino ou ofloxacino a cada 6 horas (quinolonas de amplo espectro).
  - Tobramicina se criança.
  - Não utilizar antibióticos de 4ª geração (devem ser reservados para ceratites infecciosas e profilaxia pós-cirúrgica).
  - **Se suspeita de *H. influenzae*:** amoxicilina/clavulanato via oral 20 a 40 mg/kg/dia, em 3 doses diárias (chance de envolvimento extraocular ocasional, como otite média, pneumonia e meningite).
  - **Se associada à dacriocistite:** ver Capítulo 29 – Dacriocistite Aguda.
- Em um adulto com conjuntivite bacteriana unilateral, o sistema nasolacrimal deve ser examinado, pois a obstrução do ducto nasolacrimal, dacriocistite ou canaliculite podem ser a causa subjacente.
- Cuidados gerais
  - Colírios lubrificantes.

    > Quando utilizados em frequência maior que 5 vezes ao dia, preferir lubrificantes sem conservantes.

  - Compressas frias várias vezes ao dia.
  - Orientações de higiene e cuidados para evitar contaminação e transmissão.

- Conjuntivite gonocócica (casos confirmados – coloração de Gram com diplococos intracelulares Gram-negativos – ou em casos com alta suspeita clínica):
    - Ceftriaxone 1 g IM dose única.
    - **Se houver acometimento corneano:** internação hospitalar e tratamento com ceftriaxone 1 g por via endovenosa (EV) a cada 12 horas, por 3 dias. A duração do tratamento depende da resposta clínica.
    - **Em alérgicos à penicilina:** considerar fluorquinolona oral por 5 dias (ciprofloxacino 500 mg ou ofloxacino 400 mg por via oral (VO) 2 vezes por dia).
    - Fluoroquinolona tópica colírio (apenas como terapia adjunta):
        - Ciprofloxacino a cada 2 horas.
        - Gatiflofloxacino ou moxifloxacino por hora se envolve córnea.
    - Limpeza das secreções com solução salina.

    > Deve ser feita a irrigação abundante e frequente (a cada 30 a 60 minutos) do saco conjuntival com solução salina para remover células inflamatórias, proteases e detritos que podem ser tóxicos para a superfície ocular e contribuir para o *melting* da córnea.

    - Considerar tratar coinfecção por clamídia: azitromicina 1 g VO, dose única.
    - Pesquisar outras doenças sexualmente transmissíveis.
    - Investigar e tratar parceiros sexuais.
    - Seguimento diário até melhora consistente.

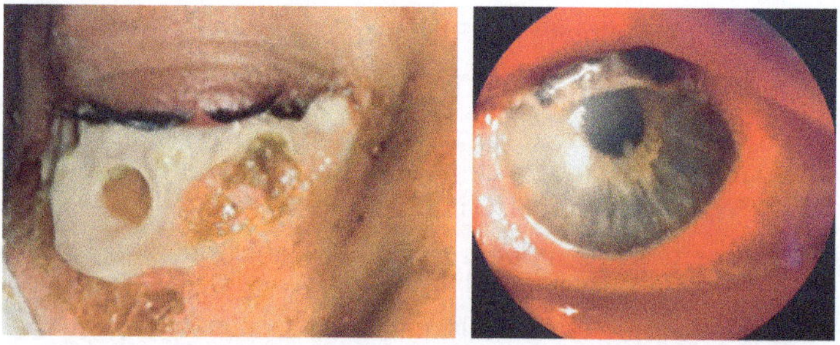

Figura 17.1. Caso de conjuntivite gonocócica evidenciando grande quantidade de secreção purulenta e perfuração corneana superior. (Fonte: imagens cedidas por Ana Leticia Darcie.)

Quadro 17.3. Tabela comparativa das conjuntivites bacterianas não gonocócicas e gonocócicas

	Conjuntivite bacteriana (não gonocócica)	Conjuntivite gonocócica
Início dos sintomas	Agudo	Hiperagudo (12 a 24 horas)
Quadro clínico	Hiperemia conjuntival, sensação de corpo estranho, secreção mucopurulenta leve a moderada, reação papilar	Edema palpebral, hiperemia conjuntival, quemose acentuada, secreção mucopurulenta grave, reação papilar, adenopatia pré-auricular
	Conjuntivite bacteriana (não gonocócica)	Conjuntivite gonocócica
Exames laboratoriais	Em geral, não são necessários	Raspados conjuntivais para coloração Gram imediata e cultura (Ágar Thayer-Martin)
Conduta específica	Colírio antibiótico (quinolonas de amplo espectro: oflox ou ciprofloxacina a cada 6 horas, por 5 a 7 dias * Usar tobramicina se criança ou gestante (categoria B) ** Se suspeita de *H. influenzae*: Amoxicilina/clavulanato oral 20 a 40 mg/kg/dia, em 3 doses diárias	▪ Ceftriaxone 1 g IM dose única. Se acometimento corneano: internação e ceftriaxone 1 g EV a cada 12 horas por 3 dias ▪ Colírio de ciprofloxacino a cada 2 horas (ou gati/moxifloxacino por hora, se envolve córnea) ▪ Investigar e tratar parceiros sexuais com antibióticos (ATB) orais para gonorreia e clamídia ▪ Seguimento diário até melhora

Fonte: elaborado pela autoria.

Bibliografia consultada

1. American Academy of Ophthalmology. External Disease and Cornea, Basic and Clinical Science Course. 2018-2019.
2. Bagheri N, Wajda BN, Calvo C, Durrani A (eds.). The Wills Eye Manual. 7 ed. Philadelphia: Lippincott Williams and Wilkins. 2017.

capítulo 18

Conjuntivites Neonatais

Jessica Adamuccio
Iara Debert

P39.1	Conjuntivite e dacriocistite neonatais

Definição

Conjuntivites acometendo recém-nascidos de até 30 dias de vida.

Etiologia

- **Mais frequentes:** química (secundária *à* toxicidade do colírio de prata utilizado na profilaxia de conjuntivite neonatal na maternidade), *Chlamydia trachomatis*, *Staphylococcus aureus*, *Staphylococcus epidermidis*, *Viridans streptococci*, *Haemophilus sp*. e *S. pneumoniae*.
- **Menos frequente:** viral (geralmente presente em crianças maiores), Neisseria gonorrhea (prevenida pelo método Credé).

Sinais clínicos

Edema periorbitário, hiperemia conjuntival, secreção serosa, mucoide e/ou purulenta e possível ceratite.

Coleta

Deve ser realizada em:

- Toda conjuntivite em recém-nascidos menores de 1 mês de vida.

- Conjuntivite mucopurulenta, podendo ter ou não hemorragia associada e/ou sintomas sistêmicos em crianças maiores de 1 mês de vida.
- **Método:** colher com *swab* de Dacron secreção conjuntival e semear direto nas placas de ágar chocolate e ágar Thayer-Martin. Aplicar em duas lâminas para bacterioscopia direta e coloração de Gram.

Tratamento

O tratamento atual preconiza a administração empírica de dois antibióticos com ação para os dois agentes etiológicos principais: azitromicina 20 mg/kg/dia, por 3 dias para *C. trachomatis* e ceftriaxone 50 mg/kg por via intravenosa (IV) ou intramuscular (IM) dose única (ou cefotaxima se paciente com hiperbilirrubinemia) para *N. gonorrhoeae*.

Quadro 18.1 Etiologia, quadro clínico e conduta de acordo com o tempo de evolução da conjuntivite neonatal

Tempo de evolução	Etiologia provável	Quadro clínico	Conduta
< 24 horas	Conjuntivite química (nitrato de prata)	Conjuntivite purulenta moderada	Observação (é esperada melhora em 48 horas)
< 1 semana	*Neisseria gonorrhea* * Anamnese: via de parto, sintomas ginecológicos maternos	Conjuntivite purulenta grave entre o 3º e o 5º dias de vida. em casos mais avançados, úlcera corneana e perfuração ocular	1. Internação para limpeza ocular adequada 2. Coleta de secreção ocular (Gram e cultura, ou PCR) 3. Ceftriaxone 50 mg/kg IV/IM, dose única. OU cefotaxima EV/IM 25 mg/kg a cada 12/12 horas, por 7 dias 4. Avaliação pediatria (artrite, meningite, sepse?) 5. Tratamento dos pais 6. Avaliação do Serviço Social
1 a 2 semanas	*Chlamydia trachomatis* * Anamnese: via de parto, sintomas ginecológicos maternos	Hiperemia moderada a acentuada, secreção mucoide a purulenta	1. Coleta de secreção ocular e células conjuntivais em *swab* (coloração de Gram, imunofluorescência e cultura, ou PCR) 2. Azitromicina xarope 40 mg/mL VO, na dose 20 mg/kg/dia, 1 vez ao dia, por 3 dias. OU eritromicina xarope 25 ou 50 mg/mL VO na dose 50 mg/kg/dia, a cada 6 horas por 14 dias 3. Avaliação da Pediatria (pneumonia afebril?) 4. Tratamento dos pais
	Sem otite: ▪ *H.influenza, S.pneumoniae, S.aureus, S.epidermidis*	Conjuntivite mucopurulenta	1. Avaliação da Otorrinolaringologia (avaliar se há otite) 2. Orientações gerais (limpeza, compressas frias) 3. Tobramicina + dexametasona colírio a cada 4 horas e reavaliação
	Com otite: ▪ *H. influenzae*	Conjuntivite mucopurulenta	1. Avaliação da otorrinolaringologia (tratamento sistêmico) 2. Orientações gerais (limpeza, compressas)

PCR: reação em cadeia da polimerase; EV: endovenosa; IV: intravenosa; IM: intramuscular; VO: via oral.

Fonte: elaborado pela autoria.

Bibliografia consultada

1. Gersenblith AT, Rabinowitz MP. The Wills Eye Manual: office and emergency room diagnosis and treatment of eye disease. 6 ed. Philadelphia: Lippincott Williams & Wilkins; 193-4,2012.
2. Oda EF. Conjuntivites neonatais. *In*: Alves MR,et al.. Manual de Coletas em Oftalmologia. São Paulo: Atheneu. 2019:47- 50.
3. Ophthalmia neonatoum. BCSC series: Pediatric Ophthalmology and Strabismus. American Academy of Ophthalmology. 2010.

capítulo 19

Ceratites Infecciosas

Regina Sayuri Yamashiro Shiotuki
Juliana Mika Kato
Ruth Miyuki Santo

H16.0	Úlcera de córnea

Ceratites bacterianas

Etiologia

A etiologia mais comum das ceratites infecciosas é a bacteriana. Em geral, toda úlcera de córnea deve ser tratada empiricamente como bacteriana até a identificação do agente, ou se não houver alta suspeita clínica de outro agente etiológico.

História clínica

Dor ocular, olho vermelho, baixa acuidade visual, fotofobia, sensação de corpo estranho.

Fatores de risco

Uso de lentes de contato, trauma corneano, pós-cirurgias oftalmológicas, olho seco e doenças da superfície ocular, alterações palpebrais.

Exame oftalmológico

Hiperemia conjuntival e injeção pericerática, infiltrado corneano estromal com defeito epitelial, edema estromal e dobras de Descemet, reação de câmara anterior, hipópio, edema palpebral. É importante documentar o tamanho, profundidade e localização do infiltrado e do defeito epitelial.

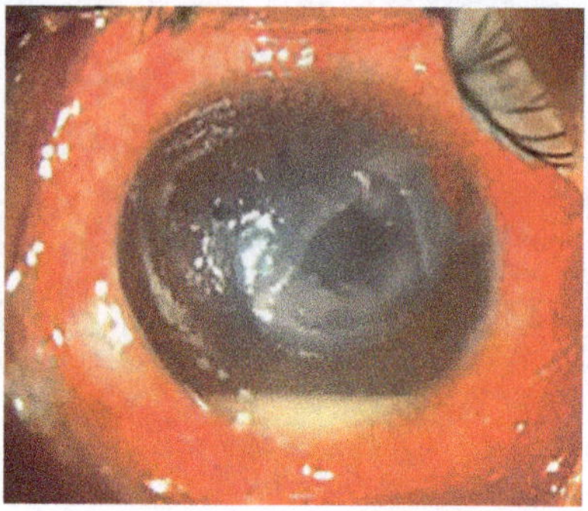

Figura 19.1. Úlcera de córnea central com hipópio. (Fonte: imagem cedida por Luiza Manhezi.)

Agentes etiológicos mais comuns

Staphylococcus aureus, Staphylococcus epidermidis, Streptococcus pneumoniae, Pseudomonas aeruginosa (importante agente nos usuários de lentes de contato (LC)).

Conduta

1. Descontinuar o uso de lentes de contato, se usuário.
2. Coletar material da úlcera para investigação microbiológica sempre que a úlcera for maior do que 2 mm, ou de localização central ou com afilamento maior que 50% do estroma.
3. Antibiótico tópico.

Úlceras sem sinais de gravidade

- **Monoterapia com fluoroquinolona (amplo espectro para cobertura de agentes Gram-positivos e Gram-negativos):** ciprofloxacino, ofloxacino, gatifloxacino, moxifloxacino.

> **Observação:** na suspeita de ceratite por *Pseudomonas aeruginosa*, a escolha preferencial é ciprofloxacino, mais eficiente que as fluoroquinolonas de última geração.

- Uma gota por hora, por 72 horas, realizar redução após esse período.

Úlceras com sinais de gravidade (> 2 mm, centrais, afilamento > 50% do estroma)

- **Associação de colírios fortificados (cefalosporinas para cobertura de Gram-positivos e aminoglicosídeo para Gram-negativos):** cefazolina 50 mg/mL + gentamicina 20 mg/mL, 1 gota por hora, por 72 horas. alterar se isolado agente etiológico e de acordo com a evolução clínica. Vancomicina é opção para cobertura de agentes Gram-positivos nos indivíduos com alergia a betalactâmicos e nos casos muito graves (100% dos agentes Gram-positivos testados são sensíveis à vancomicina no antibiograma).

4. Analgesia via oral se necessário.
5. Considerar corticosteroide tópico (fluormetolona) quando a infecção estiver sob controle e persistir inflamação grave.
6. Considerar internação hospitalar se paciente impossibilitado em usar o antibiótico em casa ou grande chance de não retornar para reavaliações (condições clínicas, moradores de rua), suspeita de abuso de anestésico tópico, necessidade de uso de antibiótico intravenoso por complicações (perfuração corneana).
7. Retornos diários no início do tratamento.

Técnica de coleta da úlcera

- Paciente na lâmpada de fenda.
- Anestesia tópica (opcional).
- Colocação de blefarostato estéril.
- Coleta das bordas da lesão com espátula de Kimura ou zaragatoa estéreis (troca-se a espátula a cada raspado).
- Semear o material coletado nos meios de cultura.

Sugestão de ordem dos raspados corneanos

1º – lâmina para exame bacterioscópico de Gram.

2º – pesquisa de fungo com solução salina (tubo Falcon) se suspeita fúngica.

3º – caldo tioglicolato.

4º – caldo BHI com antibióticos.

5º – ágar sangue (1ª linha 2C).

6º – ágar chocolate (1ª linha 2C).

7º – ágar Sabouraud.

8º – 2ª linha 2C nas placas ágar sangue e chocolate.

Preparo dos colírios antibióticos

- **Cefazolina 50 mg/mL:**
  - Injetar 5 mL de água destilada em um frasco de 1 g de cefazolina (200 mg/mL). aspirar 2,5 mL (500 mg), com seringa de 10 mL. completar com 7,5 mL de água destilada, totalizando 10 mL (50 mg/mL). manter refrigerado (validade de 7 dias).
- **Gentamicina 20 mg/mL:**
  - Aspirar 1 ampola de gentamicina (80 mg/2 mL), com seringa de 10 mL. aspirar 2 mL de água destilada, totalizando 4 mL de solução (20 mg/mL). manter refrigerado (validade de 14 dias).
- **Vancomicina 5%:**
  - Diluir o conteúdo de um frasco de 500 mg em 10 mL de água destilada. manter refrigerado (validade de 4 dias).

Seguimento

- **Sinais de melhora:** diminuição da dor, redução do infiltrado e do edema estromal, melhor delimitação das bordas, reepitelização, redução do hipópio. Aumentar gradativamente intervalo de aplicação dos colírios antimicrobianos. Manter os antibióticos por pelo menos 10 a 14 dias.

  Se houver piora do quadro e não isolamento do agente, realizar nova coleta. Se a segunda tentativa for negativa, realizar a biópsia na área de transição da úlcera.

  Em caso de complicação (descemetocele, perfuração, iminência de perfuração, *melting*) há indicação cirúrgica de cola de cianoacrilato, recobrimento conjuntival, patch corneano ou transplante de córnea tectônico.

Ceratites fúngicas

As ceratites fúngicas apresentam curso clínico mais indolente em comparação com as ceratites bacterianas. A existência de fatores de risco e achados clínicos são importantes para a suspeita deste diagnóstico. A falta de resposta ao tratamento antibacteriano também pode sugerir a possibilidade de etiologia fúngica.

- **Fatores de risco:** trauma ocular, principalmente com material vegetal, usuários crônicos de colírios à base de corticosteroides, doença crônica da superfície ocular, diabetes, defeito epitelial persistente, imunossupressão sistêmica, uso de lente de contato.
- **Exame oftalmológico:** infiltrado esbranquiçado ou branco-acinzentado, com lesões finas ou granulares, com bordas "hifadas", de localização intraepitelial ou estromal. O epitélio pode estar elevado, intacto ou ulcerado. Outros sinais importantes: lesões-satélite, hipópio e placa fibrinoide endotelial, secreção mucupurulenta.

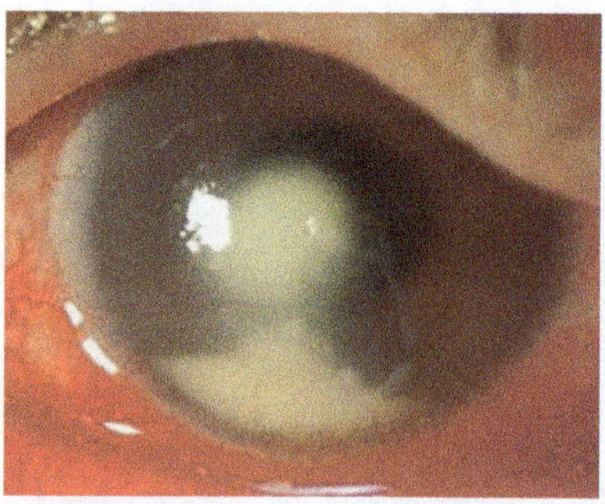

Figura 19.2. Infiltrado denso, central, associado a hipópio e placa endotelial. (Fonte: imagem cedida por Luiza Manhezi.)

Quadro 19.1. Aspectos clínicos e tratamento dos principais tipos de ceratites fúngicas

	Fungo filamentoso	Fungo leveduriforme
Principais representantes	*Fusarium sp.* *Aspergillus sp.*	*Candida sp.*
Fatores de risco	Trauma vegetal	Uso abusivo de corticosteroides tópicos, usuários de drogas endovenosas, atopia, olho seco
Exame oftalmológico	Infiltrado acinzentado, seco, margens hifadas, lesões satélites, anel imune, hipópio	Infiltrado focal, úmido, sem margens hifadas ou lesões satélites, hipópio
Tratamento	Natamicina colírio 5%	Anfotericina B colírio 0,15%
	▪ Considerar tratamento sistêmico associado. Opções: cetoconazol 400 mg/d ou fluconazol 400 mg/d ▪ Considerar debridamento epitelial para garantir penetração do antifúngico tópico ▪ Se endoftalmite anterior (presença de placa de fibrina endotelial e hipópio): lavagem de câmara anterior com anfotericina B 30 mg/mL ▪ Se complicação (descemetocele, perfuração, *melting*): indicação cirúrgica com cola de cianoacrilato, recobrimento conjuntival, *patch* corneano ou transplante tectônico	

Fonte: elaborado pela autoria.

Preparo do colírio de anfotericina B 0,15%

Dissolver o conteúdo de um frasco de 50 mg em 10 mL de água destilada (colírio a 0,5%). aspirar 1 mL dessa solução e completar com 4 mL de água destilada. manter refrigerado (validade de 48 horas).

Ceratite por *Acanthamoeba*

H13.1	Conjuntivite em doenças infecciosas e parasitárias classificadas em outra parte
B60.1	Acantamebíase

História clínica

Dor intensa, desproporcional aos sinais clínicos, sensação de corpo estranho, lacrimejamento, fotofobia, intolerância à lente de contato, baixa acuidade visual.

Fatores de risco

O principal fator de risco é o uso de lentes de contato gelatinosas, mas também pode ser observado nos usuários de lentes rígidas gás-permeáveis ou esclerais. e exposição à água contaminada (solução para lentes, piscina, rio, água de poço) na vigência de epitélio corneano não íntegro.

Exame oftalmológico

1. **Fase inicial:** lesão epitelial com aspecto pseudodendrítico (causa confusão com ceratite herpética), ceratoneurite radial.

2. **Fase tardia:** infiltrado em anel com ou sem ulceração epitelial, injeção perilimbar, reação de câmara anterior, hipópio, afinamento estromal, perfuração.

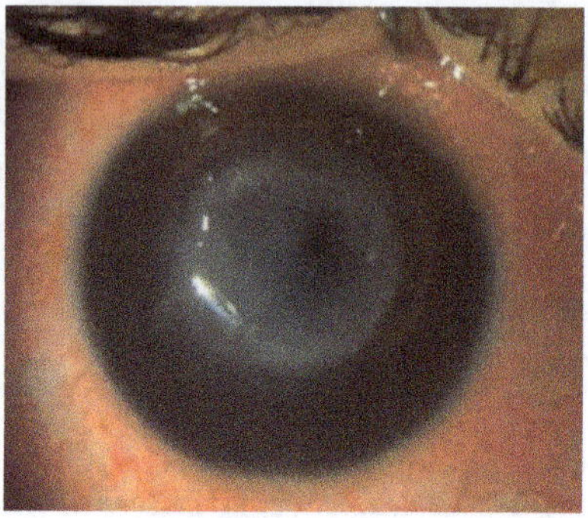

Figura 19.3. Infiltrado em anel na ceratite por Acanthamoeba. (Fonte: imagem cedida por Luiza Manhezi.)

Conduta

1. Descontinuar o uso de lentes de contato.
2. Coletar material da úlcera para identificação do agente: Lâminas de microscopia para pesquisa de Acanthamoeba spp com colorações de Giemsa e Calcofluor White. Cultura em ágar não nutriente enriquecido com *E. coli* (padrão-ouro).
3. Microscopia confocal, se disponível.
4. Tratamento
   - Colírios de propamidina 0,1% (somente no primeiro mês) + biguanida 0,02% inicialmente a cada hora.
   - As diamidinas (agem no trofozoíto) não são disponíveis comercialmente no Brasil, é necessário importá-las. e os agentes catiônicos (biguanidas – agem no trofozoíto e nos cistos) requerem manipulação farmacêutica.

IMPORTANTE:
- O tratamento clínico é prolongado.
- Pode ser necessário um transplante de córnea na ausência de resposta ao tratamento clínico.

Bibliografia consultada

1. Basic and Clinical Science Course. American Academy of Ophthalmology. Section 8: External Disease and Cornea. 2019/2020:267-279.
2. Oliveira LMS, Vieira MIS, Kato JM, Barbosa TS, Milani JAA, Santo RM. Úlceras de córnea. Manual de Coletas em Oftalmologia. São Paulo: Atheneu. 2018.

capítulo

20 Infecções Herpéticas

Juliana Mika Kato
Patrícia Picciarelli de Lima

H19.1	Ceratite e ceratoconjuntivite pelo vírus do herpes simples
B00.1	Dermatite vesicular consequente ao vírus do herpes
B00.5	Afecções oculares consequentes ao vírus do herpes

Herpes simples

Etiologia

Vírus herpes simples (HSV) tipo I (mais frequente) e tipo II, transmitidos pelo contato direto com lesões infectadas ou suas secreções.

Fatores de risco

Imunossupressão, corticosteroide tópico ou sistêmico, trauma, estresse, infecções febris, alergias, sol.

História clínica

Vesículas em face (ao redor do olho, sem extensão para região frontal e nariz), olho vermelho, baixa acuidade visual, fotofobia, lacrimejamento, sensação de corpo estranho, episódios semelhantes prévios.

- **Infecção ocular primária por vírus do herpes simples (HSV):** geralmente é a blefaroconjuntivite, com vesículas na pele ou margem palpebral. Pode haver ceratite epitelial, mas ceratite estromal e uveíte são incomuns.
- **Infecção ocular recorrente por HSV:** reativação do vírus no gânglio sensorial infectado. pode afetar praticamente qualquer tecido ocular e é tipicamente unilateral. Doença bilateral pode apontar disfunção imunológica.

Exame oftalmológico

Importante: medir a sensibilidade corneana antes da instilação do colírio anestésico. Não se esquecer de aferir a PIO.

- **Pele/pálpebras:** vesículas claras com base eritematosa, que progridem para crostas.
- **Conjuntiva:** conjuntivite folicular unilateral (mais comum). Pode haver linfadenopatia regional pré-auricular, em casos de infecção ocular primária.
- Córnea:
  - **Ceratite epitelial:** uma das apresentações mais comuns da infecção recorrente pelo HSV
  - Ceratite puntata, Ceratite dendrítica, com bulbos terminais em seus ramos (Figura 20.1), úlcera geográfica (após a coalescência das áreas de ceratite dendrítica, sobretudo após corticosteroides tópicos), hipoestesia corneana. Pode haver injeção ciliar, hiperemia conjuntival, edema estromal leve e infiltrado leve.
  - A ceratite dendrítica se cora com fluoresceína (fundo da lesão) e rosa bengala/lissamina verde (bordas elevadas).
  - A hipoestesia corneana pode ser focal ou difusa, a distribuição é relacionada à extensão, à duração e ao número de recorrências.

    Observação: Lesões epiteliais dendritiformes também ocorrem com o vírus varicela-zóster (VZV), vírus Epstein-Barr (EBV) (raro), regeneração epitelial, ceratopatia neurotrófica, medicações tópicas (antivirais, betabloqueadores), ceratite epitelial por *Acanthamoeba*, depósitos epiteliais e drogas sistêmicas.

  - **Úlcera neurotrófica:** defeito epitelial persistente refratário ao tratamento.
  - **Ceratite estromal (necrosante e não necrosante):** resulta da atividade imunológica contra o vírus.

A ceratite estromal não necrosante pode ser intersticial ou disciforme:

- **Intersticial:** opacidade intersticial focal ou difusa, leve edema e epitélio íntegro. com ou sem neovascularização corneana.
- **Disciforme:** endotelite primária, com edema estromal e epitelial, redondo ou oval, associada a precipitados ceráticos (PK) subjacentes.
- **Ceratite estromal necrosante:** mais rara. infiltração estromal densa, supurativa, de rápida evolução, neovascularização, uveíte e hipoestesia corneana. Pode ser indistinguível de infecção por bactérias ou fungos.

  Importante:
  - Diagnóstico frequentemente de exclusão após culturas negativas, sugerido por história de HSV em face, conjuntiva e/ou córnea.
  - Diferenciais: bactérias, fungos, *Acanthamoeba*. corpo estranho retido e abuso de anestésico.

- **Iridociclite e ceratouveíte herpética:** uveíte granulomatosa ou não granulomatosa, com PIO elevada (trabeculite), geralmente unilateral, com ou sem atrofia setorial de íris. Pode ocorrer sem doença corneana ou na ceratite estromal necrosante. História ou evidência clínica prévia de doença ocular por HSV é sugestiva.

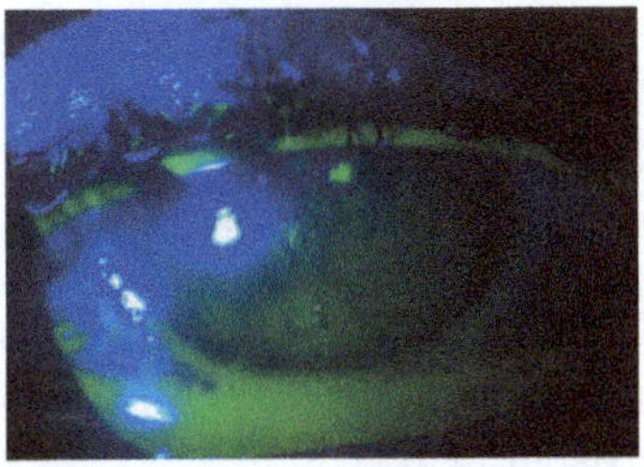

Figura 20.1. Ceratite epitelial dendrítica herpética. (Fonte: imagem cedida por Thiago Machado.)

Tratamento

Pele/pálpebras (envolvimento apenas palpebral)

- Aciclovir 3% pomada oftálmica 5 vezes por dia, por 7 a 14 dias.
- Limpeza das lesões com sabonete neutro.
- Compressas mornas.

Conjuntivite

Aciclovir 3% pomada oftálmica 5 vezes por dia, por 7 a 14 dias.

Ceratite epitelial

Aciclovir 3% pomada oftálmica 5 vezes por dia por 7 a 14 dias ou tratamento sistêmico. O aciclovir tópico dever ser reduzido com a melhora do quadro e não deve ser utilizado por mais de 14 a 21 dias, para evitar toxicidade.

Considerar debridamento das bordas da lesão com cotonete estéril. que removerá epitélio infectado, como tratamento adjuvante.

Cicloplégico pode ser indicado se há presença de reação de câmara anterior (RCA) ou fotofobia.

Importante: corticosteroides são totalmente contraindicados na ceratite infecciosa ativa.

Ceratite estromal

- Corticosteroide tópico (prednisolona 1% ou dexametasona 0,1%) em alta frequência, com redução lenta da dose.
- Antiviral sistêmico profilático (ver Tabela 20.1).

- Podem ser prescritos cicloplégico e lubrificante para conforto. avaliar necessidade de colírios hipotensores se PIO elevada.

Ceratite estromal necrosante

Antiviral sistêmico

- Iniciar corticosteroide tópico quando doença epitelial controlada. A ceratite herpética necrosante parece ser muito sensível aos corticosteroides tópicos, e a administração de 2 vezes por dia pode ser suficiente para controlar a inflamação em muitos pacientes.
- **Indicações de internação hospitalar:** iminência de perfuração corneana, má aderência ao tratamento, necessidade de medicações intravenosas (perfuração corneana, conjuntivite gonocócica associada, extensão escleral da infecção, imunossuprimidos).
- **Seguimento:** avaliar tamanho do defeito epitelial e da úlcera, estroma, profundidade de acometimento, espessura corneana, RCA e pressão intraocular (PIO).

Tabela 20.1 Tratamento antiviral sistêmico via oral e tratamento profilático

Tratamento antiviral sistêmico	Tratamento antiviral profilático
Aciclovir 400 mg 5 vezes por dia (2 g/dia) por 7 a 10 dias ▪ A dose do aciclovir via oral (VO) precisa ser ajustada em pacientes com insuficiência renal ▪ O aciclovir VO é mandatório em: lesões cutâneas extensas, pacientes imunossuprimidos, recorrência frequente, endotelite grave e crianças – ver adiante em adendo – que não permitem o uso de medicação tópica. ▪ Outras opções: valaciclovir 500 mg, 2 vezes por dia. fanciclovir 250 a 500 mg, 3 vezes por dia. O valaciclovir deve ser usado com cautela em pacientes com função hepática comprometida ou *status* imune desconhecido. Recomenda-se consultar infectologista/Comissões de Controle de Infecção Hospitalar (CCIH)	Aciclovir 400 mg, 2 vezes por dia ou Valaciclovir 500 mg, 1 vez por dia

Fonte: elaborada pela autoria.

Adendo: herpes simples em crianças

No neonato, o HSV pode ser transmitido ao recém-nascido (RN) durante a passagem pelo canal de parto de mãe com infecção genital ativa. Geralmente, HSV tipo 2 se apresenta mais tarde do que a infecção por *N.gonorrhoeae* ou *C.trachomatis*, frequentemente na segunda semana de vida. Em crianças maiores, a transmissão é por contato direto com lesões/secreções infectadas.

Manifestações clínicas

Infecção neonatal

Lesões vesiculares na pele, feridas ulcerativas na boca e ceratoconjuntivite. Em um terço dos casos, é confinada ao sistema nervoso central (SNC), pele, cavidade oral e olhos; dois terços dos casos como doença disseminada (fígado, adrenais e pulmões). Envolvimento ocular: conjuntivite, ceratite, retinocoroidite (pode haver exsudatos maciços e necrose retiniana) e catarata. A ceratite pode ser epitelial ou estromal.

Crianças maiores

Geralmente blefaroconjuntivite unilateral e as ceratites dendrítica e intersticial. São frequentes o diagnóstico inicial incorreto e maiores taxas de recorrência que o adulto (maior resposta inflamatória) e de envolvimento estromal. A bilateralidade também pode ser mais frequente (mais em atópicos – que têm maior chance de disseminação e ceratite) e em alterações do sistema imune, asma e doenças sistêmicas.

Tratamento

- **Indicada medicação oral:** blefaroconjuntivite e ceratite epitelial: em crianças pequenas, aciclovir oral suspensão (200 mg/5 mL) 3 vezes por dia, dosagem dependente do peso. Consultar a Tabela 20.2. Crianças mais velhas e adolescentes: aciclovir (400 mg, 3 vezes por dia). Ceratite estromal, endotelite e iridociclite: corticosteroides tópicos (prednisolona 1% ou 0,1%) e tratamento antiviral sistêmico. A dosagem de esteroide é ajustada de acordo com a resposta clínica de cada paciente.

Tabela 20.2 Dosagem do aciclovir 200 mg/5 mL VO para crianças

	Tratamento Dose 3 vezes por dia	Profilaxia Dose 2 vezes por dia
Bebês (até 18 meses)	100 mg (2,5 mL)	100 mg (2,5 mL)
Crianças (18 meses a 3 anos)	200 mg (5 mL)	200 mg (5 mL)
Crianças pequenas (3 a 5 anos)	300 mg (7,5 mL)	300 mg (7,5 mL)
Crianças mais velhas (6 anos e +)	400 mg (10 mL)	400 mg (10 mL)
Outra opção: aciclovir 20 mg/kg/dose. 4 vezes por dia, por 5 a 7 dias (sendo 800 mg/dose, máximo).		

Fonte: elaborada pela autoria.

Herpes-zóster oftálmico

B02.3	Herpes-zóster oftálmico

Etiologia

- O herpes-zóster oftálmico (HZO) é a infecção causada por reativação do vírus varicela-zóster na divisão oftálmica (V1) do nervo trigêmeo, que havia ficado latente em gânglios da raiz dorsal posterior após uma infecção primária (varicela ou "catapora").

História clínica

- Pródromo com cefaleia, astenia, febre, podendo ocorrer turvação visual, dor e hiperemia ocular. O quadro evolui com dor em distribuição do dermátomo, parestesias, *rash* cutâneo, prurido e edema palpebral.

Fatores de risco

- Idade avançada, imunossupressão, trauma, estresse, irradiação, uso de corticosteroides.

Sinais

- Exantema maculopapular doloroso que evolui para um *rash* vesicular unilateral, pústulas, crostas. As lesões são unilaterais e respeitam a linha média.
- **Sinal de Hutchinson:** lesões em ponta do nariz indicam comprometimento do ramo nasociliar, sugestivas de acometimento ocular.

Manifestações oculares

- Conjuntivite.
- **Ceratite:** ceratite *puntata*, pseudodendritos, redução de sensibilidade, ceratite ulcerativa periférica, ceratite neurotrófica, infiltrados estromais imunes.
- Os pseudodendritos diferem do HSV por serem menores, mais periféricos, com ausência de bulbo terminal e menor coloração pela fluoresceína ou rosa bengala. Não apresentam a ulceração central epitelial vista no herpes simples (HSV), são ramificados (tipo "medusa"), similar a placas mucosas elevadas. Podem permanecer semanas a meses após a resolução das lesões cutâneas. Medir a sensibilidade corneana antes de instilar colírio anestésico. A hipoestesia na córnea ocorre em até 50% dos casos. A anestesia da córnea pode ser profunda e a ceratopatia neurotrófica devido ao HZO pode ser extremamente difícil de controlar.
- Infiltrados corneanos numulares são considerados característicos da ceratite estromal zóster, mas as ceratites intersticial e disciforme e a uveíte anterior com aumento da PIO em HZO são clinicamente indistinguíveis do HSV.
- Episclerite e esclerite (setorial, difusa ou nodular).
- Uveíte. ceratouveíte hipertensiva.
- Neurite óptica. retinite, *progressive outer retinal necrosis* (PORN), coroidite.
- Paralisia de nervos cranianos.

Conduta

1. Considerar avaliação de outras especialidades conforme acometimentos associados (neurologia, otorrinolaringologia, pediatria).

2. Investigar imunossupressão em pacientes jovens abaixo de 40 anos (p. ex., considerar sorologia para HIV e investigação de outras causas).
3. Perguntar sobre contato com crianças, gestantes e indivíduos imunocomprometidos para investigação, isolamento e tratamento se necessário.
4. Internar para tratamento endovenoso se há acometimento orbitário, de pares cranianos, de nervo óptico, retinite ou coroidite. Outros casos: iminência de perfuração corneana, má aderência ao tratamento, necessidade de medicações intravenosas (perfuração corneana, conjuntivite gonocócica associada, extensão escleral da infecção, imunossuprimidos).
5. **Tratamento:** o tratamento antiviral do HZV é sistêmico, iniciar de preferência dentro de 72 horas do início do *rash*.
   - A terapia antiviral oral para HZO reduz a disseminação viral de lesões vesiculares na pele e a chance de disseminação sistêmica do vírus e diminui a incidência e gravidade das complicações oculares mais comuns. Se iniciada dentro de 72 horas, também diminui a duração e a gravidade da neuralgia pós-herpética.
     - **Imunocompetentes:** antiviral sistêmico VO por 7 a 10 dias:
   - Aciclovir 800 mg (4 comprimidos de 200 mg), 5 vezes por dia (total de 4 g aciclovir/dia), por 7 a 10 dias.
   - Valaciclovir 1.000 mg (2 comprimidos de 500 mg), 3 vezes por dia (3 g por dia), por 7 dias.
   - Fanciclovir 500 mg, 3 vezes ao dia (1,5 g/dia), por 7 dias.
     - **Imunodeprimidos:** iniciar com antiviral endovenoso (aciclovir 5 a 10 mg/kg a cada 8 horas diluído em soro fisiológico (SF) e administrado lentamente, por 1 ou 2 semanas) e, após, manter com antiviral aciclovir VO (600 a 800 mg/dia) por várias semanas.
   - Se envolvimento ocular, associar ao tratamento sistêmico prescrito:
     - Epitélio corneano: colírio lubrificante. Em caso de acometimento epitelial extenso, prescrever colírio antibiótico profilático.

       > **Importante:** lembramos novamente que corticosteroides tópicos são totalmente contraindicados na ceratite infecciosa.

     - Iridociclite e/ou ceratite estromal: associar corticosteroide tópico e cicloplégico. Se a PIO estiver elevada, associar colírios hipotensores (timolol 0,5%, brimonidina 0,2% e/ou dorzolamida 2,0%).
6. Cuidados com as lesões dermatológicas
   - Limpeza com sabão neutro, compressa morna.
   - Pomada de antibiótico como profilaxia de infecções secundárias.
   - Antagonista H2 (cimetidina 800 mg/d) para reduzir prurido pode ser considerado.

7. Se neuralgia pós-herpética, podem ser necessários antidepressivos tricíclicos (amitriptilina), carbamazepina e capsaícina.
8. **Seguimento:** avaliar tamanho do defeito epitelial e da úlcera, estroma, profundidade de acometimento, espessura corneana, RCA e PIO.

Bibliografia consultada

1. Basic and Clinical Science Course. American Academy of Ophthalmology. Section 8: External Disease and Cornea. 2019/2020:212-230.
2. Doenças Externas Oculares e Córnea. Conselho Brasileiro de Oftalmologia. 4 ed. Rio de Janeiro: Cultura Médica. 2016:140-152.
3. Liu S, Pavan-Langston D, Colby KA. Pediatric herpes simplex of the anterior segment: characteristics, treatment, and outcomes. Ophthalmology. 2012;119(10):2003-8.
4. Ting DSJ, Ghosh N, Ghosh S. Herpes zoster ophthalmicus. BMJ. 2019 Jan 17.364:k5234.

capítulo 21

Ceratite Neurotrófica

Douglas Rodrigues da Costa
Luciana Olivalves Pina

A ceratite neurotrófica (CN) é uma doença degenerativa caracterizada pela diminuição ou ausência da sensibilidade corneal. Nesta doença, afecções do nervo trigêmeo resultam em defeitos da inervação corneal. A CN inicia-se com a quebra da barreira epitelial que pode evoluir para ulcerações epiteliais, infiltrados epiteliais e estromais, melting estromal e, nas formas mais graves, perfuração corneal.[1,2]

Etiologia

As principais causas de CN envolvem afecções da inervação corneal em qualquer nível, podendo ser de origem sistêmica, central, periférica ou corneal:[3-7]

Oculares

Pós-infecciosa pelo vírus da varicela-zóster ou herpes simples.

Toxicidade

Uso abusivo de colírios anestésicos, betabloqueadores, diclofenaco e conservantes (BAK).

- Uso abusivo de lentes de contato.
- Pós-cirurgias refrativas/pós-transplante.
- Fotocoagulação panretiniana/ciclofotocoagulação.
- Irradiação.

Não oculares

- Procedimentos neurocirúrgicos.
- Trauma com dano do V par craniano.
- Causas neurológicas: acidente vascularcerebral (AVC), aneurisma, esclerose múltipla, tumores.
- Diabetes melito (DM).
- Hanseníase.

Sintomas

Olho vermelho, sensação de corpo estranho, edema de pálpebras e visão borrada.

Alguns pacientes podem não ter queixas de sintomas de superfície, tendo em vista a diminuição da sensibilidade corneal.

Sinais

Hipossensibilidade corneal, hiperemia conjuntival, defeitos epiteliais estéreis que coram com corante de fluoresceína sódica.

Os sinais e a evolução da doença podem ser estagiados segundo a classificação de Makie:[7]

- **Estágio 1:** alterações epiteliais que constam de epitélio esbranquiçado, ceratopatia epitelial puntata e edema corneal. Em fases posteriores, há hiperplasia e irregularidade epitelial, neovascularização superficial e cicatrizes estromais (Figura 21.1).

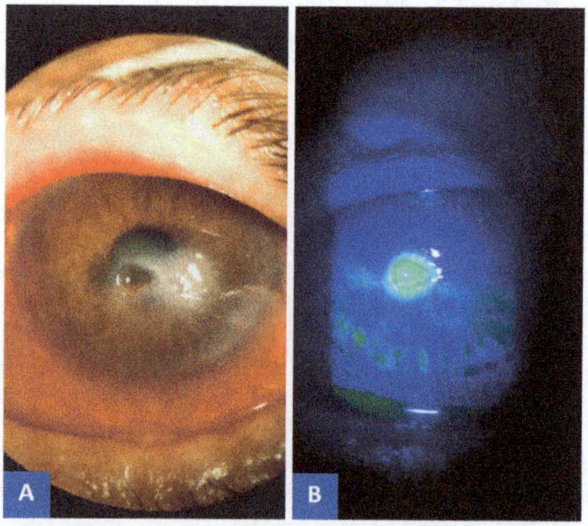

Figura 21.1. Ambas as fotos do mesmo paciente com paralisia facial, antes e após instilação de corante de fluoresceína sódica. **A)** Ceratite neurotrófica estágio 1, em que há hiperemia conjuntival, úlcera central de bordas epiteliais elevadas, epitélio esbranquiçado adjacente, edema corneal e neovascularização corneal superficial inferior. **B)** Após instilação de corante de fluoresceína sódica, evidenciando a região de desepitelização corneal. (Fonte: imagens cedidas por Daniel Costa.)

- **Estágio 2:** caracterizada por defeitos epiteliais recorrentes ou persistentes, caracteristicamente ovalados ou circunferenciais, sobretudo na metade inferior da córnea. O epitélio não regenerado torna-se frágil e começa a enrola-se sobre si, expondo a camada de Descemet e o estroma.
- **Estágio 3:** no último estágio de evolução, há ulceração corneal com envolvimento estromal/risco de infecção secundária e *melting* que pode progredir para perfuração corneal.

Diagnóstico

- História e sintomas.
- Avaliação da sensibilidade corneana: cotonete (avaliação estimada) e estesiômetro de Cochet-Bonnet.
- Biomicroscopia.
- Microscopia confocal: avaliação quantitativa e qualitativa dos nervos coreanos – diminuição da densidade dos nervos.

Manejo

- O manejo da CN depende do estágio de evolução da doença e pode ser sumarizado pelo fluxograma da Figura 21.2.

Correções no fluxograma

Estágio 1

- LBF sem conservantes durante o dia e gel à noite.
- **Tratar afecções associadas:** blefarites, meibomites, olho seco, exposição etc.

Estágio 2

- LCT e antibiótico profilático 3 a 4 vezes por dia.
- Colírio de hemoderivados: soro autólogo ou plasma rico em plaquetas.
- Corticosteroide milesimal se houver inflamação associada.
- **Biológicos:** cenegermin (oxervate) fator de crescimento neural

  Fator de crescimento insulina-*like.*

  Substância P

Estágio 3

- Tarsorrafia.
- Flap conjuntival.
- Transplante (Tx) membrana amniótica.
- Neurotização corneana.

- Perfuração:
  - **< 3 mm:** cola de cianoacrilato ou fibrina + lente de contato terapêutica (LCT)/Tx de membrana amniótica
  - **3 mm:** *Patch/Flap* conjuntival/Tx tectônico

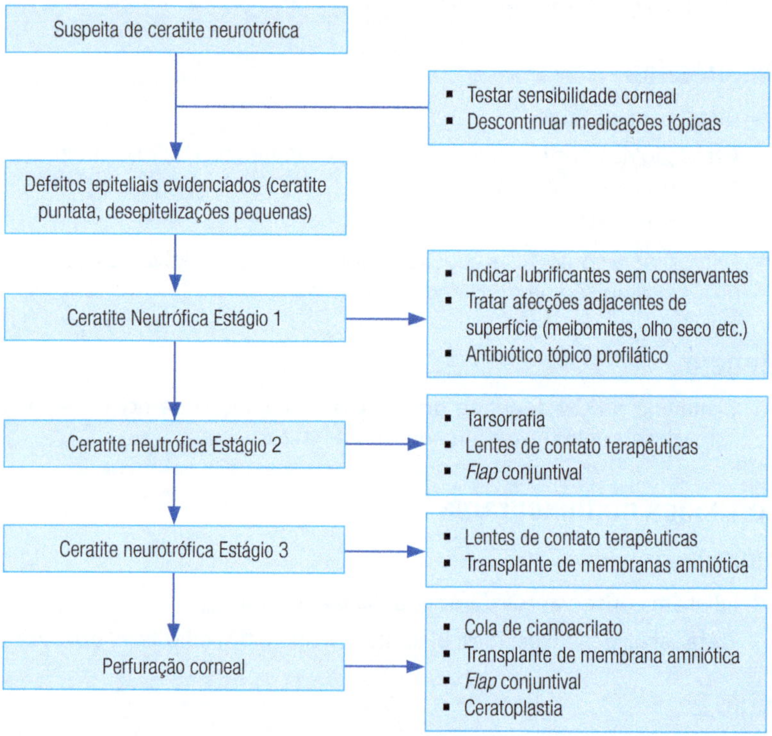
Suspeita de ceratite neurotrófica
▪ Testar sensibilidade corneal
▪ Descontinuar medicações tópicas
Defeitos epiteliais evidenciados (ceratite puntata, desepitelizações pequenas)
Ceratite Neutrófica Estágio 1
▪ Indicar lubrificantes sem conservantes
▪ Tratar afecções adjacentes de superfície (meibomites, olho seco etc.)
▪ Antibiótico tópico profilático
Ceratite neutrófica Estágio 2
▪ Tarsorrafia
▪ Lentes de contato terapêuticas
▪ Flap conjuntival
Ceratite neurotrófica Estágio 3
▪ Lentes de contato terapêuticas
▪ Transplante de membranas amniótica
Perfuração corneal
▪ Cola de cianoacrilato
▪ Transplante de membrana amniótica
▪ Flap conjuntival
▪ Ceratoplastia

Figura 21.2. Fluxograma de manejo da ceratite neurotrófica.

Diagnósticos diferenciais

Afecções da superfície corneal que culminam em desepitelização entram no leque de diagnósticos diferenciais. Deve-se realizar a pesquisa da sensibilidade corneal e o exame minucioso à lâmpada de fenda para excluir causas infecciosas que ensejam a desepitelização não estéril (ceratites infecciosas) ou desepitelizações estéreis em que há sensibilidade preservada (corpo estranho, traumas recentes, ceratite puntata, entre outras).

Bibliografia consultada

1. Bonini S, Rama P, Olzi D, Lambiase A. Neurotrophic keratitis. Eye 2003. Disponível em: https://doi.org/10.1038/sj.eye.6700616. (03 Set 2021).
2. Lockwood A, Hope-Ross M, Chell P. Neurotrophic keratopathy and diabetes mellitus. Eye 2006. Disponível em: https://doi.org/10.1038/sj.eye.6702053. (03 Set 2021).
3. Mackie IA. Neurotrophic keratitis, trigeminal neuropathic keratopathy. Roy Fraunfelder's Curr. Ocul Ther, 2008. Disponível em: https://doi.org/10.1016/b978-1-4160-2447-7.50210-3. (03 Set 2021).
4. Morishige N, Morita Y, Yamada N, Nishida T, Sonoda KH. Congenital hypoplastic trigeminal nerve revealed by manifestation of corneal disorders likely caused by neural factor deficiency. Case Rep Ophthalmol 2014. Disponível em: https://doi.org/10.1159/000364899. (03 Set 2021).
5. Netto MV, Mohan RR, Ambrósio R, Hutcheon AEK, Zieske JD, Wilson SE. Wound healing in the cornea: a review of refractive surgery complications and new prospects for therapy. Cornea 2005. Disponível em: https://doi.org/10.1097/01.ico.0000151544.23360.17. (03 Set 2021).
6. Sacchetti M, Lambiase A. Diagnosis and management of neurotrophic keratitis. Clin Ophthalmol 2014. Disponível em: https://doi.org/10.2147/OPTH.S45921. (03 Set 2021).
7. Versura P, Giannaccare G, Pellegrini M, Sebastiani S, Campos EC. Neurotrophic keratitis: current challenges and future prospects. Eye Brain 2018. Disponível em: https://doi.org/10.2147/EB.S117261. (03 Set 2021).

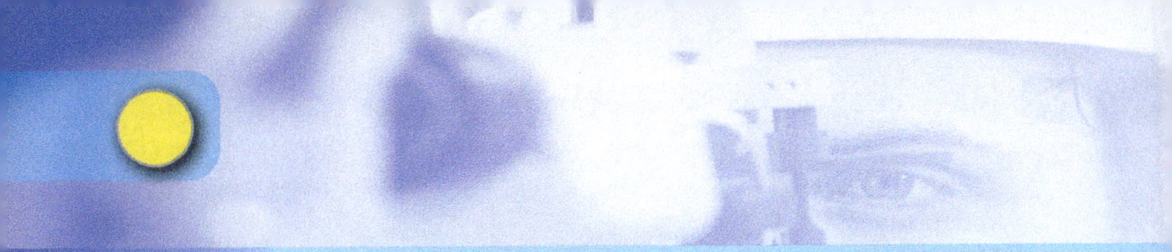

capítulo 22 Conjuntivites Alérgicas

Matheus Enrico Dias Vaz Monteiro
Sonia Hae Sun Lee

H10.1	Conjuntivite aguda atópica
H10.4	Conjuntivite crônica

As patologias alérgicas da superfície ocular são altamente frequentes na prática oftalmológica, apresentando-se em um espectro de formas clínicas distintas, as quais convergem em aspectos fisiopatológicos comuns: reação de hiperssensibilidade e predisposição genética a manifestações alérgicas (atopia).

Quadro clínico

- **Sintomas:** prurido, secreção aquosa, olho vermelho, sensação de corpo estranho.
- **Sinais:** hiperemia conjuntival, quemose, edema palpebral, reação papilar conjuntival.
- **Diagnósticos diferenciais:** conjuntivite alérgica sazonal e perene, ceratoconjuntivite vernal, dermatocerato-conjuntivite atópica, conjuntivite papilar gigante, conjuntivite adenoviral.

Tipos de conjuntivites alérgicas

Conjuntivite alérgica

- Forma mais comum e mais branda (raro haver acometimento corneano).
- Associada a alérgenos específicos e reação de hiperssensibilidade tipo I (IgE-mediada).

- Papilas pequenas/micropapilas (< 1 mm) e secreção aquosa.
- Subtipos:
  - **Forma sazonal:** agudizações periódicas, com alérgenos sazonais (p. ex., pólen) e remissão completa nos intervalos.
  - **Forma perene:** forma mais crônica, pode ter agudizações periódicas, associada a alérgenos perenes (p. ex., ácaro) e não há remissão completa nos intervalos de agudizações.

Ceratoconjuntivite vernal (ou primaveril)

- Mais frequente em crianças (mais em meninos), tende a se resolver na puberdade.
- Reação de hiperssensibilidade tipo I (IgE-mediada) e tipo IV (celular).
- Papilas grandes/macropapilas (> 0,3 mm) e secreção mucoide.
- Subtipos:
  - **Forma palpebral:** destaque às papilas e secreção sobre o tarso.
  - **Forma límbica:** destaque a limbo gelatinoso e pontos de Horner-Trantas.
  - **Forma mista:** soma de achados das formas mencionadas.

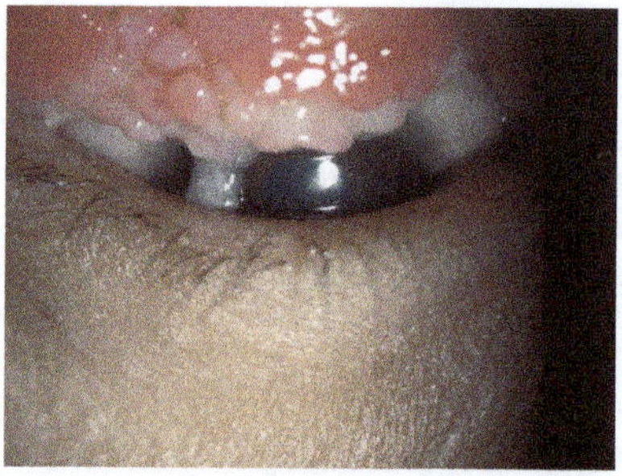

Figura 22.1. Macropapilas e secreção mucoide em conjuntivite vernal/primaveril. (Fonte: imagem cedida por Karina Mascarenhas.)

Pode ter acometimento corneano (mais na forma palpebral) – ceratite punctata, úlcera em escudo (um terço superior da córnea).

Dermatocerato-conjuntivite atópica

- Mais frequente em adultos (mais em homens).
- Reação de hiperssensibilidade tipo I (IgE-mediada) e tipo IV (celular).
- Forma mais grave.
- **Manifestações cutâneas importantes:** eczema, liquenificação, madarose, entrópio/ectrópio cicatricial, simbléfaros.

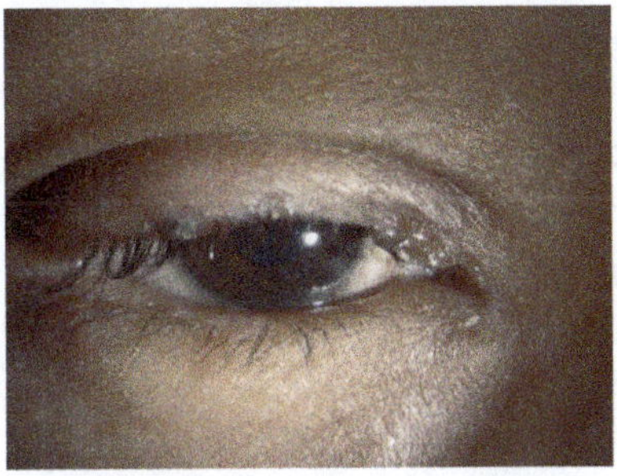

Figura 22.2. Madarose em pálpebra superior, canto medial, em paciente atópico. (Fonte: imagem cedida por Karina Mascarenhas.)

Conjuntivite papilar gigante

- Mais comum em pacientes usuários de lentes de contato – sobretudo gelatinosas (outros: bolha filtrante de TREC, prótese ocular, fios de sutura expostos, *buckle*).
- Mecanismo alérgico (hiperssensibilidade tipo I e tipo IV) + estímulo mecânico.
- Papilas gigantes (> 1 mm).
- Raro ter acometimento corneano.

Quadro 22.1. Subtipos de conjuntivites alérgicas

		Fisiopatologia	Alérgenos	Particularidades
Conjuntivite alérgica	Sazonal (aguda)	Reação de hiperssensibilidade tipo I (IgE-mediada)	Alérgenos sazonais (p. ex., pólen)	▪ Exacerbações sazonais ▪ Remissão completa nos intervalos
	Perene (crônica)	Reação de hipersensibilidade tipo I (IgE-mediada)	Alérgenos perenes (p. ex., ácaros)	▪ Curso mais crônico ▪ Sem remissão completa nos intervalos
Ceratoconjuntivite Vernal/primaveril		Reação de hipersensibilidade tipo I (IgE-mediada) e tipo IV (celular)	Alérgenos perenes (p. ex., ácaros), quando existentes.	▪ Crônico ▪ Resolução na puberdade ▪ Acometimento corneano
Conjuntivite papilar gigante		Reação de hipersensibilidade tipo I e tipo IV + Estímulo Mecânico Local	Estímulo mecânico local (lentes de contato, bolha de TREC etc.)	▪ Remover estímulo mecânico ▪ Resolução após remoção do estímulo

Fonte: elaborado pela autoria.

Conduta

1. **Medidas de higiene ambiental:** redução da exposição ao alérgeno (se houver).

2. **Medidas de controle sintomático:**
   a. Compressas frias várias vezes ao dia (redução do prurido).
   b. Colírios lubrificantes (idealmente, sem conservantes).
3. **Tratamento específico:**
   a. Colírios antialérgicos (preferência aos antialérgicos de dupla ação, por exemplo, olopatadina 0,1% de 12 em 12 horas).
   b. Corticosteroides tópicos (em caso de úlcera em escudo e/ou quadro grave com sintomatologia muito intensa).
   c. Anti-histamínicos orais (p. ex., difenidramina 25 mg, 3 vezes por dia, loratadina 10 mg, 1 vez por dia) se casos graves, com maior sintomatologia.
4. **Úlcera em escudo (além do corticosteroide tópico a cada 2 horas):**
   a. Debridamento da lesão.
   b. Antibiótico tópico profilático (se desepitelização extensa).
   c. Alternativas: triancinolona supratarsal, imunossupressores.
5. **Conjuntivite papilar gigante:**
   a. Remoção do estímulo mecânico (se lentes de contato, suspender uso por 30 dias e cuidados para retomada – preferir lentes de contato resistentes gás-permeáveis ou lentes de contato gelatinosas de troca diária)

Seguimento

- Se houver úlcera em escudo, retorno a cada 1 a 3 dias para reavaliar defeito epitelial e possíveis infecções secundárias.
- Desmame de corticosteroide tópico (caso introduzido).
- Orientar seguimento ambulatorial para tratamento profilático.

Bibliografia consultada

1. Bagheri N, Wajda BN, Calvo C, Durrani A. The Wills Eye Manual: office and emergency room diagnosis and treatment of eye disease. 7 ed. Philadelphia: Wolters Kluwer. 2017.
2. Bielory L, Delgado L, Katelaris CH, Leonardi A, Rosario N, Vichyanoud P. ICON: diagnosis and management of allergic conjunctivitis. Ann. Allergy Asthma Immunol., 2020;124(2):118-34.
3. Kanski J, Salmon JF. Kanski's Clinical Ophthalmology: a systematic approach. 9 ed. London: Elsevier. 2020.
4. Miyazaki D, Fukagawa K, Okamoto S, Fukushima A, Uchio E, Ebihara N, et al. Epidemiological aspects of allergic conjunctivitis. Allergol. Int., 2020;69(4)487-95.
5. Shimura M, Yasuda K, Miyazawa A, Otani T, Nakazawa T. Pre-seasonal treatment with topical olopatadine suppresses the clinical symptoms of seasonal allergic conjunctivitis. Am. J. Ophthalmol. 2011;151(4):697-702.
6. Weisenthal RW, Daly MK, Freitas D, Feder RS, Orlin SE, Tu EY, et al. Section 8: External Disease and Cornea. In: American Academy of Ophthalmology. Basic and Clinical Science Course 2019-2020. San Francisco, AAO, 2019:336-43.

capítulo 23

Ceratopatia de Exposição

Giovanni Garotti

H16.1	Outras ceratites superficiais sem conjuntivite

Ceratopatia de exposição (CE) é o dano corneano resultante da exposição prolongada da superfície ocular ao ambiente externo. A CE acarreta ulceração corneana, ceratite microbiana secundária e perda de visão permanente por afinamento, perfuração e cicatrização.

- **Etiologia:** sob condições normais, as pálpebras e o filme lacrimal protegem a córnea e seu epitélio avascular não queratinizado de traumas, infecções e ataques de microrganismos. O filme lacrimal e suas três camadas têm grande importância na nutrição, lubrificação, regeneração e proteção da córnea. Muitos fatores influenciam a distribuição adequada da lágrima, incluindo o reflexo do piscar, taxa de piscar adequada, oclusão completa das pálpebras ao piscar e dormir. A disrupção desse sistema gera defeito epitelial. O epitélio corneano serve como barreira ao exterior por meio de suas estreitas junções, e o dano à integridade dessa estrutura ocasiona a penetração de microrganismos e debris externos.
- **Fatores de risco:** os pacientes com CE frequentemente sofrem de condições que interferem na habilidade de proteção de córnea pelo fechamento incompleto da pálpebra, baixo reflexo do piscar, inadequada taxa de piscar e/ou reduzida lubrificação da córnea. **Algumas causas estão descritas a seguir:**
  - **Lagoftalmo:** inabilidade de oclusão completa das pálpebras. Por isso, a porção que permanece aberta ao piscar ou dormir é submetida ao risco

de dano por exposição. **As etiologias do lagoftalmo podem ser subdivididas nas seguintes categorias:**

- Disfunção do nervo facial (lagoftalmo paralítico).
- Disfunção palpebral.
- Tecido cicatricial em excesso ou pós-cirúrgico (lagoftalmo cicatricial).
- Lagoftalmo fisiológico (lagoftalmo noturno, senil).
- Efeito medicamentoso (sedativos ou bloqueadores neuromusculares).

A causa mais comum de lagoftalmo paralítico é por disfunção do nervo facial. O nervo facial controla a maioria dos músculos da pálpebra. Assim sendo, sua disfunção resulta no enfraquecimento do fechamento das pálpebras. Ele pode ser lesionado por trauma como fraturas de base de crânio e mandíbula ou neurocirurgias, acidente vascular cerebral (AVC), paralisia de Bell, tumores como neurinoma acústico e metástases, infecções como herpes simples e herpes-zóster, e síndromes congênitas faciais como Mobius.

A causa pós-operatória mais comum é blefaroplastia, com estudos relatando até 47% de associação, por edema de pálpebra, elevação do septo orbitário ou remoção excessiva de pele.

Importante destaque aos pacientes de unidades de tratamento intensivo (UTI) e cuidados críticos, onde existe elevado risco de CE. A incidência em pacientes sedados em UTI é alta (21% a 75%) e é atribuída parcialmente aos sedativos e agentes bloqueadores neuromusculares comumente utilizados. Tais medicações, além da interferência no reflexo de piscar responsável pela distribuição do filme lacrimal, ocasionam reflexo de Bell negativo. Associados a isso, existem mecanismos como a ventilação por pressão positiva causando edema conjuntival (quemose) e o alto fluxo de oxigênio de nebulizadores e máscaras, que ressecam a córnea.

- **Proptose:** a proptose, ou exoftalmo, se refere à anteriorização do globo ocular em relação à órbita. Essa protrusão ocasiona o fechamento palpebral incompleto. Condições associadas à proptose são principalmente doenças tireoidianas, síndrome de Cushing, síndromes craniossinostoses e tumores orbitais.
- **Ceratopatia neurotrófica:** doenças neurológicas e neurotróficas que podem culminar na perda do reflexo de piscar, da força do piscar e na perda de anestesia corneana. As principais causas observadas na prática oftalmológica são: diabetes, infecção herpética, neurocirurgias, queimaduras químicas ou térmicas.
- **Alterações palpebrais:** as pálpebras em posição alterada causam fechamento inadequado, ocasionando CE. As principais causas são a retração cicatricial, ectrópio, entrópio e coloboma de pálpebra.
- **Sinais:** os sinais externos incluem piscar incompleto, lagoftalmo, exoftalmo, deformidade ou mal posição palpebral, ausência de reflexo de Bell, quemose conjuntival ou injeção conjuntival.

- **Sintomas:** pacientes podem se queixar de sensação de corpo estranho, queimação, lacrimejamento aumentado, visão borrada intermitente (filme lacrimal instável). Os sintomas tendem a se agravar pela manhã decorrente de exposição noturna da superfície. Outros sintomas menos frequentes são dor e fotofobia.
- **Exame físico:** importante a avaliação da sensibilidade corneana, reduzida por ceratopatia neurotrófica previamente à instilação de colírio anestésico. A anestesia corneana pode ser graduada com estesiômetro Cochet Bonnet ou com ponta de filamento de algodão de um cotonete.

  Realizar exame na lâmpada de fenda com e sem fluoresceína (Rosa Bengala e Lissamina verde também podem ser usados). Previamente ao uso de corantes, avaliar sinais externos palpebrais e o piscar. CE iniciais apresentam ressecamento corneano, em que, ao se instilar fluoresceína, evidenciam ceratite puntacta corante, normalmente em terço inferior corneano. Esses defeitos microepiteliais podem ser coalescentes em uma abrasão ou progredir para ulceração ou infiltrado.
- **Manejo:** o direcionamento principal deve ser na resolução da causa base da CE, associada à terapêutica de suporte.
- **Terapia medicamentosa:** tratamento padrão inclui o uso de lágrima artificial e gel noturno. Lubrificantes podem ser usados em alta frequência e de preferência sem conservantes para evitar inflamação e ruptura de filme lacrimal.
- **Oclusão:** quando a causa primária é o lagoftalmo. Os métodos incluem oclusão passiva com junção das pálpebras com micropore, gaze ou sutura por tarsorrafia. É possível realização de câmara úmida ou cobertura com filme plástico de polietileno associada ou não à oclusão do ponto lacrimal com plugues.
- **Curativos oclusivos e lente escleral, como PROSE:** são outros métodos menos utilizados em virtude de maior risco infeccioso e alto custo (lente escleral).
- **Cirurgia:** tarsorrafia temporária ou definitiva é usada em casos refratários, podendo ser associada ao uso de membrana amniótica em casos de defeito epitelial persistente.

Bibliografia consultada

1. Bahn RS. Graves' Ophthalmopathy. N Engl J Med. 2010;362:726-738.
2. Dawson D. Development of a new eye care guideline for critically ill patients. Intensive Crit Care Nurs. 2005;21:119-122, doi:10.1016/j.iccn.2005.01.004.
3. Gerstenblith AT, Rabinowitz MP. The Wills Eye Manual: office and emergency room diagnosis and treatment of eye disease. 6 ed. Philadelphia: Wolters Kluwer/Lippincott Williams & Wilkins. 2012.
4. Grixti A, Sadri M, Edgar J, Datta AV. Common ocular surface disorders in patients in intensive care units. Ocul Surf. 2012;10:26-42. doi:10.1016/j.jtos.2011.10.001.
5. Krachmer J. Mannis MJ. Holland EJ. Cornea. Third edn, Vol. 1 (Mosby, 2011).

6. Kuruvilla S, et al. Incidence and risk factor evaluation of exposure keratopathy in critically ill patients: a cohort study. J Crit Care. 2015;30:400-404. doi:10.1016/j.jcrc.2014.10.009.
7. Lawrence S, Morris C. Lagophthalmos evaluation and treatment. EyeNet. Accessed 2017.
8. Rajaii F, Prescott C. Management of Exposure Keratopathy. EyeNet Magazine. Accessed 2017.
9. Shaheen BS, Bakir M, Jain S. Corneal nerves in health and disease. Surv Ophthalmol. 2014;59:263-285. doi:10.1016/j.survophthal.2013.09.002.
10. Zhou Y, Liu J, Cui Y, Zhu H, Lu Z. Moisture chamber versus lubrication for corneal protection in critically ill patients: a meta-analysis. *Cornea.* 2014;33:1179-1185. doi:10.1097/ICO.0000000000000224.

capítulo

24 Ceratopatia em Faixa

Daniel Athayde Teixeira Faria

H18.0	Pigmentações e depósitos da córnea

Trata-se de uma degeneração corneana, frequentemente composta por depósitos de cálcio na região subepitelial, camada de Bowman e estroma anterior.

A ceratopatia em faixa encontra-se mais comumente associada a condições em que ocorra inflamação ocular crônica, como:

- Uveíte crônica (p. ex., artrite idiopática juvenil).
- Trauma repetido.
- Glaucoma de longa data.
- Olho seco.
- *Phthisis bulbi.*
- Cirurgia ocular (principalmente vitrectomia posterior com colocação de óleo de silicone).
- Idiopática.
- **Outras causas menos comuns incluem:** hipercalcemia (pode resultar de hiperparatireoidismo, doença óssea de Paget, insuficiência renal, entre outros), hiperfosfatemia, gota, distrofias corneanas e exposição de longo prazo a agentes irritantes (p. ex., vapores de mercúrio).

Quadro clínico

Sintomas

Podem estar ausentes. Quando presentes incluem visão diminuída, sensação de corpo estranho, irritação ocular, hiperemia, percepção de embranquecimento da córnea.

Sinais

- Placa de cálcio na córnea anterior (cálcio é depositado na membrana basal do epitélio, camada de Bowman e estroma anterior).

  Clinicamente, observamos depósitos subepiteliais, brancos, geralmente na região interpalpebral e separada do limbo por uma área de córnea normal. A deposição costuma iniciar na posição de 3 e 9 horas, podendo se estender ao longo da córnea. Ao longo da deposição calcária, existem orifícios de córnea clara, que dão um aspecto de "queijo suíço" à ceratopatia em faixa.

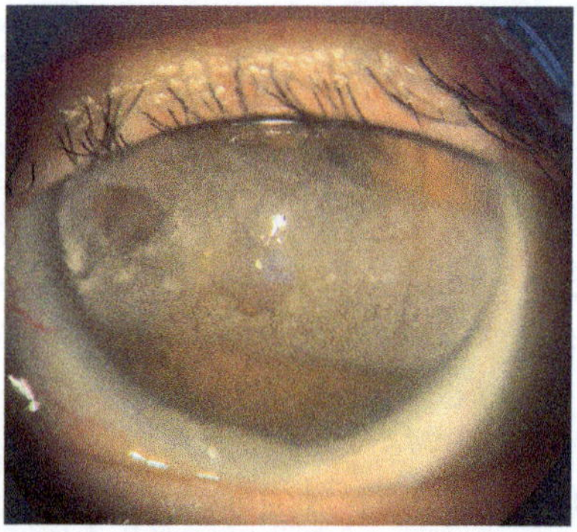

Figura 24.1. Ceratopatia em faixa em paciente com uveíte. (Fonte: imagem cedida por Juliana M. Kato.)

Avaliação clínica

Na avaliação clínica do paciente com ceratopatia em faixa, é importante realizar anamnese e avaliação em lâmpada de fenda a fim de identificar possíveis etiologias para o aparecimento da deposição de cálcio na córnea.

Verificar a ocorrência de cirurgias oculares prévias, doença ocular crônica (principalmente sinais de uveíte ou glaucoma de longa data), uso crônico de colírios, exposição crônica a substâncias irritantes (mercúrio, fosfato, pilocarpina, óleo de silicone) e doenças sistêmicas que propiciem a hipercalcemia.

Caso não seja possível identificar nenhuma causa por meio da história clínica e a avaliação biomicroscópica não evidenciar sinais de doenças oculares, sugere-se investigação de causas sistêmicas mediante a análise de:

- Cálcio sérico.
- Fosfato sérico.
- Albumina sérica.
- Magnésio sérico.
- Ureia e creatinina.
- Nível sérico de ácido úrico (se suspeita/história de gota).
- Níveis de paratormônio (PTH).
- Níveis séricos de enzima conversora de angiotensina (ECA) – lisozima e radiografia de tórax (se suspeita de sarcoidose).

Tratamento

Para os sintomas mais leves, uso de colírios lubrificantes 4 a 6 vezes ao dia, podendo associá-lo com uso de pomadas e/ou gel lubrificantes ao se deitar, dando preferência a colírios livres de substâncias que possam ser irritantes à superfície ocular, como conservantes. Se sintomas de irritação forem mais intensos, considerar o uso de lentes de contato terapêuticas.

Já para os casos mais severos, com obstrução da visão, queixa estética ou irritação intensa que não melhora com uso de colírios lubrificantes, pode-se realizar remoção cirúrgica do cálcio (em microscópio cirúrgico ou lâmpada de fenda), por meio de quelação, utilizando-se EDTA 3% (ácido etilenodiaminotetracético).

Seguimento

Paciente deve ser acompanhado a cada 3 a 12 meses, de acordo com a gravidade do quadro. Se for realizada remoção cirúrgica, o paciente deve ser acompanhado a cada 1 a 3 dias e utilizar colírios antibióticos e cicloplégicos até a cicatrização do defeito epitelial.

Se necessário, a remoção cirúrgica pode ser repetida, em casos de recidiva com sintomas intensos.

Bibliografia consultada

1. Bagheri N, Calvo C, Durrani A. The Wills Eye Manual: office and emergency room diagnosis and treatment of eye disease. Philadephia: Wolters Kluwer. 2017.
2. External Disease and Cornea. American Academy of Ophthalmology, 2020.
3. Höfling-Lima AL, Nishiwaki-Dantas MC, Alves MR. Doenças externas oculares e córnea. Conselho Brasileiro de Oftalmologia. 4 ed. Rio de Janeiro: Cultura Médica. 2016.
4. Jhanji V, Rapuano CJ, Vajpayee RB. Corneal calcific band keratopathy. Current Opinion in Ophthalmology. Disponível em: https://www.ncbi.nlm.nih.gov/pubmed/21537183. Published July 2011. (03 Set. 2021).
5. Mannis MJ, Edward JH. Cornea. 4. ed. Londres: Elsevier. 2017.
6. Najjar DM, Cohen EJ, Rapuano CJ, Laibson PR. EDTA chelation for calcific band keratopathy: results and long-term follow-up. American Journal of Ophthalmology. Disponível em: https://www.ncbi.nlm.nih.gov/pubmed/15183790. Published June 2004. (03 Set. 2021).

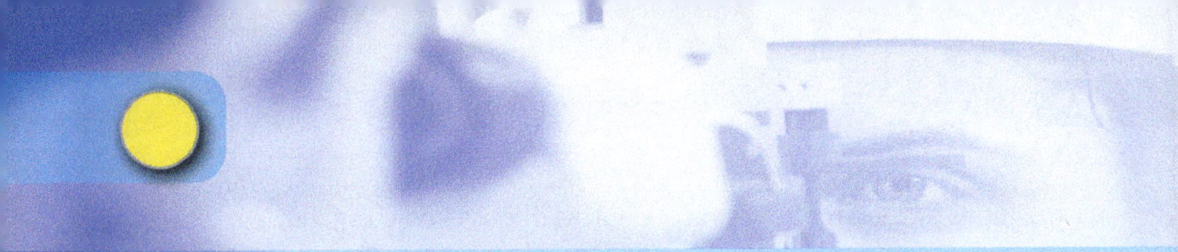

capítulo 25 Ceratite Periférica

Natasha Akiko Usui
Ruth Miyuki Santo

H16	Ceratite

Introdução

As ceratites periféricas são causadas por um grupo de doenças inflamatórias que convergem com afinamento corneano periférico como desfecho. Os sintomas que trazem o paciente para o atendimento de emergência incluem hiperemia, lacrimejamento, fotofobia e dor ocular.

Fisiopatologia

A córnea é um tecido transparente e avascular. A córnea periférica, no entanto, está próxima aos vasos sanguíneos e linfáticos conjuntivais. Portanto, o limbo e a conjuntiva adjacente podem ser infiltrados por células inflamatórias que liberam citocinas, colagenases e proteanoglicases, que culminam na degradação da córnea.

Patologias

Ceratite ulcerativa periférica (PUK – *Peripheral Ulcerative Keratitis*)

Úlcera e afinamento corneano setorial grave, em formato de crescente, com defeito epitelial sobrejacente e perilímbico. A progressão pode resultar em descemetocele e perfuração corneana. Inflamação conjuntival, episclerite e esclerite são frequentes. Patologia associada com doenças autoimunes sistêmicas, como artrite reumatoide (mais comum), granulomatose de Wegener (segundo mais comum), lúpus eritematoso sistêmico e outras doenças do colágeno.

Exames: avaliação sistêmica. Marcadores de doenças autoimunes podem ser úteis no contexto clínico apropriado (fator antinúcleo (FAN), fator reumatóide (FR), velocidade de hemossedimentação (VHS), p-ANCA, c-ANCA, atividade do complemento, C3, C4 e outros).

Tratamento deve ser em conjunto com o reumatologista.

Úlcera de Mooren

Úlcera e afinamento corneano que se iniciam com infiltrado acinzentado, perilímbico, na região da fenda palpebral. As lesões progridem circunferencialmente e em profundidade, podendo resultar em perfuração. Dois tipos clínicos: forma limitada (1) quadro leve, unilateral, em idosos, com boa resposta ao tratamento. forma progressiva (2) quadro intenso, bilateral, em jovens afrodescendentes, refratária ao tratamento. Pode estar associada com hepatite C.

Exames

Avaliação sistêmica, sorologia para hepatite C, diagnóstico de exclusão.

Ceratite marginal (úlcera catarral)

Infiltrado marginal subepitelial, separado do limbo por uma zona clara. Pode haver defeito epitelial. Usualmente, ocorre na intersecção entre as pálpebras e a superfície corneana: às 10, 2, 4 e 8 horas. Geralmente associada à blefaroconjuntivite estafilocócica crônica por reação de hipersensibilidade aos produtos bacterianos (exotoxinas e antígenos da parede celular).

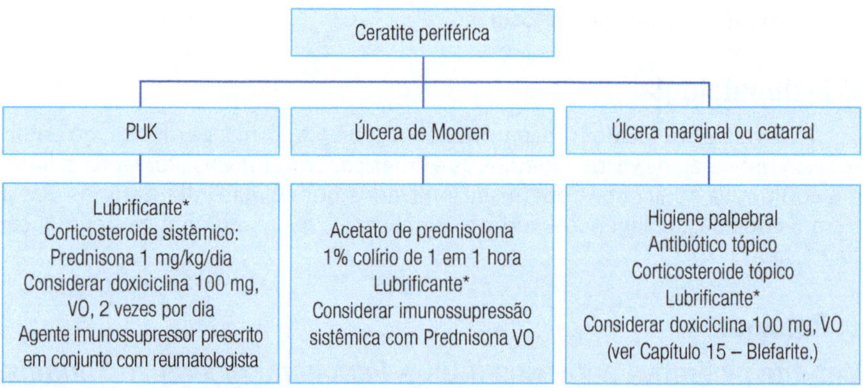

Figura 25.1. Fluxograma de conduta. (Fonte: elaborada pela autoria.)
VO: via oral. *Lubrificantes oculares prescritos mais de 5 vezes por dia, optar por formulação sem conservantes.
Nota: em casos de iminência de perfuração, considerar cola de cianoacrilato.

Internação hospitalar

Pacientes com má adesão ao tratamento, necessidade de uso de medicações intravenosas e perfuração ocular (programar transplante de córnea tectônico com equipe da córnea).

Seguimento

Acompanhar o paciente de perto com avaliação dos seguintes parâmetros: tamanho do defeito epitelial e da úlcera, espessura corneana e a profundidade do acometimento corneano.

Bibliografia consultada

1. Gerstenblith AT, Rabinowitz MP. Manual de Doenças Oculares do Wills Eye: diagnóstico e tratamento no consultório e na emergência. 6 ed. Porto Alegre: Artmed. 2015.
2. Höfling-Lima AL, Nishiwaki-Dantas MC, Alves MR. Doenças externas oculares e córnea. Conselho Brasileiro de Oftalmologia. 4 ed.Rio de Janeiro: Cultura Médica. 2016.
3. Kanski JJ. Oftalmologia clínica: uma abordagem sistêmica. 6 ed. Rio de Janeiro: Elsevier. 2008.
4. Peripheral Ulcerative Keratitis. EyeWiki. Disponível em: https://eyewiki.aao.org/Peripheral_Ulcerative_Keratitis. (03 Set. 2021).
5. Yanoff M,e Duker JS. Oftalmologia. 3 ed. Rio de Janeiro: Elsevier. 2011.

capítulo

26 Hidropsia Aguda de Córnea

Matheus Timm Avila
Veronica Bresciani Giglio

H18.2	Outros edemas da córnea

A hidropsia aguda é caracterizada pela ruptura da membrana de Descemet, permitindo a entrada de humor aquoso no estroma, com consequente edema corneano importante. Está associada a quadros de ectasias corneanas avançadas. É um quadro agudo, como o nome já indica, que costuma apresentar resolução espontânea em média após 2 a 4 meses do início dos sintomas. Após a resolução do edema, o episódio de hidropsia aguda frequentemente resultam em aplanamento corneano e deixa como sequela uma cicatriz corneana na região onde houve a ruptura de Descemet.

Quadro clínico

Sintomas

Baixa súbita de visão, percepção de "córnea branca" pelo edema, fotofobia e eventualmente, dor ocular.

Sinais

Edema estromal intenso com edema epitelial microbolhoso, cistos intraestromais e hiperemia conjuntival leve/moderada.

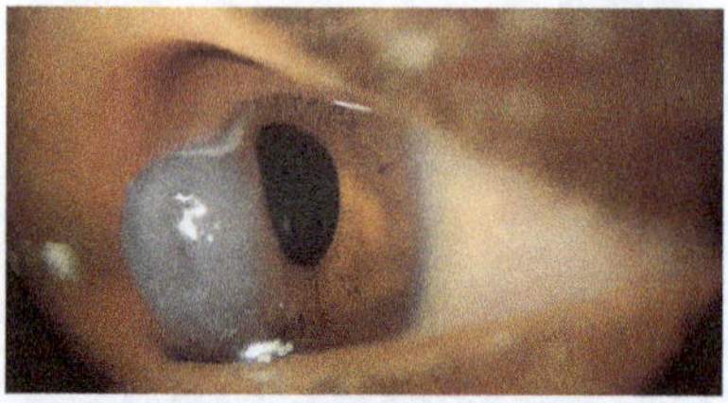

Figura 26.1. Caso de hidropsia aguda de córnea. (Fonte: imagem cedida por Pedro Rissoli.)

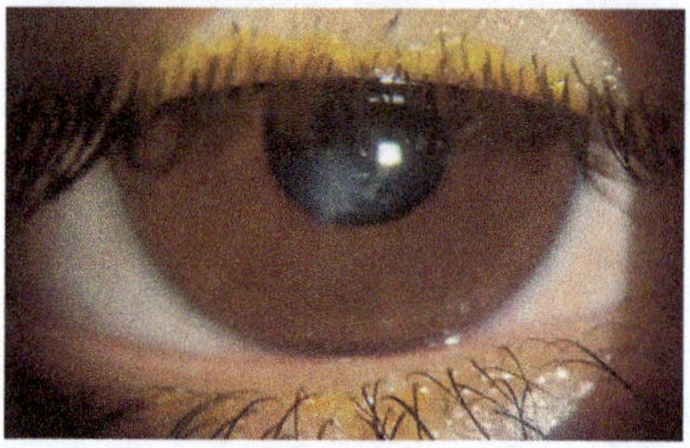

Figura 26.2. Cicatriz corneana após episódio de hidropsia aguda. (Fonte: acervo dos autores.)

Epidemiologia e fatores de risco

É uma condição relacionada ao ceratocone, embora estima-se que afete apenas cerca de 2,5% desses pacientes. A incidência de hidropsia pode chegar até a 11,4% em outras doenças ectásicas corneanas, como na degeneração marginal pelúcida e no ceratoglobo.

Entre os principais fatores de risco, temos a presença de atopia (asma e ceratoconjuntivite vernal) e ectasias avançadas com altos valores ceratométricos (K > 48D) e uma pior acuidade visual.

Conduta

É um quadro geralmente resolvido sem intervenção em 2 a 4 meses, período durante o qual a visão e o conforto do paciente estão significativamente comprometidos. Entre as opções terapêuticas, temos o tratamento conservador, o medicamentoso e opções cirúrgicas. Não há diferença no resultado visual final entre os diferentes tipos de tratamento.

- **Conservador:** uso de lubrificantes para conforto e observação. Lente de contato terapêutica é uma opção.
- **Medicamentoso:** salina hipertônica a 5% para redução do edema intraestromal, corticosteroides tópicos podem ser usados para redução da inflamação e agentes cicloplégicos no controle da dor. Infelizmente essas opções medicamentosas carecem de evidência científica consistente.

- **Cirúrgico:** a injeção intracameral de ar ou gás expansível (SF6 ou C3F8) é a opção cirúrgica mais utilizada. Propõe-se que a presença do gás estimula a aproximação da membrana de Descemet em relação ao estroma, promovendo sua adesão com consequente resolução do edema. Embora o paciente evolua com desfecho que pode chegar a ser 1 mês mais rápido, não há ganho na acuidade visual final ou uma menor necessidade de realização de transplante corneano. Além disso, o procedimento requer que o paciente permaneça em decúbito dorsal por tempo prolongado e, muitas vezes, são necessárias novas injeções. Entre suas complicações, temos o bloqueio ciliar, migração intraestromal do gás, síndrome de Urrets-Zavalia, catarata e perda celular endotelial.

Complicações

- **Cicatrizes corneanas:** complicação mais frequente.
- Neovascularização corneana.
- Infecção.
- Perfuração corneana (rara).
- Formação de pseudocistos.

Seguimento

- Necessário para posterior reabilitação visual.
- Lente de contato rígida gás-permeável e o transplante de córnea são excelentes opções na reabilitação visual, apresentando, na maioria dos casos, boa acuidade visual final.

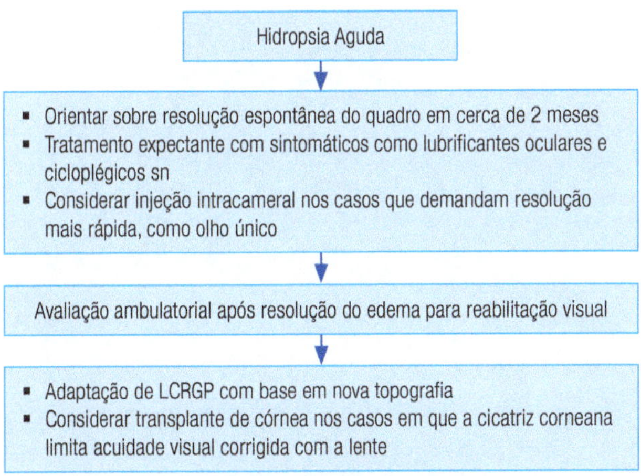

Figura 26.3. Fluxograma de Conduta. (Fonte: elaborada pela autoria.)
sn: se necessário; LCRGP: lentes de contato rígidas gás-permeáveis.

Bibliografia consultada

1. Barsam A, Brennan N, Petrushkin H, Xing W, Quartilho A, Bunce C, Foot B, Cartwright NK. Case-control study of risk factors for acute corneal hydrops in keratoconus. Br J Ophthalmol. 2017;101:499-502.
2. Basu S, Vaddavalli PK, Ramappa M, Shah S, Murthy SI, Sangwan VS. Intracameral perfluoropropane gas in the treatment of acute corneal hydrops. Ophthalmology. 2011;118:934-939.
3. Gaskin JCF, Patel DV, Mcghee CNJ. Acute corneal hydrops in Keratoconus – new perspectives. Am J Ophthalmol. 2014;157:921-928.
4. Maharana PK, Sharma N, Vajpayee RB. Acute corneal hydrops in Keratoconus. Indian J Ophthalmol. 2013;61(8):461-464.
5. Vajpayee RB, Maharana PK, Kaweri L, Sharma N, Jhanji V. Intrastromal fluid drainage with air tamponade: anterior segment optical coherence tomography guided technique for the management of acute corneal hydrops. Br J Ophthalmol 2013;97:834-836.

capítulo 27

Esclerites e Episclerites

Renata Martins Maia
Marcelo Mendes Lavezzo

Esclerites

H15.0	Esclerite

Classificação

- Anterior (90%)

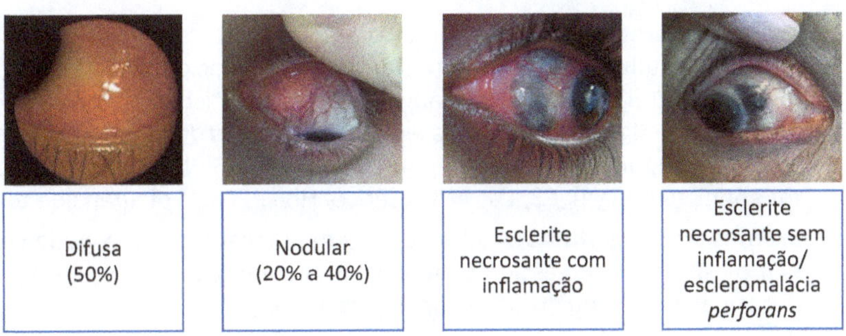

Figura 27.1. Classificação das Esclerites Anteriores. (Fonte: imagens gentilmente cedidas pelo Setor de Uveítes da Clínica Oftalmológica do Hospital das Clínicas da Faculdade de Medicina da Universidade de São Paulo.)

- Posterior (10%)

Quadro clínico

Anterior	Posterior

▪ Dor intensa
  ▪ Pode irradiar para face
  ▪ Pode acordar o paciente à noite
  ▪ Piora à movimentação
▪ Redução da acuidade visual e vermelhidão ocular
▪ Congestão venosa importante dos vasos esclerais
▪ Coloração escleral azulada
▪ Afilamento escleral ou edema podem estar presentes
▪ Teste da fenilefrina negativo
	▪ Dor intensa
	▪ Redução da acuidade visual
	▪ Diplopia
	▪ Sem hiperemia conjuntival
	▪ Descolamento de retina exsudativo
	▪ Proptose
	▪ Hipermetropia aguda
	▪ Edema de disco
	▪ Granuloma sub-retiniano
	▪ Vasculite retiniana

Etiologia

Sistêmica (50%)

- Reumatológicas:
  - Artrite reumatoide – mais comum.
  - Granulomatose com poliangeíte.
  - Lúpus eritematoso sistêmico, poliarterite nodosa, espondilite anquilosante, doença inflamatória intestinal.
- **Infecciosas:** varicela-zóster, sífilis, tuberculose, Lyme.

> **Importante:** questionar sobre queixas sistêmicas: artralgia, diarreia, sintomas respiratórios e de pele.

Conduta

- **Exames laboratoriais:** hemograma completo, ureia, creatinina, eletrólitos, proteínas totais e frações, aminotransferases, velocidade de hemossedimentação (VHS) e proteína C reativa (PCR), ácido úrico, teste não treponêmico (VDRL – sigla em inglês para estudo laboratorial de doenças venéreas), sorologia treponêmica/teste treponêmico (FTA-ABS), fator reumatoide, fator antinúcleo (FAN), C3, C4, ANCA sérico, HIV, PPD e radiografia de tórax.
- **Exames de imagem:** USG (ultrassonografia) ocular B-scan → pode confirmar o espessamento escleral, principalmente em casos de esclerite posterior (sinal do T → fluido sob a cápsula de Tenon).

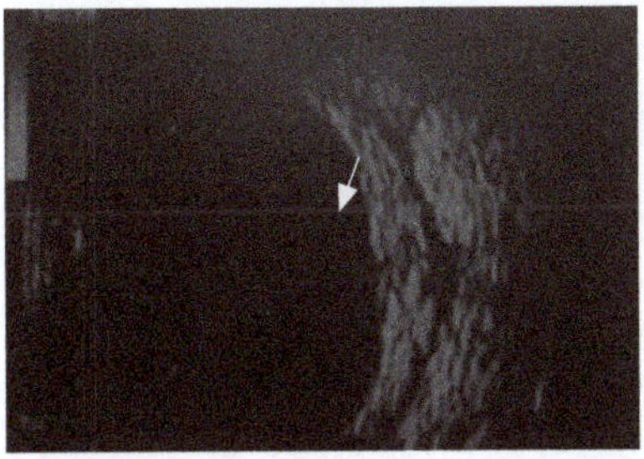

Figura 27.2. (Fonte: imagem gentilmente cedida pelo Setor de Uveítes da Clínica Oftalmológica do Hospital das Clínicas da Faculdade de Medicina da Universidade de São Paulo.)

Tratamento

1. Anti-inflamatórios não esteroides (AINE) via oral (VO)
   a. Ibuprofeno 200 a 600 mg, VO, 3 a 4 vezes por dia ou naproxeno 500 mg/dia ou indometacina 25 mg, 4 vezes por dia.
   b. Deve ser continuado até regressão da inflamação.
2. Corticosteroide VO se quadro clínico refratário ou em casos graves (esclerite posterior/anterior necrosante com inflamação)
   a. Prednisona 1 mg/kg/dia – máximo de 80 mg, VO por 4 semanas, com redução progressiva.
   b. Monitorizar sinais de recorrência na redução do corticosteroide.
3. Terapia imunossupressora (azatioprina, micofenolato mofetil, ciclofosfamida, ciclosporina A, metotrexate, agentes biológicos (infliximabe, rituximabe, adalimumabe).
4. Óculos ou protetor ocular se houver afilamento significativo e risco de perfuração.
5. Tratar infecção, se etiologia infecciosa.
6. Reavaliação em 2 semanas.

Escleromalácia *perforans*

Quadro clínico

- Bilateral, mais frequente em mulheres com artrite reumatoide de longa data.
- Assintomática (necrose das fibras nervosas).
- Irritação ocular sem dor ou sinais inflamatórios.
- Placas esclerais amareladas ou afilamento escleral.

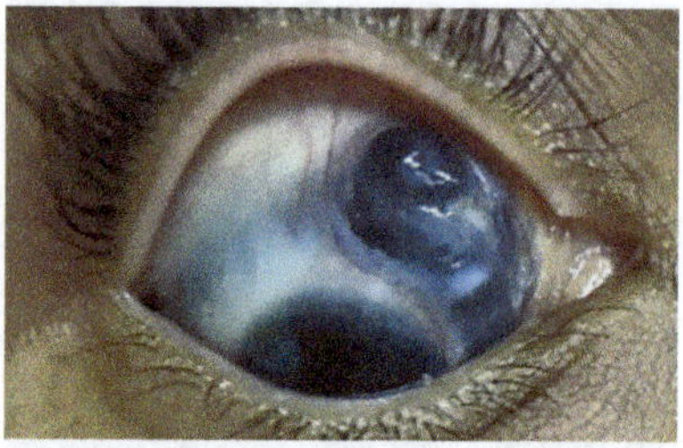

Figura 27.3. Escleromalácia *perforans*. (Fonte: imagem gentilmente cedida pelo Setor de Uveítes da Clínica Oftalmológica do Hospital das Clínicas da Faculdade de Medicina da Universidade de São Paulo.)

Conduta

- Esteroides sistêmicos e terapia imunossupressora.
- Enxerto de córnea e/ou esclera, se risco de perfuração.

Episclerites

H15.1	Episclerite

Quadro clínico

- **Hiperemia setorial ou difusa:** ingurgitamento dos vasos episclerais.
- Instalação abrupta.
- Nódulos episclerais podem estar presentes.
- Dor ocular leve.
- Sem reação de câmara anterior ou redução da acuidade visual.
- Sem secreção.
- Uni ou bilateral (50%).
- **Teste da fenilefrina positivo:** instilar 1 gota de colírio de fenilefrina 2,5% e observar a vasoconstrição do plexo vascular superficial após 10 a 15 minutos.

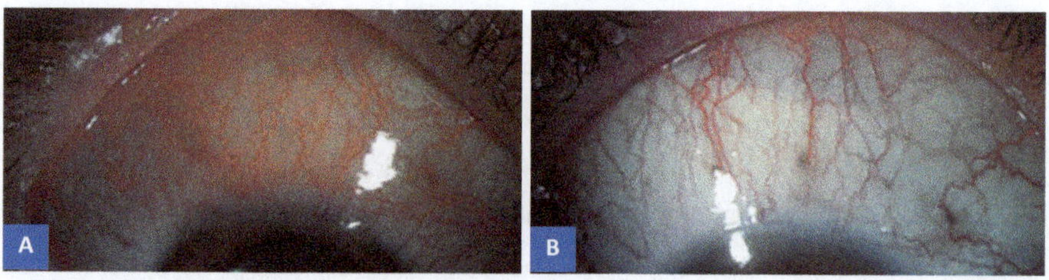

Figura 27.4. Teste de fenilefrina positivo. (Fonte: imagens gentilmente cedidas pelo Setor de Uveítes da Clínica Oftalmológica do Hospital das Clínicas da Faculdade de Medicina da Universidade de São Paulo.)

Etiologia

- **Idiopática:** estresse, fatores hormonais.
- **Sistêmica (30%):** colagenoses, vasculites, doença de Crohn, rosácea e infecciosas (sífilis, tuberculose, Lyme, hanseníase). A forma nodular é mais relacionada à artrite reumatoide.

Classificação

- **Simples:** setorial ou difusa.
- **Nodular:** restrita a uma pequena área.

Diagnóstico diferencial

- Esclerite, conjuntivite, ceratite herpética e uveíte.

Conduta

- Maioria tem resolução espontânea em até 2 a 3 semanas.

Tratamento

Leve

- Lubrificante (LBF) ocular 4 vezes por dia.
- **AINE tópico:** se persistir desconforto a despeito do uso do LBF (diclofenaco tópico 4 vezes por dia).
  - **Contraindicação:** patologias do epitélio corneano/olho seco por toxicidade ocular.

Moderada/grave

- Esteroides tópicos (fluorometolona 0,1%. 4 vezes por dia ou prednisolona 1%. 4 vezes por dia).
- AINE via oral (Ibuprofeno 200 a 600 mg, VO, três a 4 vezes por dia)
- **Doença resistente:** corticosteroide oral.

Recorrente

Investigação sistêmica → hemograma completo, ureia, creatinina, eletrólitos, proteínas totais e frações, aminotransferases, PCR, FR, anti-CCP, FAN, ANCA e radiografia de tórax.

Bibliografia consultada

1. Bagheri N, Wajda B, Calvo C, Durrani A. The Wills Eye Manual. 7 ed. Filadélfia: Wolters Kluwer Health. 2016.
2. Bowling B. Kanski Oftalmologia Clínica. 8. ed. São Paulo: Elsevier. 2018.
3. UpToDate. Uptodate.com. 2020 [cited 19 December 2020]. Disponível em: https://www.uptodate.com/contents/clinical-manifestations-and-diagnosis-of-scleritis. .(03 Set. 2021).

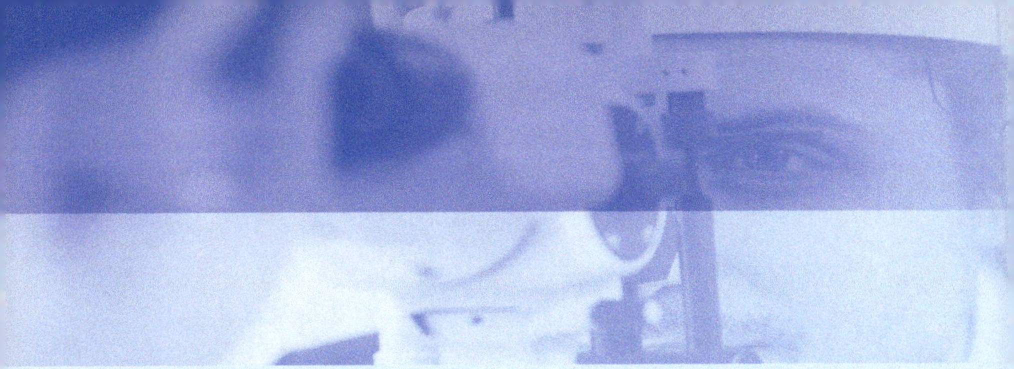

SEÇÃO 3

Oculoplástica e Órbita

capítulo

28 Hordéolo

Marcela Marino de Azeredo Bastos
Daniela Lima de Jesus

H00.0	Hordéolo e outras inflamações profundas das pálpebras

Quadro clínico

- **Sintomas:** dor.
- **Sinais:** lesão edematosa e eritematosa localizada.
- **Diagnósticos diferenciais:** celulite pré-septal; carcinoma sebáceo; granuloma piogênico.

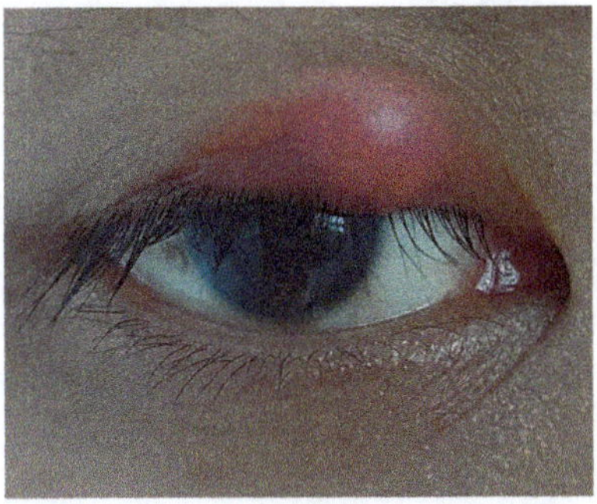

Figura 28.1. Hordéolo em pálpebra superior. (Fonte: imagem cedida por Juliana Kato.)

Tipos de rordéolo

Interna

Abscesso na glândula meibomiana.

- **Etiologia:** *Staphylococcus aureus* (maioria).

Externa

Abcesso na glândula de Zeiss na margem palpebral.

- **Etiologia:** estéril.
- **Particularidades:** pode evoluir para celulite pré-septal.

Conduta

A maioria se resolve espontaneamente ao longo dos dias e não requer intervenção.

1. Compressas quentes de 5 a 10 minutos de 3 a 5 vezes por dia por 2 semanas.
2. Limpeza e massagem da pálpebra após as compressas.
3. Descontinuar maquiagem.
4. Considerar antibiótico tópico se houver drenagem ou para blefarite associada.
5. Se houver piora do hordéolo, considerar incisão e drenagem e manejo como celulite pré-septal.
6. Se, após 3 a 4 semanas de tratamento clínico não houver melhora e o paciente optar pela remoção do calázio, devem ser realizadas incisão e curetagem ou injeções intralesionais de triancinolona 10 mg/mL (0,05 a 0,2 mL injetado diretamente dentro do calázio).
7. Biópsia de lesões recorrentes.
8. Injeção de triancinolona pode causar despigmentação da pele palpebral.

Bibliografia consultada

1. Bagheri N, Wajda BN, Calvo C, Durrani A (eds.). The Wills Eye Manual. 7 ed. Philadelphia: Lippincott Williams and Wilkins; 2016.
2. Ghodh C, Ghosh T. Eyelid lesions. UpToDate, 2020. Disponível em: <https://www.uptodate.com/contents/eyelid-lesions?search=hordolum&source=search_result&selectedTitle=1~9&usage_type=default&display_rank=1>. (03 Set. 2021).
3. Kanski J, et al. Oftalmologia clínica. 8 ed. Milano: Elsevier Masson; 2016.
4. Matayoshi S, Kikuta HS. Inflamação palpebral, orbitária e lacrimal. In: Takahashi WY. Traumatismos e Emergências Oculares. São Paulo: Roca; 2003: 153-65.

capítulo 29

Dacriocistite Aguda

Rodolfo Bonatti
Suzana Matayoshi

H04.3	Inflamação aguda e não especificada dos canais lacrimais

Definição

Inflamação do saco lacrimal de forma aguda, podendo ou não formar um abscesso. Pode ocorrer espontaneamente ou ser uma agudização em paciente com dacriocistite crônica. É classificada como urgência médica.

Etiologia

A infecção resulta de um bloqueio na via de drenagem baixa do canal lacrimal, em que ocorre acúmulo de secreção. Nem sempre há história de lacrimejamento prévio. A grande maioria das infecções ocorre por proliferação bacteriana e há poucos casos na literatura sobre infecção por fungos ou micobactérias. O agente etiológico mais comum, tanto em crianças como em adultos, é o *Staphylococcus aureus* seguido pelo *Streptococcus pneumoniae*.

Sinais e sintomas

O principal sintoma é o inchaço doloroso com vermelhidão sobre o saco lacrimal, que se localiza inferiormente ao canto medial da pálpebra inferior. Pode haver lacrimejamento e presença de secreção purulenta na expressão do saco lacrimal. Sinais de urgência incluem febre e extensão da inflamação sobre toda região peripalpebral, indicando celulite associada. Pode haver supuração espontânea do saco lacrimal com formação de fístula.

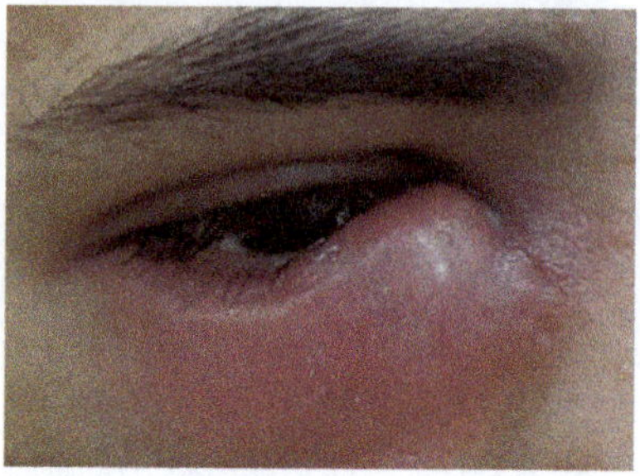

Figura 29.1. Quadro agudo de dacriocistite. (Fonte: imagem cedida por Pedro Rissoli.)

Diagnóstico diferencial

Sinusite etmoidal aguda

Apresenta-se com vermelhidão e dor da região medial sobre o osso lacrimal, mas sem inchaço do saco lacrimal. Pode apresentar obstrução nasal concomitante. O tratamento é com antibioticoterapia.

Celulite facial

Pode envolver principalmente o canto medial do que outras regiões, mas não apresenta ponto de flutuação, nem edema do saco lacrimal, que permanece pérvio à irrigação.

Mucocele

Inchaço geralmente ocorre sobre o tendão cantal, em vez de inferior, e pode apresentar proptose.

Dacriocistocele

Aumento de volume do saco lacrimal em crianças recém-nascidas ou infantes. É a presença de muco ou líquido amniótico dentro do saco lacrimal em virtude da obstrução do canal nasolacrimal (válvula de Hasner). O tratamento é conservador com massagem e compressas mornas. Caso não haja melhora, a sondagem pode aliviar a pressão no saco lacrimal e resolver o processo obstrutivo.

Tratamento

- NÃO SONDAR a dacriocistite aguda. Esse passo não aliviará os sintomas e pode causar e laceração da via lacrimal inflamada.
- Drenar só se a dacriocistite flutuar ou em caso de iminência de fistulização. Caso haja ponto de flutuação, é possível drenar o abcesso. Caso não haja, a drenagem pode causar uma fístula iatrogênica do saco lacrimal.

- Na dúvida, deve-se providenciar internação do paciente. A dacriocistite ocorre em região próxima ao triângulo perigoso da face. Caso o paciente apresente sinais de alarme ou quadro sistêmico grave, deve ser internado para tratamento sistêmico.
- A cirurgia pode ser feita em quadros agudos (quando não ocorrer melhora com tratamento clínico), podendo ser realizada a dacriocistorinostomia via endonasal ou a via externa (de preferência após alguns dias para a redução do quadro inflamatório).

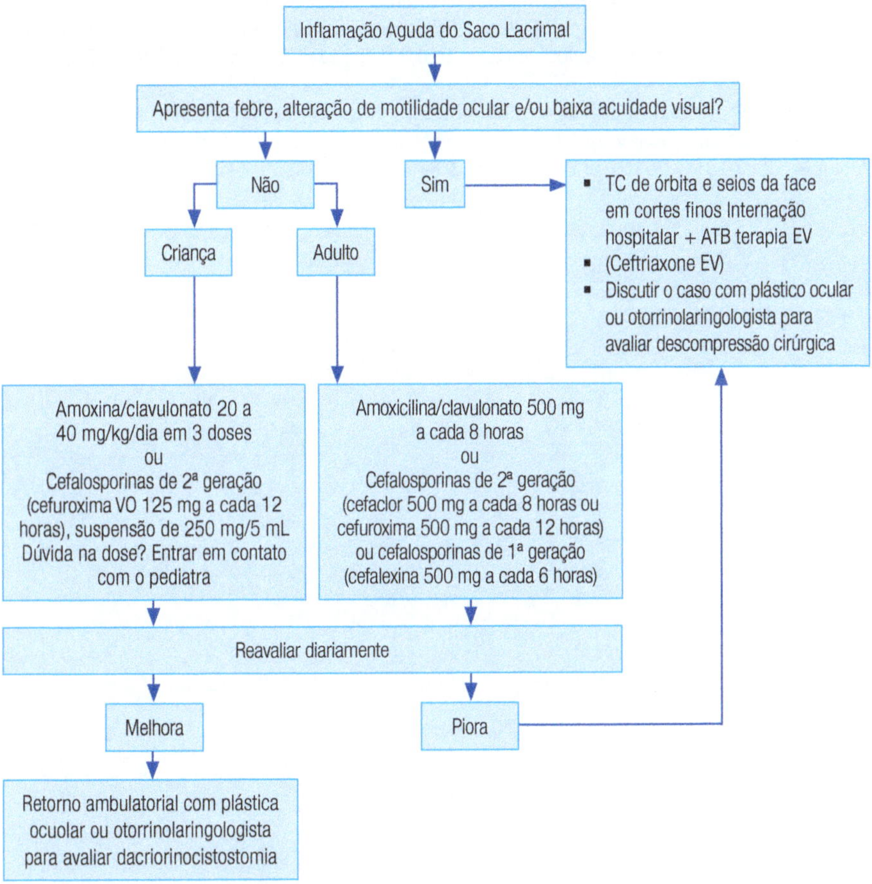

Figura 29.2. Fluxograma de atendimento e conduta Amoxicilina/clavulonato 500 mg a cada 8 horas ou cefalosporinas de 2ª geração (cefaclor 500 mg a cada 8 horas ou cefuroxima 500 mg a cada 12 horas) ou cefalosporinas de 1ª geração (cefalexina 500 mg a cada 6 horas). Reavaliar diariamente melhora ou piora e tetorno ambulatorial com plástica ocuolar ou otorrinolaringologista para avaliar dacriorinocistostomia. (Fonte: elaborada pela autoria.)

TC: tomografia computadorizada; ATB: antibióticos; VO: via oral; EV: via endovenosa.

Bibliografia consultada

1. Ali MJ, Motukupally SR, Joshi SD, Naik MN. The microbiological profile of lacrimal abscess: two decades of experience from a tertiary eye care center. J Ophthalmic Inflamm Infect. 2013;3(1):1-5. doi:10.1186/1869-5760-3-57.
1. Chong KK lung, Abdulla HAA, Ali MJ. An update on endoscopic mechanical and powered dacryocystorhinostomy in acute dacryocystitis and lacrimal abscess. Ann Anat. 2020;227. doi:10.1016/j.aanat.2019.07.009.
2. Gerstenblith AT. The Wills Eye Manual: office and emergency room diagnosis and treatment of eye disease. 6 ed. Philadelphia: Wolters Kluwer/Lippincott Williams &Amp; Wilkins; [2012] ©2012. Disponível em: https://search.library.wisc.edu/catalog/9912150991602121.
3. Pao KY, Yakopson V, Flanagan JC, Eagle RC. Allergic fungal sinusitis involving the lacrimal sac: a case report and review. Orbit. 2014;33(4):311-313. doi:10.3109/01676830.2014.904376.
4. Sagar P, Shankar R, Wadhwa V, Singh I, Khurana N. Primary tubercular dacryocystitis: a case report and review of 18 cases from the literature. Orbit (London). 2019;38(4):331-334. doi:10.1080/01676830.2018.1513044.

capítulo 30

Celulite Pré-Septal e Pós-Septal

Daniel de Queiroz Omote
José Byron Vicente Dias Fernandes

Celulite pré-septal

H05.0	Inflamação aguda da órbita

Quadro clínico

- **Sinais e sintomas:** dor ocular, febre, edema e eritema palpebral.
- **Diagnósticos diferenciais:** celulite pós-septal, conjuntivite viral, dermatite de contato, dacriocistite, dacrioadenite.

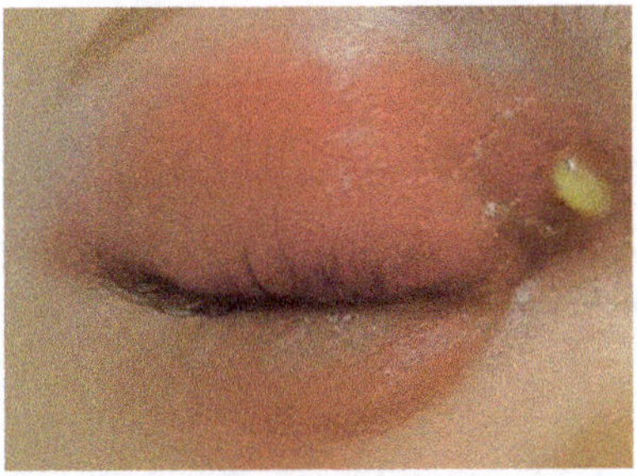

Figura 30.1. Celulite orbitária pré-septal. (Fonte: imagem cedida por Leonardo Ariello.)

Tipos de celulite pré-septal e principais agentes

Quadro 30.1. Tipos de celulite pré-septal e principais agentes

		Etiologia
Inoculação direta	Pós-trauma ou picada de inseto	*Staphylococcus aureus*
Propagação por contiguidade	Seios paranasais, hordéolo, dacriocistite, dacrioadenite, canaliculite, impetigo, erisipela, endoftalmite	*Streptococcus pneumoniae* *Streptococccus pyogenes* *Haemophilus influenzae*
Hematogênica	Bacteremia	*Streptococcus pneumoniae* *Haemophilus influenzae*

Fonte: elaborado pela autoria.

Conduta

1. Avaliar o estado geral do paciente.
2. **Se necessário:** solicitar hemograma, reação em cadeia da polimerase (PCR) e tomografia computadorizada (TC) de órbitas com e sem contraste para excluir outros diagnósticos.
3. **Antibioticoterapia**
   - **Adultos:** cefalexina 500 mg via oral (VO) a cada 6 horas, por 10 dias; ou amoxicilina/clavulanato 875/125 mg VO a cada 12 horas, por 10 dias.
   - **Crianças:** cefalexina 250 mg/5 mL VO na dose de 40 mg/kg/dia a cada 6 horas, por 10 dias; ou amoxicilina/clavulanato 400/57 mg/5 mL VO na dose de 40 mg/kg/dia a cada 12 horas por 10 dias.

     Em casos graves (toxemia, pacientes com dificuldade de seguimento, crianças menores de 5 anos), considerar internação hospitalar e tratamento com antibioticoterapia endovenosa conforme esquema:
   - **Adultos:** ceftriaxone 1 g por via endovenosa (EV) a cada 12 horas.
   - **Crianças:** ceftriaxone 100 mg/kg/dia EV a cada 12 horas.
4. Considerar vacina para tétano em casos de trauma.

Complicações

- **Órbita:** celulite pós-septal, trombose de seio cavernoso, abscesso orbitário, abscesso subperiosteal.
- **Sistema nervoso central:** meningite, abscesso.
- **Fasceite necrotizante:** rápida progressão da celulite com bordas mal definidas e coloração violácea, resultando em necrose e choque tóxico.

Seguimento

Pacientes com celulite pré-septal respondem rápido à antibioticoterapia. Em caso de piora em 24 horas ou ausência de sinais de melhora em 24 a 48 horas, considerar internação hospitalar para tratamento com antibioticoterapia de amplo espectro e TC para avaliar celulite pós-septal e suas complicações.

Celulite pós-septal

H05.0	Inflamação aguda da órbita

Quadro clínico

- **Sintomas:** queda do estado geral, baixa de visão, dor à movimentação ocular, diplopia. É frequente história recente de sintomas de via aérea superior.
- **Sinais:** edema e eritema palpebral, defeito pupilar aferente relativo, oftalmoplegia, proptose, quemose, febre. Dobras de coroide e edema de disco óptico podem estar presentes na fundoscopia.
- **Diagnósticos diferenciais:** pseudotumor orbitário, linfangioma, rabdomiossarcoma, hemorragia retrobulbar, tireoidopatias.

Quadro 30.2. Tipos de celulite pós-septal e principais agentes

		Etiologia
Pós-trauma	Fratura orbitária, corpo estranho intraorbitário	Bacilos gram negativos *Haemophilus influenzae* (menos comum após imunização)
Propagação por contiguidade	Secundário a infecção dentária, abscessos, sinusite crônica (mais importante etmoidal)	Staphylococcus spp Streptococcus spp Anaeróbios

Fonte: elaborado pela autoria.

Conduta

1. Internação hospitalar.
2. Iniciar antibioticoterapia endovenosa empírica.
   - Vancomicina 500 mg a cada 6 horas, associada às seguintes combinações:
     - Ceftriaxone 2 g/dia + metronidazol 500 mg a cada 6 horas.
     - Ceftriaxone 2 g/dia + clindamicina 600 mg a cada 6 horas.
     - Ampicilina-sulbactam 3 g/dia dividida em quatro doses/dia.
3. Considerar vacina para tétano em casos de trauma.
4. **Solicitar:** hemograma, PCR, hemocultura, cultura de secreção da nasofaringe, tomografia de crânio e órbitas com e sem contraste, liquor se sinais meníngeos.
5. Na presença de abscesso subperiosteal, orbitário ou corpo estranho, considerar abordagem cirúrgica.

6. Em caso de sinusite, sinais de infecção em sítio encefálico ou dentário, solicitar avaliação da equipe de otorrinolaringologia, cirurgia bucomaxilofacial ou neurocirurgia.

Complicações

- Neuropatia óptica.
- Ceratopatia de exposição.
- Aumento da pressão intraocular.
- Endoftalmite.
- Oclusão de artéria ou veia central da retina.
- Abscesso subperiosteal.
- Trombose de seio cavernoso.
- Meningite.

Seguimento

- O paciente deve ser reavaliado diariamente quanto a acuidade visual, reflexos pupilares, pressão intraocular, motilidade, proptose e fundoscopia.
- Modificar esquema antibiótico de acordo com resultado de antibiograma da cultura.
- Após 48 horas de melhora clínica com antibioticoterapia endovenosa, avaliar possibilidade de antibioticoterapia oral.
- Em caso de drenagem cirúrgica, aguardar de 48 a 72 horas para solicitar nova tomografia (exceto se piora clínica).

> **Nota:** em pacientes imunodeprimidos, diabéticos, em uso de corticosteroides, deve-se considerar infecção de etiologia fúngica. A mucormicose e a aspergilose acometem seios faciais e órbitas e progridem para demais tecidos. Ambas cursam com necrose nasal e de palato. A mucormicose tende a progredir rapidamente (1 a 7 dias), já a aspergilose mais lentamente (meses). Deve-se considerar essas hipóteses na presença dessas condições aqui descritas em razão deseu pior prognóstico.

Bibliografia consultada

1. Galeb S, Liss J. Orbital infections: current standards and future directions. Int Ophthalmol Clin. 2018.
2. Lee S, Yen MT. Management of preseptal and orbital cellulitis. Saudi J Ophthalmol. 2011.
3. Neto JZA, Torricelli AAM. Manual de condutas do pronto-socorro, 2011.
4. Watts P. Preseptal and orbital cellulitis in children. Paediatrics and Child Health, 2015.
5. Williams KJ, Allen RC. Paediatric orbital and periorbital infections. Curr Opin Ophthalmol. 2019.

capítulo 31

Fístula Carotídeo-Cavernosa

Douglas Rodrigues da Costa
Marina Brandão Schmidt

Definição

A fistula carotídeo-cavernosa consiste na conexão anômala entre a artéria carótida interna ou externa – ou seus ramos – e o complexo venoso do seio cavernoso. O seio cavernoso, em condições fisiológicas, apresenta uma circulação venosa com baixa pressão. A fístula arterial altera essa fluídica, aumentando o fluxo desse sistema, provocando sinais de estase venosa. A região ocular é bastante afetada visto que a drenagem das veias oftálmicas se dá no seio cavernoso.

As fístulas carótido-cavernosas podem ser classificadas pela origem do suprimento arterial – Barrow: A: artéria carótida interna; B: ramos durais da artéria carótida interna; C: ramos durais da artéria carótida externa; D: ramos durais da artéria carótida interna e externa. Essa classificação é utilizada no pré-operatório. Clinicamente, podem ser classificadas majoritariamente em fístulas de alto fluxo (diretas) ou baixo fluxo (indiretas).

Etiologia

As fístulas diretas (comunicação direta entre artéria carótida interna e o seio cavernoso) são o tipo mais comum, e diversas são as possíveis causas, sendo as principais citadas a seguir:

- Trauma cranioencefálico.

- Rotura espontânea de aneurisma de artéria carótida interna na topografia do seio cavernoso.
- Intervenções iatrogênicas.
- **Doenças do colágeno:** Ehrler-Danlos, osteogêneses imperfeitas, pseudoxantoma elástico.

As fístulas indiretas (em que há conexão dos ramos arteriais cavernosos e durais e o complexo venoso do seio cavernoso) ocorrem em sua grande maioria de forma espontânea, de forma mais prevalente em mulheres pós-menopausa, cuja etiopatogenia provavelmente envolve a formação de micro trombos.

- **Sintomas:** a sintomatologia depende majoritariamente do tamanho, localização e classificação da fístula. Via de regra, as fístulas diretas têm quadro mais agudo e exuberante, enquanto as indiretas têm quadro mais prolongado e tênue, porém elas podem ter apresentação similar em alguns casos. Os pacientes podem queixar-se dos seguintes sintomas:
- **Tríade clássica:** exoftalmo pulsátil, edema periorbital e quemose (Figura 31.1).
- Diplopia.
- Olho vermelho.
- Cefalria.
- Dor orbitária ou retro-orbitária.
- Baixa de acuidade visual.
- *Tinnitus* pulsátil.

Sinais

Os sinais (e os sintomas) geralmente são ipsilaterais à fístula, porém podem ser bilaterais a depender da extensão da fístula e do acometimento do seio cavernoso. A seguir, uma lista dos principais sinais a serem pesquisados:

- Proptose.
- Ptose.
- Alterações de reflexo fotomotor.
- Quemose de intensidade variável, pulsátil ou não.
- Dilatação dos vasos episclerais.
- Alteração de motilidade ocular.
- Hemorragias retinianas e aumento da tortuosidade vascular.
- Edema de papila.
- Perda da pulsação venosa espontânea.
- Aumento da pressão intraocular.

Alguns dos possíveis achados em exames de neuroimagem:

- Dilatação das veias oftálmica superior (principalmente) e inferior.
- Estase e aumento de realce no seio cavernoso.

- Proptose.
- Acometimento dos músculos extraoculares.

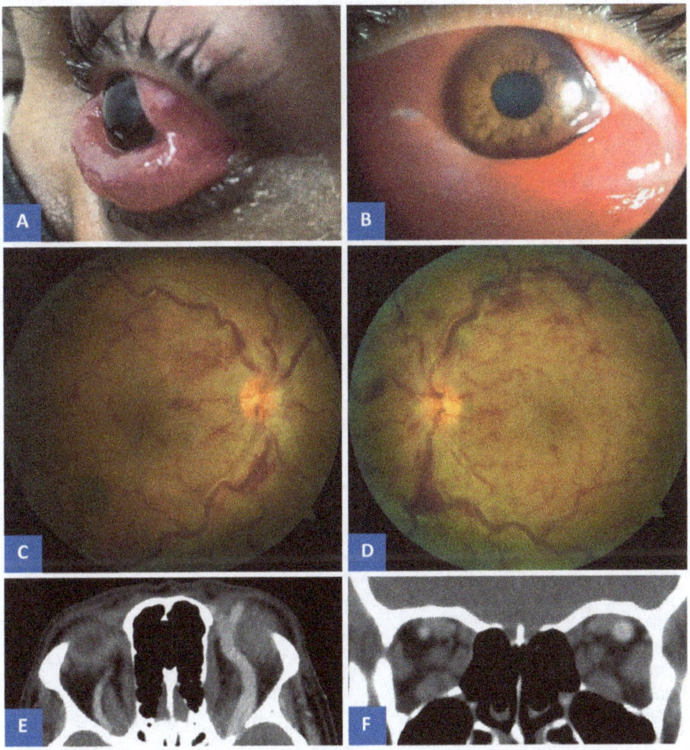

Figura 31.1. Paciente com aumento de quemose progressiva após 1 semana de trauma cranioencefálico (TCE). **(A)** À ectoscopia, quemose evidente que impossibilitava oclusão, pulsátil, e causava *tinnitus* ao paciente; **(B)** Quemose ao exame de biomicroscopia em lâmpada de fenda; **(C e D)** Retinografia mostrando aumento da tortuosidade vascular, engurgitamento venoso, pontos de hemorragia, hemorragias pré-retinianas e borramento da região temporal do disco óptico; **(E)** Tomografia computadorizada corte axial mostrando as veias oftálmica superior direita e esquerda dilatadas, aumento da região do seio cavernoso com hipersinal do contraste na região e proptose do olho esquerdo; **(F)** Corte coronal evidenciando ingurgitamento dos ventres musculares retos, principalmente retolateral e inferior do olho esquerdo, e aumento do diâmetro das veias oftálmicas superiores. (Fonte: acervo da autoria.)

Manejo

O papel principal do oftalmologista é de identificar um caso de possível fístula carotídeo-cavernosa por meio de um exame físico minucioso e exames de imagem necessários para seguimento do paciente com especialistas neurocirurgiões e radiointervencionistas. A hipótese de fístula carotídeo-cavernosa pode surgir em contexto de urgência e emergência, e diante de um paciente recém traumatizado, deve-se proceder ao ABCDE do trauma e solicitar a avaliação de equipe especializada.

Diante de quadro suspeito em um paciente estável clínica e hemodinamicamente, procurar por dados na anamnese que possam remeter à hipótese de fístula como história de trauma, procedimentos neurocirúrgicos anteriores, história de tabagismo e fatores de risco para dislipidemia, entre outros. O exame físico deve contar com a avaliação da acuidade visual, palpação e ausculta da região periorbitária (*tinnitus*), avaliação da motilidade ocular extrínseca, teste dos reflexos fotomotores, aferição da pressão intraocular, biomiscrocopia e fundoscopia.

Na suspeita de fístula carotídeo-cavernosa, deve-se solicitar exames de neuroimagem para confirmação do diagnóstico, como TC ou ressonância magnética de crânio e órbitas, como também avaliar as estruturas vasculares com angiotomografia computadorizada, angioressonância magnética ou ultrassonografia doppler de órbita. Caso a hipótese se confirme, deve-se solicitar avaliação por neurocirurgião e radiologista intervencionista para seguimento em conjunto do paciente. O fluxograma da Figura 31.2 serve para auxílio na condução de casos suspeitos:

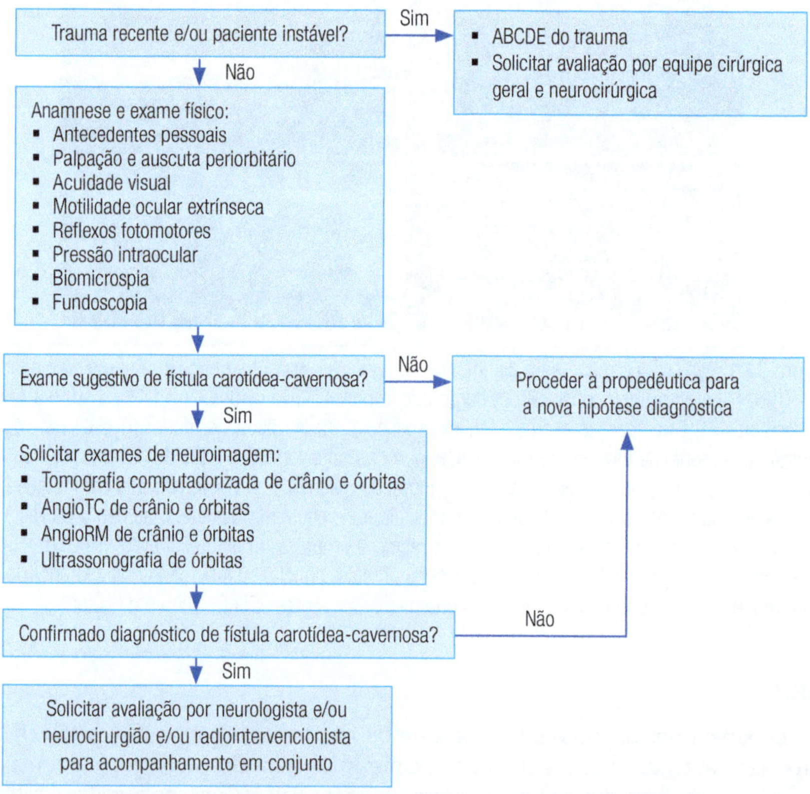

Figura 31.2. Fluxograma para condução de casos suspeitos. (Fonte: elaborada pela autoria.)

Bibliografia consultada

1. Barrow DL, Spector RH, Braun IF, Landman JA, Tindall SC, Tindall GT. Classification and treatment of spontaneous carotid cavernous sinus fistulas. J Neurosurg 1985. Disponível em: https://doi.org/10.3171/jns.1985.62.2.0248. (03 Set. 2021).
2. Costello F, Scott JN. Imaging in neuro-ophthalmology. Contin Lifelong Learn Neurol 2019. Disponível em: https://doi.org/10.1212/CON.0000000000000783. (03 Set. 2021).
3. Henderson AD, Miller NR. Carotid-cavernous fistula: current concepts in aetiology, investigation, and management. Eye (Lond) 2018;32:164-72.
4. Jacquelyn Laplant, MD, John D. Nerva M. Carotid cavernous fistula. EyeWiki 2020. Disponível em: https://eyewiki.org/Carotid_Cavernous_Fistula#cite_note-30. (03 Set. 2021).
5. Jindal G, Miller T, Raghavan P, Gandhi D. Imaging evaluation and treatment of vascular lesions at the skull base. Radiol Clin North Am 2017. Disponível em: https://doi.org/10.1016/j.rcl.2016.08.003. (03 Set. 2021).
6. Lerut B, De Vuyst C, Ghekiere J, Vanopdenbosch L, Kuhweide R. Post-traumatic pulsatile tinnitus: the hallmark of a direct carotico-cavernous fistula. J Laryngol Otol 2007. Disponível em: https://doi.org/10.1017/S0022215107005890. (03 Set. 2021).
7. Miller TR, Shivashankar R, Jindal G, Gandhi D. Carotid cavernous fistula. Neurovascular Imaging From Basics to Adv. Concepts, 2016. Disponível em: https://doi.org/10.1007/978-1-4614-9029-6_7. (03 Set. 2021).
8. Williams ZR. Carotid-cavernous fistulae: a review of clinical presentation, therapeutic options, and visual prognosis. Int Ophthalmol Clin 2018. Disponível em: https://doi.org/10.1097/IIO.0000000000000215. (03 Set. 2021).

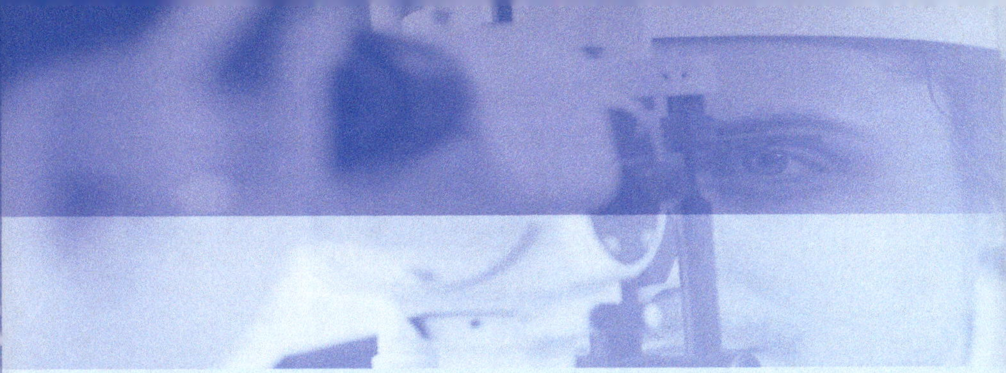

S E Ç Ã O **4**

Glaucoma

capítulo 32

Fechamento Angular Primário

Fábio Marinho Gomes
Pedro Luis Rissoli
Aloisio Fumio Nakashima

H40.2	Glaucoma primário de ângulo fechado
H40.5	Glaucoma secundário a outros transtornos do olho
H40.6	Glaucoma secundário a drogas

Definição

Fechamento parcial ou completo da câmara anterior por condições anatômicas que ocasionam aposição da periferia da íris à sua parede externa, resultando no aumento da pressão intraocular de forma aguda, intermitente ou crônica.

Classificação

- **Forma aguda:** manifestação agressiva e sintomática do processo de fechamento angular, na maioria dos casos unilateral.
- **Forma intermitente:** manifestações brandas e recorrentes com resolução espontânea.
- **Forma crônica:** processo de fechamento angular, ocorre de forma assintomática.
- **Epidemiologia/fatores de risco:** os principais fatores de risco para fechamento angular primário podem ser divididos didaticamente em epidemiológicos e oculares.

Epidemiológicos

- Idade, em geral, acima de 50 anos.
- Gênero feminino.

- Ascendência oriental.
- Histórico familiar.

Oculares

- Câmara rasa.
- Ângulo estreito.
- Comprimento axial menor que a média.
- Microcórnea.
- Curvatura corneana maior que média.
- Hipermetropia.
- Cristalino volumoso.

Mecanismos

- **Bloqueio pupilar:** principal mecanismo de fechamento angular primário; o fluxo do humor aquoso em direção à câmara anterior através da pupila é dificultado, ocasionando aumento desproporcional da pressão na câmara posterior, projetando anteriormente a periferia da íris, obstruindo subsequentemente a malha trabecular.
- **Íris em platô:** mecanismo incomum, no qual o fechamento angular é ocasionado pela maior espessura periférica da íris, inserção anteriorizada da íris e dos processos ciliares; o ângulo é estreito e pode fechar mesmo na presença de iridectomia patente. Gonioscopia de indentação pode revelar uma dupla corcova.
- **Componente cristaliniano:** o aumento do diâmetro anteroposterior do cristalino facilita o fechamento mecânico do ângulo em olhos com predisposição anatômica.
- **Quadro clínico:** em geral, o quadro é unilateral, composto de dor ocular intensa, lacrimejamento, hiperemia conjuntival, alterações visuais como embaçamento e halos coloridos ao redor de fontes de luz, cefaleia ipsilateral, náuseas e vômitos.

Exame ocular

- Pressão intraocular (PIO) elevada, em geral acima de 40 mmHg.
- Edema corneano (edema epitelial microbolhoso).
- Alteração de reflexo pupilar. O reflexo pode estar apenas diminuído no olho afetado, porém, muitas vezes, há médio-midríase.
- Câmara anterior rasa (avaliação com técnica de Van Herrick).
- **Gonioscopia:** íris em bombe (abaulamento com protusão anterior 360°).
- Hiperemia conjuntival com injeção ciliar.

- Muitas vezes, há reação de câmara secundária ao quadro inflamatório agudo.
- **Sinais de fechamento angular prévio:** goniossinéquias, *imprinting* iriano.

> **IMPORTANTE:** O exame ocular pode ser desafiador e, muitas vezes, alguns sinais não serão encontrados. O edema corneano epitelial, por exemplo, pode impedir a visualização de reação de células na câmara anterior ou do ângulo na gonioscopia. Por essa razão, é imprescindível examinar com cuidado o olho contralateral pesquisando-se fatores de risco para fechamento angular e sinais de bloqueio pupilar prévio.

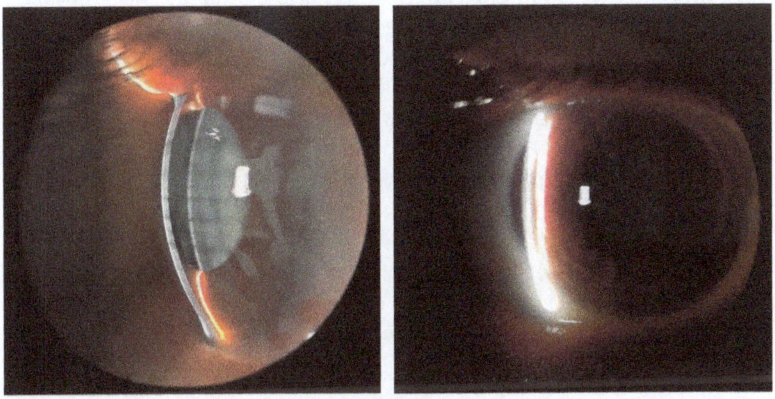

Figura 32.1. Biomicroscopia demonstrando câmara anterior rasa à esquerda e teste de Van Herick à direita. (Fonte: acervo da autoria.)

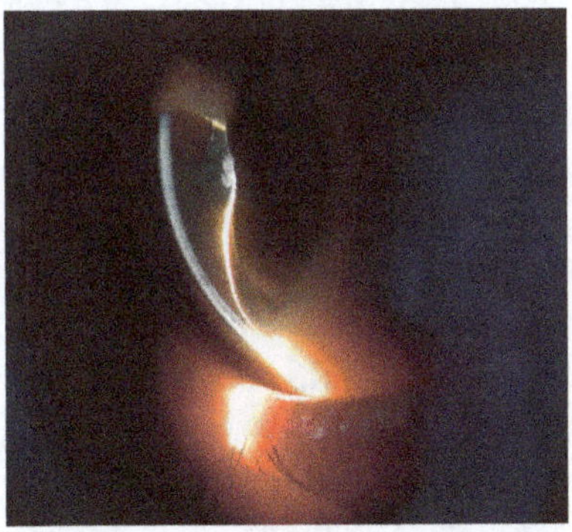

Figura 32.2. Biomicroscopia de íris em bombe e ângulo fechado. (Fonte: acervo da autoria.)

Diagnósticos diferenciais

- Glaucoma pigmentar.
- Glaucoma pseudoexfolitivo.

- Glaucoma neovascular.
- Glaucoma agudo secundário ao cristalino (facomórfico, principalmente).
- Uveíte hipertensiva.
- Glaucoma maligno (principalmente após procedimentos cirúrgicos).
- Outras formas de bloqueio ciliar.

Tratamento

O tratamento do fechamento angular primário é uma urgência oftalmológica. Há risco de danos visuais irreversíveis pela perda de fibras ganglionares decorrente do regime de elevação abrupta da PIO. Dessa forma, o tratamento deve ser o mais rápido possível e consiste em diversas medidas que devem ser tomadas de forma concomitante e descritas a seguir:

Durante a crise/temporário/no PS

Tratamento sistêmico

- **Agentes hiperosmóticos:** manitol a 20% por via intravenosa: de 1,5 a 2 g/kg de peso (80 a 100 gotas/minuto) ou glicerina 50% gelada via oral: 1,5 g/kg de peso.

> **Observação:** sempre considerar as condições clínicas do paciente, em especial doenças renais e risco de desidratação. Para manitol, contraindicar se condições cardiorrespiratórias e cerebrais; no caso da glicerina, diabetes é contraindicação.

- **Inibidores da anidrase carbônica por via oral:** acetazolamida 2 comprimidos 250 mg (dose de ataque) e após 250 mg a cada 8 horas (doença renal crônica e anemia falciforme são contraindicações a esta medicação).

Tratamento tópico

- **Pilocarpina 2% colírio:** uma gota a cada 15 minutos por três vezes; depois, de hora em hora nas primeiras 3 horas e, depois, a cada 6 horas.
- **Maleato de timolol 0,5% colírio:** uma gota a cada 12 horas.
- **Tartarato de brimonidina colírio:** uma gota a cada 12 horas em pacientes que apresentam contraindicação ao timolol.
- **Colírio de corticosteroide (prednisolona ou dexametasona):** uma gota a cada 2 horas nas primeiras 24 horas.

Tratamento definitivo: iridotomia bilateral

O procedimento de iridotomia com YAG *laser* gera um pertuito para o humor aquoso entre a câmara posterior e o ângulo, sendo o tratamento definitivo para o paciente com bloqueio angular primário. A iridotomia deve ser realizada em ambos os olhos em todos os casos, sendo profilaxia de novos eventos de bloqueio pupilar.

Técnica: após anestesia tópica e com miose induzida por pilocarpina 2%, utiliza-se a lente apropriada (p. ex., Abraham) para magnificação da imagem e evitar dispersão da energia do *laser*. O mesmo deve ser ajustado com potência de 5 a 8 mJ com tiro duplo. O local mais adequado é preferencialmente aquele superior em região de uma cripta iriana a fim de se utilizar a menor quantidade de tiros possível.

Bibliografia consultada

1. Gerstenblith AT, Rabinowitz MP. Manual de Doenças Oculares do Wills Eye Hospital. 6 ed. Porto Alegre: Artmed; 2015.
2. Lam DS, Tham CC, Lai JS, Leung DY. Current approaches to the management of acute primary angle closure. Curr Opin Ophthalmol 2007;18:146-51.
3. Ritch R, Lowe RF. Angle closure glaucoma: mechanisms and epidemiology. In: Ritch R, Shields MB, Krupin T (eds.). The Glaucomas. St. Louis: Mosby, 1996;801-819.
4. Sociedade Brasileira de Glaucoma; Consenso de Glaucoma Primário de Ângulo Fechado. V.2. São Paulo: Casa, Leitura Médica; 2012.

capítulo

33 Glaucoma Neovascular

Pedro Luis Rissoli
Marcelo Hatanaka

H40.5	Glaucoma secundário a outros transtornos do olho

Etiologia

As causas mais comuns de glaucoma neovascular (GNV) são retinopatia diabética, oclusão de veia central da retina (OVCR) e síndrome ocular isquêmica. Doenças que geram isquemia retiniana e neovascularização podem gerar GNV.

- **Oclusão de veia central da retina:** causa mais comum de GNV, sendo secundária à forma isquêmica da doença. Em geral, ocorre após 3 meses do evento oclusivo (glaucoma dos 100 dias).
- **Retinopatia diabética:** até 10% dos pacientes apresentam forma proliferativa sendo que pacientes com GNV em um olho apresentam risco médio de 33% de desenvolver a doença no olho contralateral. Assim, a avaliação do olho contralateral é imprescindível em todos os casos.
- **Síndrome ocular isquêmica:** secundária ao hipofluxo em pacientes com diminuição do calibre das artérias, em especial a artéria carótida, gera isquemia nos segmentos anterior e posterior do olho com desenvolvimento de neovasos na íris e no ângulo.
- **Tumores oculares:** apesar de pouco frequentes, são diagnósticos diferenciais importantes de serem excluídos em casos cuja opacidade de meios não permite a avaliação do segmento posterior. Assim sendo, a ultrassonografia ocular deve ser considerada.

- **Oclusão da artéria central da retina (OACR):** não é consenso, mas há relatos de que cerca de 18% dos casos de OACR dá origem à GNV. De qualquer forma, dada a baixa incidência deste tipo de oclusão, é uma causa menos importante deste tipo de glaucoma.
- **Outras causas:** retinopatia da radiação, vasculites retinianas, retinosquise ligada ao X, vasculopatias isquêmicas.

Patogênese

A anormalidade primária de GNV é a isquemia do segmento posterior, com aumento na produção do fator de crescimento vascular endotelial (VEGF). A formação de neovasos ocorre tanto no segmento posterior como no anterior. O evento crítico para elevação da pressão intraocular (PIO) é a formação de uma membrana fibrovascular na superfície iriana e no seio camerular. A formação de sinéquias periféricas anteriores, a partir da contração da membrana fibrovascular, causa fechamento angular secundário e aumento da PIO.

Diagnóstico: o exame cuidadoso da íris na biomicroscopia bem como do ângulo na gonioscopia é essencial para o diagnóstico e o estadiamento, elementos que em conjunto definirão a conduta.

Classificação de acordo com o Consenso Brasileiro de Glaucoma Neovascular da Sociedade Brasileira de Glaucoma:

- **Grau I:** apresenta PIO normal, com neovasos na íris (*rubeosis iridis*).

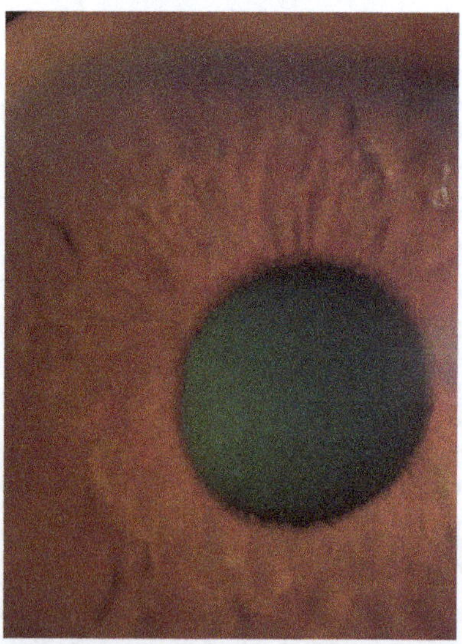

Figura 33.1. *Rubeosis iridis.* (Fonte: imagem cedida por Pedro Rissolli.)

- **Grau II:** apresenta, além de neovasos irianos, neovasos no ângulo (porém ainda aberto) e aumento da PIO.

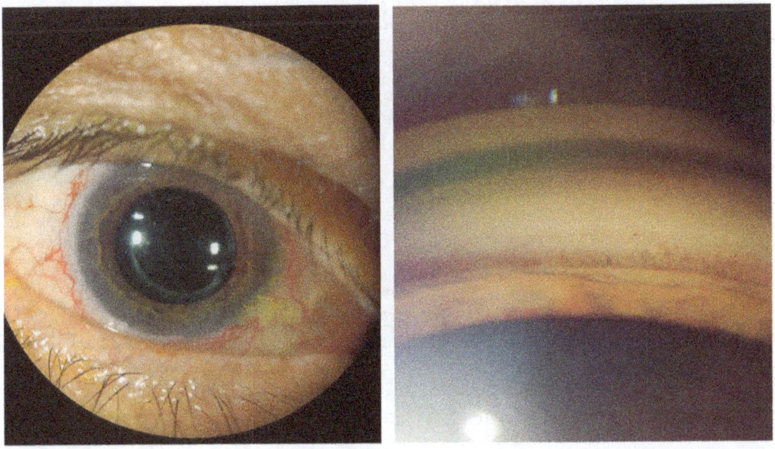

Figura 33.2. Paciente com GNV secundário à retinopatia diabética; à esquerda hiperemia conjuntival, porém ainda sem sinais de PIO elevada, à direita membrana fibrovascular em evidência na gonioscopia. (Fonte: imagem cedida por Pedro Rissolli.)

- **Grau III:** PIO elevada (frequentemente com edema de córnea epitelial microbolhoso), porém com o ângulo fechado. A íris pode apresentar apagamento das criptas, discoria e ectrópio uveal (sequelas da tração pela membrana fibrovascular).

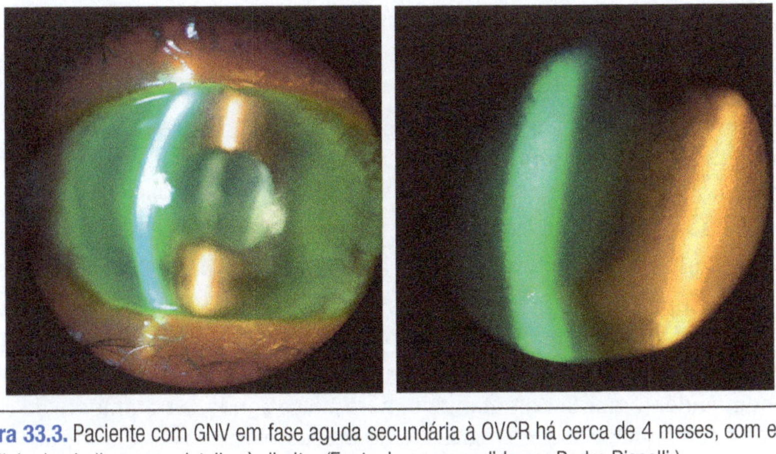

Figura 33.3. Paciente com GNV em fase aguda secundária à OVCR há cerca de 4 meses, com edema epitelial microbolhoso em detalhe à direita. (Fonte: imagem cedida por Pedro Rissolli.)

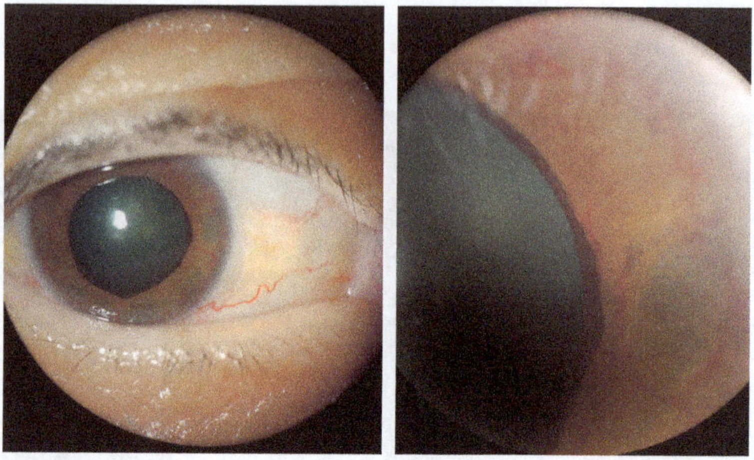

Figura 33.4. Paciente com sinais de glaucoma vascular em estágio avançado crônico, com neovasos de íris e ectrópio uveal (em detalhe à direita). (Fonte: imagem cedida por Pedro Rissolli.)

Tratamento

O tratamento varia de acordo com a classificação e com a acuidade visual em questão. Assim, no grau I, isto é, enquanto a PIO não está elevada, trata-se a isquemia retiniana com panfotocoagulação e antiangiogênicos. O objetivo é impedir a progressão e o fechamento angular pelas sinéquias. No grau II, além das medidas para grau I, a PIO já está elevada e deve ser tratada, com colírios hipotensores ou cirurgia. Por fim, no grau III as medidas de controle pressórico são cada vez mais ineficientes e, se paciente sem percepção luminosa no olho acometido, o tratamento clínico com cicloplégicos e corticosteroide pode ser uma opção.

Tratamento clínico da PIO

Usam-se todas as classes de medicações disponíveis com exceção dos análogos de prostaglandina, uma vez que o estímulo pró-inflamatório na fase aguda deve ser evitado. Atentar-se às limitações sistêmicas de cada paciente.

- Betabloqueador tópico (timolol 0,5%, uma gota a cada 12 horas).
- Agonistas α-2 tópicos (brimonidina 0,1% a 0,2%, duas a 3 vezes por dia).
- Inibidores da anidrase carbônica sistêmico (acetazolamida 500 mg, via oral (VO), duas a 3 vezes por dia) ou tópico (dorzolamida 2% ou brinzolamida, duas a 3 vezes por dia).

Independentemente do tratamento para a fase aguda, o tratamento da causa de base é fundamental para a regressão do processo de neovascularização. Dessa forma, como a isquemia do segmento posterior é a principal causa de GNV, a panfotocoagulação é o tratamento de escolha.

Injeção de anti-VEGF

O uso de medicações anti-VEGF intravítreo aumenta a velocidade de regressão dos neovasos tanto do segmento posterior como do anterior. Apesar disso, a panfotocoagulação retiniana, porém, mantém-se como o tratamento definitivo na grande maioria dos casos. Assim sendo, o uso das injeções de forma combinada ao *laser* pode auxiliar no tratamento da doença.

Tratamento cirúrgico

Apesar de a panfotocoagulação retiniana ser o principal tratamento da isquemia retiniana que ocasiona GNV, intervenções cirúrgicas são frequentemente necessárias, uma vez que o uso de medicação tópica geralmente não é suficiente para controlar a PIO. Os implantes de drenagem são considerados a 1ª opção no tratamento cirúrgico para o controle da PIO, porém a trabeculectomia com mitomicina C também pode ser considerada, apesar de esta apresentar altas taxas de falência nesses casos. Alguns autores ainda defendem a injeção de antiangiogênico combinada ao procedimento para diminuir a taxa de falha.

- **Procedimentos ciclodestrutivos:** a ciclofotocoagulação transescleral com *laser* de diodo é um procedimento utilizado para destruir o epitélio e o estroma do corpo ciliar, diminuindo a produção de humor aquoso e, consequentemente, a pressão intraocular. É utilizada em casos em que a visão já está gravemente acometida (menor que 20/400). Apresenta risco de *phtisis bulbi* e sempre deve ser acordada com o paciente previamente à indicação do procedimento.

Bibliografia consultada

1. Gerstenblith AT, Rabinowitz MP. Manual de Doenças Oculares do Wills Eye Hospital. 6 ed. Porto Alegre: Artmed.
2. Hayreh SS. Neovascular glaucoma. Prog Retin Eye Res. 2007;26(5):470-85.
3. Sivak-Callcott JA, O'Day DM, Gass JD, et al. Evidence-based recommendations for the diagnosis and treatment of neovascular glaucoma.
4. SOCIEDADE BRASILEIRA DE GLAUCOMA. Consenso de Glaucoma Neovascular. V. 2. São Paulo: Casa, Leitura Médica; 2020.

capítulo 34 Blebite

Fernanda N. Susanna
Remo Susanna Jr.

H59.8	Outros transtornos do olho e anexos pós-procedimentos

A blebite é definida como infecção da bolha de uma cirurgia de filtragem. A bolha apresenta infiltrado mucopurulento que pode estar associado à inflamação leve a moderada do segmento anterior. É uma complicação incomum, mas significativa de início precoce a tardio, ocorrendo em média 3,1 anos após a trabeculectomia.[1] O diagnóstico é alterado para endoftalmite secundária à blebite quando um dos seguintes está presente: hipópio; células no vítreo anterior ou cultura positiva de humor aquoso ou vítreo.[2]

Classificação

- **Grau 1 (leve):** infecção da bolha sem envolvimento do segmento anterior ou vítreo.
- **Grau 2 (moderada):** infecção da bolha com envolvimento do segmento anterior, mas não do vítreo.
- **Grau 3 (severa):** infecção da bolha com envolvimento do segmento anterior e do vítreo, caracterizando uma endoftalmite secundária à blebite.

Fatores de risco

- Cirurgia de filtragem de espessura total.[3]
- Uso de agentes antifibróticos, como 5-fluorouracil (5-FU) e mitomicina-C (MMC).[3,4]

- Vazamento tardio da bolha de filtragem.[2]
- Localização inferior da bolha de filtragem.[2]
- Blefarite ou doença da superfície ocular.[5,6]
- Idade mais jovem.[2]
- Raça negra.[2]

Sintomas

Os sintomas de blebite podem ser agudos ou subagudos e consistem em[7] olho vermelho, fotofobia, diminuição da acuidade visual, dor, irritação ocular, secreção mucosa.

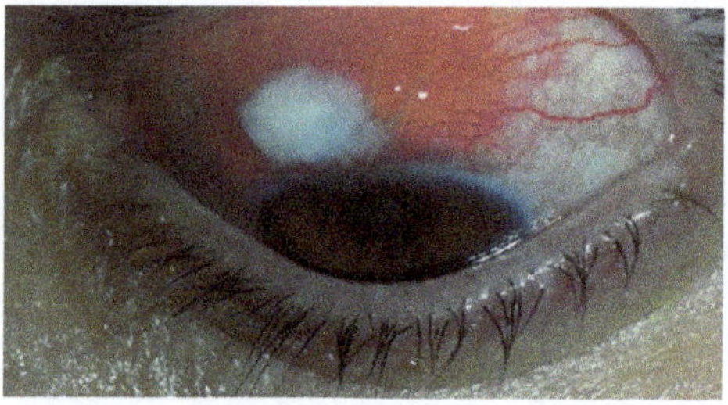

Figura 34.1. Hiperemia conjuntival setorial em torno da bolha infectada, com aspecto isquêmico. (Fonte: imagem cedida por Remo Susanna Jr.)

Sinais

Dependem do grau da afecção.

Grau 1:

- Bolha isquêmica de aparência leitosa cercada por intensa hiperemia conjuntival
- Infiltrado mucopurulento dentro da bolha.
- Pressão intraocular geralmente não é afetada.

Grau 2:

- Mesmos sinais do grau 1.
- Células e *flare* de câmara anterior,
- Pode apresentar hipópio de câmara anterior.

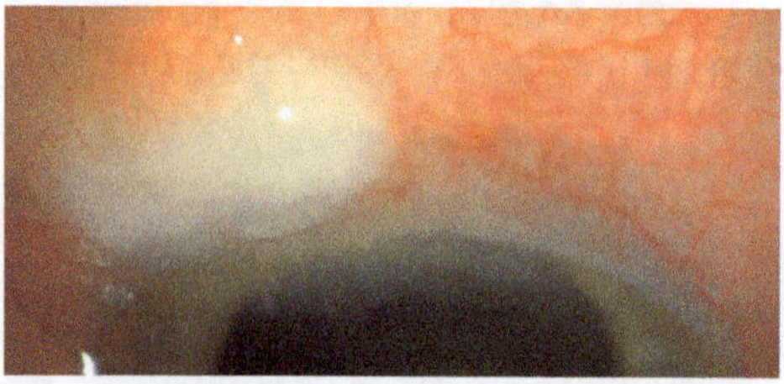

Figura 34.2. Blebite grau. Hiperemia conjuntival 4+, bolha filtrante com material purulento, encistada e isquêmica; com células e *flare* na câmara anterior. (Fonte: imagem cedida por Remo Susanna Jr.)

Grau 3:

- Mesmos sinais do grau 2 + envolvimento de vítreo.
- Apresenta-se como uma endoftalmite com envolvimento da bolha.

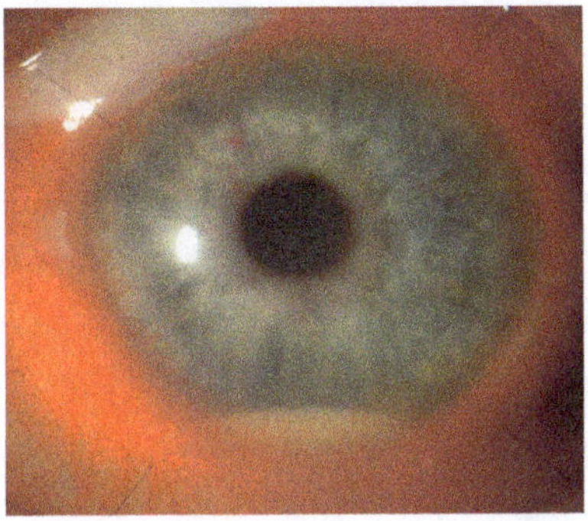

Figura 34.3. Blebite grau 3. Hiperemia conjuntival bulbar 4+, injeção ciliar, bolha elevada, encistada e isquêmica com material purulento, associada à hipópio e células no vítreo anterior. (Fonte: Imagem cedida por Remo Susanna Jr.)

Manejo

O tratamento do vazamento da bolha inclui uso de antibióticos tópicos e supressores aquosos. Medidas conservadoras adicionais incluem uso de lentes de contato gelatinosas em conjunto com antibióticos tópicos, sangue autólogo adesivo ou cola de cianoacrilato.[8] O paciente deve ser acompanhado diariamente e frequentemente (muitas vezes ao dia) até que a blebite apresente melhora, para isso pode ser necessária admissão hospitalar.[9]

Se as alternativas menos invasivas não forem suficientes, é necessário cirurgia para extirpar a bolha isquêmica e avançar a borda conjuntival posterior para o limbo.[10]

O tratamento rápido e agressivo é essencial para um bom prognóstico visual.

Grau 1

- Tratamento intensivo com antibióticos tópicos associado a um dos regimes:
  - Cefazolina fortificada ou vancomicina e gentamicina fortificada, amicacina ou tobramicina alternando a cada meia hora por 24 horas. Pode ser dada uma dose de ataque que consiste em uma gota a cada 5 minutos quatro vezes.
  - Fluoroquinolonas de 4ª geração a cada hora após dose de ataque.
- Reavaliar pelo menos de 6 a 12 horas e de 12 a 24 horas para garantir que não esteja havendo piora.
- Iniciar esteroides após 24 horas se apresentar melhora da blebite.

Grau 2

- Mesmo tratamento da blebite de grau 1 com adição de cicloplégicos.
- Monitorização com mais frequência.
- Pode ser considerado o uso de fluoroquinolonas orais.

Grau 3 (tratar como uma endoftalmite)

- Hospitalização.
- Antibióticos fortificados tópicos de hora em hora.
- Terapia antibiótica intravenosa com fluoroquinolonas.
- Esteroides tópicos ou intravítreos (p. ex., acetato de prednisolona 1% de hora em hora).
- Cicloplégicos.
- Vitrectomia em casos de piora apesar da terapia agressiva.

Exames

- Biomicroscopia com avaliação da bolha, segmento anterior e vítreo.
    - Procurar vazamento da bolha.
    - Teste de Seidel.
    - Gonioscopia para avaliação de microhipópio.
- Cultura da bolha com esfregaço conjuntival (e paracentese de câmara anterior para infecções mais graves).
    - Os organismos mais frequentes no período pós-operatório recente são *Staphylococus epidermidis*, *Staphylococcus aureus* e outros Gram-positivos.
    - Os organismos mais frequentes no período pós-operatório tardio são Streptococcus, *Haemophilus influenzae*, *Staphylococcus aureus*, *Moraxella*, *Pseudomonas* e *Serratia*.
- Ultrassom B-scan (avalia envolvimento de segmento posterior).

Diagnósticos diferenciais

- **Conjuntivite:** não costuma apresentar o quadro de dor e diminuição da visão que ocorre na blebite. A conjuntivite bacteriana é um fator de risco para blebite, logo deve ser tratada prontamente.
- **Episclerite:** inflamação sem envolvimento da bolha. Geralmente setorial e não superior.
- **Uveíte anterior:** inflamação da câmara anterior sem envolvimento da bolha.
- **Endoftalmite (não relacionada à bolha):** achados comparáveis à blebite grau 3 sem envolvimento da bolha.
- **Bolha isquêmica:** conjuntiva opaca com hiperemia setorial no pós-operatório imediato após o uso de antimetabólitos.

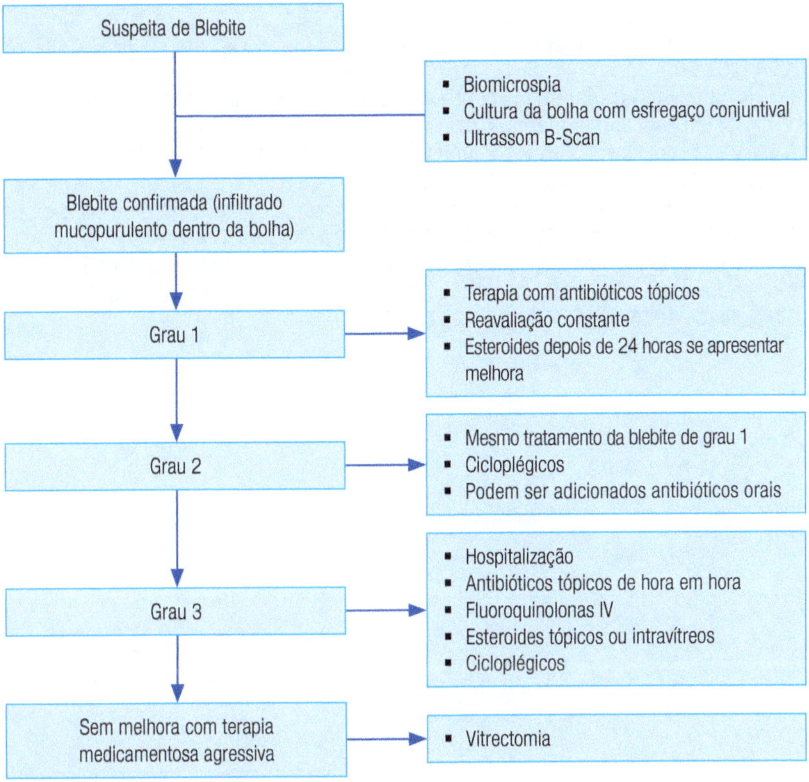

Figura 34.4. Fluxograma de conduta diante de suspeita de blebite. (Fonte: elaborada pela autoria.)

Bibliografia consultada

1. Awdeh RM, Kim T, Herndon L. Chapter 43: What factors increase the risk of bleb-related infection? How should I treat blebitis and bleb-related endophthalmitis if it develops? in Curbside Consultation in Glaucoma. Heuer DK Editor. Slack Inc., 2008. Disponível em: http://v2.glaucomatoday.com/pdfs/GT0908_09.pdf. (25 set. 2020).
2. Blebitis | Columbia Ophthalmology. Disponível em: https://www.columbiaeye.org/education/digital-reference-of-ophthalmology/glacucoma/surgery-and-complications/blebitis. (26 set. 2020).
3. DeBry PW, Perkins TW, Heatley G, Kaufman P, Brumback LC. Incidence of late-onset bleb-related complications following trabeculectomy with mitomycin. Arch Ophthalmol. 2002. doi:10.1001/archopht.120.3.297.
4. Dreyer EB. Shields Textbook of Glaucoma. JAMA. 2011. doi:10.1001/jama.2011.1166.
5. Jampel HD, Quigley HA, Kerrigan-Baumrind LA, Melia BM, Friedman D, Barron Y. Risk factors for late-onset infection following glaucoma filtration surgery. Arch Ophthalmol. 2001. doi:10.1001/archopht.119.7.1001.
6. Myers JS, Yang CB, Herndon LW, Allingham RR, Shields MB. Excisional bleb revision to correct overfiltration or leakage. J Glaucoma. 2000. doi:10.1097/00061198-200004000-00007.

7. Phillips WB, Wong TP, Bergren RL, Friedberg MA, Benson WE. Late onset endophthalmitis associated with filtering blebs. Ophthalmic Surg. 1994. doi:10.3928/1542-8877-19940201-06.
8. Ramakrishnan R, Jayahar Bharathi M, Maheshwari D, Mohideen PMT, Khurana M, Shivakumar C. Etiology and epidemiological analysis of glaucoma-filtering bleb infections in a tertiary eye care hospital in south India. Indian J Ophthalmol. 2011. doi:10.4103/0301-4738.86311.
9. Soltau JB, Rothman RF, Budenz DL, et al. Risk factors for glaucoma filtering bleb infections. Arch Ophthalmol. 2000. doi:10.1001/archopht.118.3.338.
10. Wolner B, Liebmann JM, Sassani JW, Ritch R, Speaker M, Marmor M. Late bleb-related endophthalmitis after trabeculectomy with adjunctive 5-fluorouracil. Ophthalmology. 1991. doi:10.1016/S0161-6420(91)32177-8.

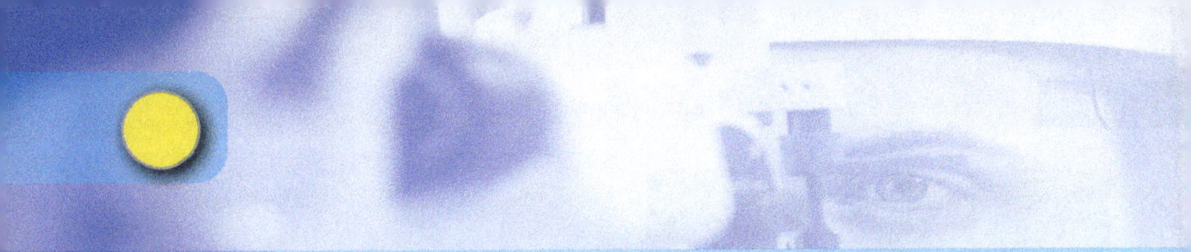

capítulo 35 Complicações Pós-Operatórias da Cirurgia de Glaucoma

Bianca Nicolela Susanna
Renato Germano

H31.4	Descolamento da coroide
H35.8	Outros transtornos especificados da retina
H59.8	Outros transtornos do olho e anexos pós-procedimentos

Durante os primeiros dias ou semanas após o procedimento cirúrgico, a complicação mais frequentemente encontrada pelo cirurgião é a pressão intraocular (PIO) muito baixa (hipotonia) ou muito alta. Em ambos os casos, a câmara anterior (CA) pode estar rasa ou profunda. Sendo assim, é importante conseguir categorizar e saber conduzir as complicações de acordo com a PIO e *status* da câmara anterior.

PIO elevada com CA rasa

Hemorragia supracoroidal

Definição: acúmulo de sangue no espaço supracoroidal em virtude de disrupção das artérias ciliares posteriores. Decorre da queda abrupta da PIO durante a cirurgia. Incidência varia de 1,6% a 6,1% após trabeculectomia. Importante acompanhar com ultrassonografia.

Quadro clínico

- **Sintomas:** dor intensa e baixa acuidade visual de início súbito horas ou dias após a cirurgia
- **Sinais:** atalamia, elevação da PIO, hiperemia ocular, elevação da coroide de coloração castanho escuro-avermelhado, prolapso de vítreo na CA, perda do reflexo vermelho

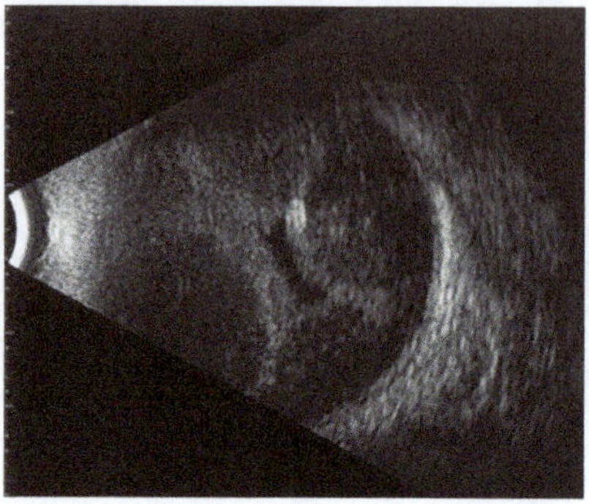

Figura 35.1. Hemorragia supracoroidal massiva. Observa-se a coroide heterogênea (sangue e coágulo) e presença de *kissing de coroide*. (Fttps://glaucomatoday.com/articles/2019-july-aug/five-pointers-on-choroidal-effusion-and-suprachoroidal-hemorrhage.)

Bloqueio pupilar

Quadro clínico

- **Sintomas:** dor intensa e baixa acuidade visual de início súbito
- **Sinais:** elevação da PIO, íris em bombe e ausência de iridectomia pérvia, CA rasa, ângulo fechado à gonioscopia

Mau direcionamento do humor aquoso

- **Definição:** glaucoma de ângulo fechado secundário à rotação posterior do corpo ciliar e direcionamento do humor aquoso à câmara vítrea, com aumento da pressão vítrea e anteriorização de todo o diafragma iridolenticular.

Quadro clínico

- **Sintomas:** dor moderada inicialmente moderada, que progride para intensa, acompanhada de baixa acuidade visual.
- **Sinais:** CA rasa em toda extensão (periférica e central), iridectomia patente, ausência de expansão coroidal, aumento da PIO (não é obrigatório).

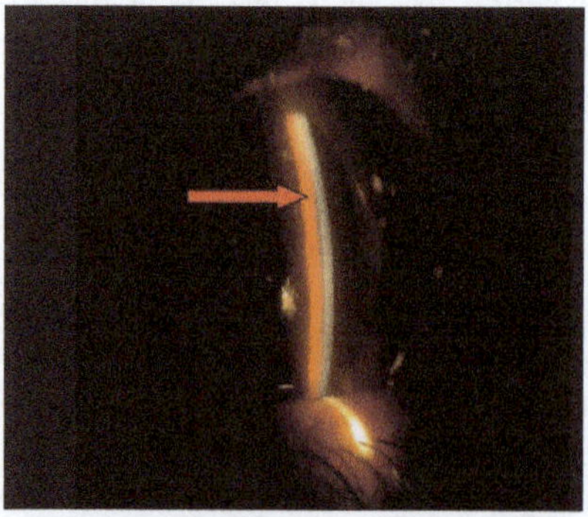

Figura 35.2. CA rasa difusamente no mau direcionamento do humor aquoso. (Fonte: Vijaya L. Management of complications in glaucoma surgery. Indian J Ophthalmol. 2011.)

PIO elevada com CA ampla

1. **Obstrução do óstio interno:** por plugue iriano, viscoelástico, sangue, fibrina, vítreo. Sempre realizar gonioscopia para o diagnóstico e tratamento corretos.
2. **Obstrução externa:** flap da trabeculectomia apertado.

PIO baixa

Introdução: pressões intraoculares menores que 8 mmHg podem estar associadas à câmara anterior rasa, descolamento de coroide e hemorragia supracoroidal. Pressões abaixo de 4 mmHg aumentam o risco de maculopatia hipotônica e edema de córnea.

Em geral, a câmara anterior pode ficar rasa nos 2 ou 3 primeiros dias pós-operatórios, e aprofunda-se gradativamente no decorrer das 2 semanas seguintes, quando o corpo ciliar começa a se recuperar do insulto cirúrgico.

Na ocorrência de hipotonia e câmara anterior rasa, o primeiro passo é determinar a causa, e, então, tomar a medida corretiva apropriada:

1. **Defeito conjuntival ou bolha hiperfiltrante:** principais causas de hipotonia no pós-operatório. O diagnóstico diferencial será feito com o teste de Seidel e observação do aspecto da bolha.

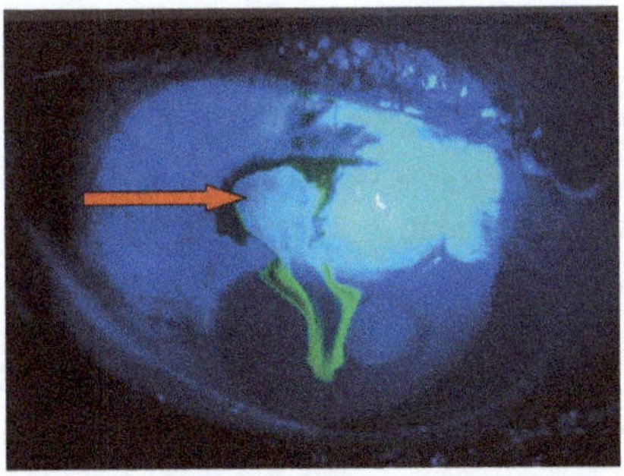

Figura 35.3. Teste de Seidel positivo. (Fonte: Vijaya L. Management of complications in glaucoma surgery. Indian J Ophthalmol. 2011.)

2. **Descolamento seroso da coroide:** o fluido geralmente é retido no espaço supracoróideo em olhos hipotônicos. A maioria dos descolamentos serosos de coroide se resolve de forma espontânea após alguns dias da cirurgia, quando a PIO elevar-se a valores acima de 7 a 9 mmHg.
   - **Sintomas:** na maioria das vezes, paciente assintomático. Baixa acuidade visual (BAV) se acometimento macular
   - **Sinais:** elevação bolhosa, serosa, da retina e da coroide, de coloração alaranjada, se estendendo normalmente 360° perifericamente, permitindo a visualização da *ora serrata* sem depressão escleral

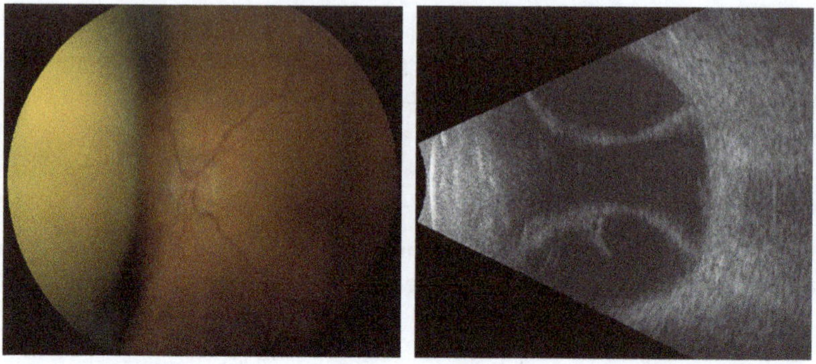

Figura 35.4. Efusão coroidal em formato lobular, coloração amarelada. Ultrassonografia demontra ecos moderados, indicando presença de efusão serosa. (Fonte: https://glaucomatoday.com/articles/2019-july-aug/five-pointers-on-choroidal-effusion-and-suprachoroidal-hemorrhage.)

Complicação

- **Maculopatia hipotônica:** ocorre em 1,3% a 20% dos casos.
  - **Fatores de risco:** sexo masculino, jovem, miopia, uso de agente antifibrótico na cirurgia, pressão intraocular (PIO) abaixo de 5 mmHg.
  - **Sintomas:** baixa acuidade visual indolor. Sua persistência por período prolongado resulta em lesão permanente dos fotorreceptores e baixo prognóstico visual.
  - **Sinais:** dobras de coroide e de retina, edema retiniano e de nervo óptico, tortuosidade vascular.
  - **Conduta:** realizar OCT (diagnóstico e acompanhamento). Tratamento de acordo com a causa da redução da PIO. As medidas conservadoras raramente atingem êxito no tratamento da maculopatia hipotônica, sendo a revisão cirúrgica indicada.

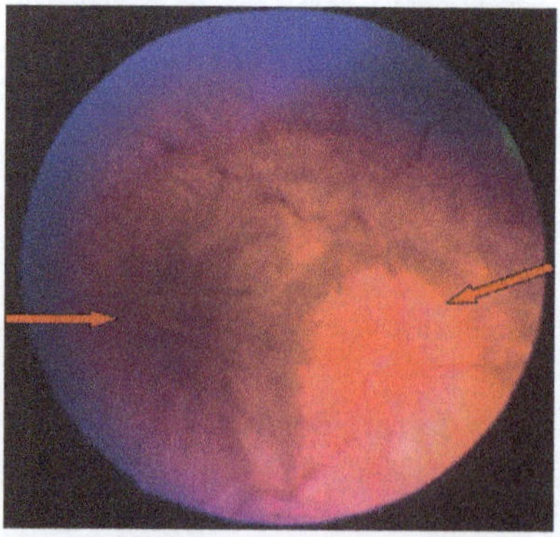

Figura 35.5. Maculopatia hipotônica (edema de disco e dobras retinocoideanas maculares). (Fonte: Vijaya L. Management of complications in glaucoma surgery. Indian J Ophthalmol. 2011.)

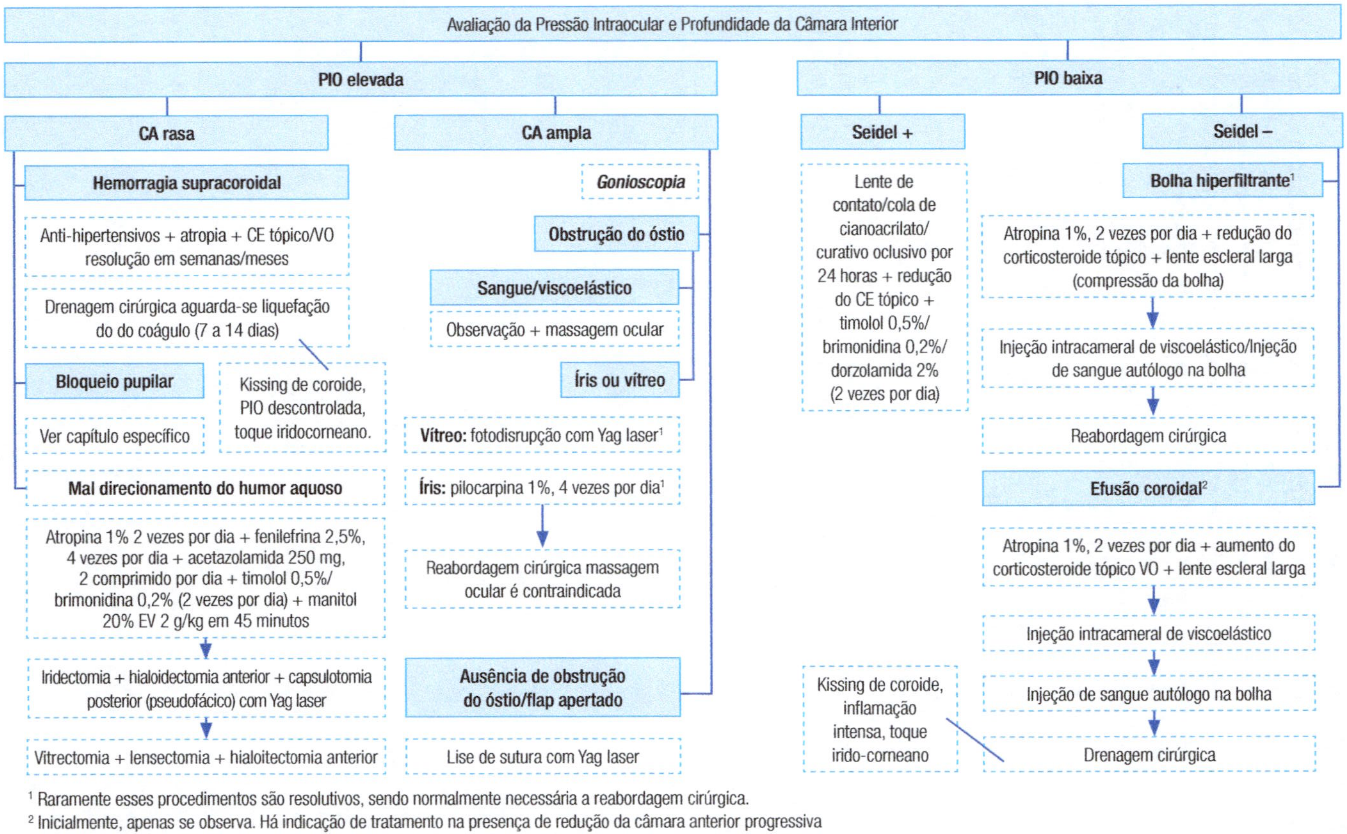

Figura 35.7. Fluxograma de conduta. (Fonte: elaborado pela autoria.)

Bibliografia consultada

1. Bagheri N, Wajda BN, Calvo C, Durrani A. Postoperative complications of glaucoma surgery. In: The Wills Eye Manual: office and emergency room diagnosis and treatment of eye disease. Seventh edition. Philadelphia: Wolters Kluwer; 2017:410-412.
2. Bashford KP, Shafranov G, Shields MB. Bleb revision for hypotony maculopathy after trabeculectomy. J Glaucoma. 2004;13(3):256-60. doi: 10.1097/00061198-200406000-00015. PMID: 15118473.
3. Foo R, Tsai A, Scott I, Lim L, Fekrat S. Management of suprachoroidal hemorrhage. 2018. Disponível em: https://www.aao.org/eyenet/article/management-of-suprachoroidal-hemorrhage. (10 Mar. 2021).
4. Francis BA, Wong RM, Minckler DS. Slit-lamp needle revision for aqueous misdirection after trabeculectomy. J Glaucoma. 2002;11(3):183-8. doi: 10.1097/00061198-200206000-00004. PMID: 12140393.
5. Thomas M, Vajaranant TS, Aref AA. Hypotony maculopathy: clinical presentation and therapeutic methods. Ophthalmol Ther. 2015;4(2):79-88. doi: 10.1007/s40123-015-0037-z. Epub 2015 Aug 8. PMID: 26253854; PMCID: PMC4675727.
6. Vaziri K, Schwartz SG, Kishor KS, Fortun JA, Moshfeghi DM, Moshfeghi AA, Flynn HW Jr. Incidence of postoperative suprachoroidal hemorrhage after glaucoma filtration surgeries in the United States. Clin Ophthalmol. 2015;9:579-84. doi: 10.2147/OPTH.S78359. PMID: 25897196; PMCID: PMC4396511.

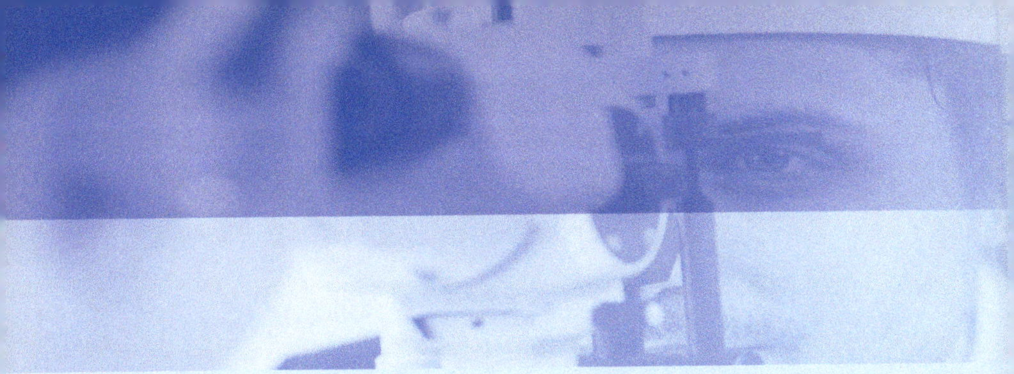

SEÇÃO 5

Neuroftalmologia

capítulo 36

Neurite Óptica

Pedro Gomes Oliveira Braga
André Carvalho Kreuz

H46	Neurite óptica
G36.0	Neuromielite óptica (doença de Devic)

Definição

Inflamação do nervo óptico, seja de sua porção anterior (papilite), seja da posterior (neurite retrobulbar).

Quando suspeitar

- Mulher jovem com perda visual unilateral subaguda, associada à dor periocular que piora a movimentação ocular, defeito pupilar aferente relativo e fundo de olho normal (neurite retrobulbar).
- Perda visual aguda ou subaguda associada a edema de papila (papilite).

Etiologia

A causa mais comum no adulto é a desmielinizante enquanto na criança é a parainfecciosa. Pode ser dividida em:

- **Desmielinizante:**
  - Isolada (idiopática).
  - Esclerose múltipla (EM).
  - Neuromielite óptica (doença de Devic).

- **Parainfeciosa:**
  - Pós-infecção viral (sarampo, caxumba, rubéola).
  - Pós-vacinação.
- **Infecciosa:**
  - Tuberculose.
  - Sífilis.
- **Autoimune:**
  - Sarcoidose.
  - Lúpus eritematoso sistêmico.

Patogenia

O processo inflamatório desmielinizante, infeccioso ou autoimune prejudica a transmissão do impulso elétrico causando perda de funções do nervo óptico (acuidade visual, visão de cores, contraste, campo visual). No caso da neuromielite óptica (NMO), existem anticorpos contra a proteína aquaporina 4, presente no nervo óptico e na medula espinhal, resultando em lesão necrosante.

Apresentação

- **Neurite óptica desmielinizante:**
  - Mais comum em mulher jovem, entre a 3ª e a 4ª década de vida.
  - Perda visual subaguda (ao longo de alguns dias).
  - Unilateral na maioria dos casos.
  - Dor periocular ou retrocular que piora a movimentação ocular.
  - Redução da acuidade visual pode ser leve ou grave.
  - Redução da visão de cores e sensibilidade ao contraste.
  - Defeito pupilar aferente relativo do lado acometido.
  - Fundo de olho normal na forma retrobulbar (dois terços dos casos) e com edema de papila na papilite (um terço dos casos).
  - Campo visual pode apresentar defeitos do tipo central, cecocentral, paracentral e redução difusa da sensibilidade.
  - **Fenômeno de Uhthoff:** embaçamento visual transitório que ocorre associado ao aumento da temperatura corporal é observado em pequena parcela dos casos.
- **Neurite óptica parainfeciosa:**
  - Mais comum em crianças entre 9 e 10 anos.
  - Precedido de quadro febril ou vacinação 14 dias antes.

- Perda visual moderada.
- Bilateral na maioria dos casos.
- Alteração da visão de cor e sensibilidade ao contraste.
- Fundo de olho revela edema de papila (papilite).

- **Neuromielite óptica:**
  - Forma menos comum e mais grave da neurite óptica desmielinizante.
  - Mais comum em mulheres jovens, por volta dos 30 anos.
  - Quadro oftalmológico é semelhante ao descrito na neurite desmielinizante, porém com perda visual mais grave, geralmente pior que 20/200.
  - Pode ocorrer de forma simultânea, precedida ou seguida de mielite transversa, com paresia grave, perda sensorial e disfunção de esfíncteres.

Exames complementares

- **Ressonância nuclear magnética (RNM) de encéfalo e órbitas:**
  - Exame de escolha.
  - Aumento do sinal do nervo óptico em T2 e FLAIR.
  - Hipersinal em T1 com supressão de gordura e administração de gadolíneo (Figura 36.1A).
  - Lesões desmielinizantes cerebrais, paraventriculares, perpendiculares hiperintensas (dedos de Dawson – Figura 36.1B) implicam maior risco de evolução para EM (56% nos casos presentes *versus* 16% nos ausentes).
- **Tomografia computadorizada de crânio e órbitas:**
  - Descartar lesões expansivas.
- **Liquor:**
  - Pleocitose.
  - Hiperproteinorraquia.
  - Bandas oligoclonais de IgG (maior risco de evolução para EM).
- **Anticorpo antiaquaporina 4:**
  - Solicitado quando há suspeita clínica de neuromielite óptica.
- **RNM de coluna cervical e torácica:**
  - Solicitado quando há suspeita clínica de neuromielite óptica.
  - Lesões que se estendem por três ou mais segmentos vertebrais contíguos.
- **Sorologias infeciosas:**
  - Solicitadas quando há suspeita de etiologia infecciosa (tuberculose, sífilis etc.).

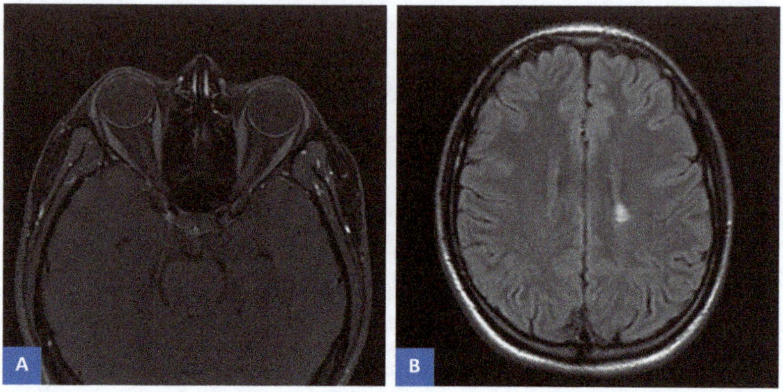

Figura 36.1. Imagem por ressonância nuclear magnética de encéfalo e órbitas. **A)** imagem em T1 pós-infusão de gadolínio, mostrando realce no nervo óptico esquerdo. **B)** imagem em T2 com lesão hiperintensa periventricular secundária a processo desmielinizante. (Fonte: imagens cedidas por Rodrigo Dahia.)

Diagnóstico diferencial

- Neuropatia óptica isquêmica anterior (NOIA).
- Papiledema.
- Neuropatias ópticas compressivas.
- Neuropatias ópticas tóxicas e carenciais.

Tratamento

- **Neurite óptica desmielinizante isolada:**
  - Internação hospitalar, realização de imagem por RNM e investigação adequada.
  - Pulsoterapia com metilprednisolona 250 mg EV a cada 6 horas, por 3 a 5 dias, dependendo da gravidade da perda visual. Utilizar protetor gástrico e monitorar efeitos colaterais da corticosteroideterapia.
  - Após o tratamento venoso, utilizar corticosteroideterapia via oral 1 mg/kg/dia até completar 14 dias e depois realiza-se desmame ao longo de 5 a 7 dias.
  - O objetivo da pulsoterapia é acelerar a melhora visual, embora não modifique o potencial de melhora. O uso de corticosteroideterapia via oral isolada aumenta o risco de recorrência.
  - Em pacientes com perda visual discreta ou em recuperação quase completa, é possível apenas observar.
- **Neurite óptica parainfecciosa:**
  - Internação hospitalar, realização de imagem por RNM e investigação adequada.

- Pulsoterapia com metilprednisolona 30 mg/kg/dia EV, por 3 a 5 dias, é capaz de acelerar a melhora visual, embora muitos apresentem boa evolução mesmo sem tratamento.

- **Neurite óptica infecciosa:**
  - O tratamento deve ser direcionado para o agente etiológico envolvido.
- **Neuromielite óptica:**
  - Internação hospitalar, realização de imagem por RNM de encéfalo, órbitas e coluna cervical e torácica e solicitação de anticorpo antiaquaportina4.
  - Pulsoterapia com metilprednisolona 250 mg EV a cada 6 horas, por 5 dias.
  - Nos casos não responsivos à pulsoterapia, considerar plasmaférese ou imunoglobulina venosa.

Seguimento clínico

- **Neurite óptica desmielinizante isolada:**
  - A evolução de um primeiro episódio é boa na maioria dos casos, com recuperação visual completa. Quando há recidivas, o potencial de melhora visual diminui.
  - Recorrências podem necessitar de uso de corticosteroideterapia prolongada ou imunossupressores.
  - A associação com Esclerose Múltipla (EM) pode necessitar de uso de interferon.
  - Paciente deve ser acompanhado periodicamente de perto.
- **Neuromielite óptica:**
  - A recuperação visual costuma ser parcial.
  - Requer tratamento de manutenção com imunossupressores (azatiprina, mofetil micofenolato).
  - Necessita de acompanhamento periódico neurológico e oftalmológico.

Bibliografia consultada

1. Bhatti MT, et al. 2019-2020 BCSC (Basic and Clinical Science Course). Section 05: Neuro-Ophthalmology.
2. Boomer JA, Siatkowski RM. Optic neuritis in adults and children. Semin Ophthalmol. 2003;18(4):174-80. doi: 10.1080/08820530390895172. PMID: 15513003.
3. Gersenblith AT, Rabinowitz MP. Manual de doenças oculares do Wills Eye Hospital: diagnóstico e tratamento no consultório e na emergência. 6 ed. Porto Alegre: Artmed; 2012.
4. Optic Neuritis Study Group. The Clinical Profile of Optic Neurites: experience of the Optic Neuritis Treatment Trial. Arch Ophthalmol. 1991;109:1673-167.

capítulo 37

Neuropatia Óptica Isquêmica Anterior Arterítica (NOIA-A)

Leonardo Eleuterio Ariello
Mário Luiz Ribeiro Monteiro

H47.0	Transtornos do nervo óptico não classificados em outra parte

Definição

Afecção isquêmica do nervo óptico associada a vasculites, especialmente à arterite temporal (arterite de células gigantes), embora possa também ser decorrente de outras doenças como o lúpus eritematoso sistêmico, a poliarterite nodosa e o herpes-zóster oftálmico.

A neuropatia óptica isquêmica anterior arterítica (NOIA-A) representa em torno de 5% dos casos de neuropatia óptica isquêmica, sendo mais comum na população feminina acima dos 70 anos e incomum em indivíduos com menos de 60 anos. Sua prevalência é maior em caucasianos e menos prevalente na população hispânica e afro-americana.

Diagnóstico

Tipicamente a NOIA-A se apresenta com perda visual súbita, indolor, usualmente de início unilateral podendo se tornar bilateral logo em seguida.

Ao exame oftalmológico, a acuidade visual é menor que 20/200 em até 76% dos casos, sendo frequentemente de movimentos de mão ou pior. Observa-se a presença de defeito pupilar aferente relativo ipsilateral à lesão. Ao exame de fundo de olho, caracteristicamente, tem-se um edema de disco óptico pálido com hemorragias peridiscais associadas. Oclusão arterial pode ocorrer, especialmente oclusão da artéria cilioretiniana. O olho contralateral geralmente apresenta o nervo óptico de diâmetro normal, que pode ajudar a diferenciar da neuropatia óptica isquêmica anterior não arterítica, que usualmente ocorre em indivíduos com discos ópticos pequenos. O campo visual pode mostrar um defeito altitudinal que é clássico das neuropatias ópticas isquêmicas, mas vários outros tipos de defeito também podem ocorrer na NOIA-A.

Na forma arterítica da neuropatia óptica isquêmica anterior (NOIA), sintomas sistêmicos podem estar associados. Cefaleia é o sintoma mais comum, mas claudicação da mandíbula e dor à palpação na região artéria temporal são os achados mais específicos. Rigidez muscular nas cinturas escapulares e pélvicas são outros achados que podem estar presentes (polimialgia reumática), bem como anorexia, perda de peso e febre baixa.

Avaliação

Na suspeita de NOIA, devemos sempre excluir inicialmente a forma arterítica. Questionar sobre os sintomas sistêmicos bem como solicitar exames complementares como proteína C reativa (PCR), velocidade de hemossedimentação (VHS), contagem de plaquetas e dosagem de fibrinogênio. A maioria dos pacientes com arterite de células gigantes apresenta valores de VHS acima de 70 mm/hora, no entanto o valor pode ser normal em até 22% dos pacientes. Trombocitose é vista em mais de 50% dos pacientes. A confirmação só vem com a biópsia da artéria temporal, que é fortemente recomendada em qualquer suspeita de NOIA-A, desde que não atrase o início do tratamento.

Tratamento

Uma vez que existe a suspeita de arterite de células gigantes, deve-se iniciar imediatamente o tratamento, tendo em vista que os pacientes estão sob risco de perda visual ainda maior no mesmo olho, envolvimento do olho contralateral e complicações sistêmicas da vasculite. O tratamento com corticosteroide deve ser iniciado de imediato, mas após a colheita de exames laboratoriais em especial o VHS e a PCR que serão úteis no seguimento do paciente, caso se confirme a afecção. Quando necessária a biópsia da artéria temporal, pode ser realizada após a instituição do tratamento, desde que seja realizada logo em seguida, de preferência nas primeiras 2 semanas.

Nos casos que cursam com perda recente da visão, deve-se instituir o tratamento com pulsoterapia usando metilprednisolona 250 mg endovenoso a cada 6 horas, por 3 a 5 dias. Na impossibilidade de realizar pulsoterapia, o tratamento ainda assim é com corticosteroides, mas pela via oral na dose de 80 a 100 mg/dia. Após tratamento inicial, esses pacientes deverão ser seguidos com exames laboratoriais (PCR e VHS) para avaliar a resposta e realizar o tratamento de manutenção com doses iniciais de 1 mg/kg/dia de prednisona via oral, com redução gradual, iniciada usualmente após 2 meses de tratamento e prolongando-se ao longo de vários meses ou anos.

Seguimento

Importante sempre ter o acompanhamento conjunto com os médicos clínico e reumatologista, pois esses pacientes apresentam outras complicações sistêmicas do quadro vasculítico, que devem ser acompanhados e tratados quanto às manifestações sistêmicas e eventuais efeitos colaterais do tratamento. O tratamento de manutenção com prednisona via oral em doses decrescentes deve ser prescrito, podendo se associar ao uso de tocilizumabe, um inibidor da interleucina-6, visando diminuir o risco de recidivas e como forma de reduzir a necessidade de corticosteroide.

Os pacientes devem ser seguidos rotineiramente com VHS e PCR e o aumento dos seus valores deve guiar o aumento da dosagem das drogas de manutenção.

Bibliografia consultada

1. Arnold AC, Wang MY. Ischemic optic neuropathies. In: Yanoff M, Duker JF. Ophthalmology. 4 ed. Philadelphia, PA: Elsevier; 2014:884-9.
2. Gersenblith AT, Rabinowitz MP. The Wills Eye Manual: office and emergency room diagnosis and treatment of eye disease. 6 ed. Philadelphia: Lippincott Williams & Wilkins; 2012:276-7.
3. Hokanozo K, Monteiro MLR. Neuropatia óptica isquêmica anterior não arterítica (NOIA-NA). In: Alves MR, Nakashima Y, Tanaka T. Condutas práticas em oftalmologia: clínica oftalmológica. Rio de Janeiro: Cultura Médica; 2013:385-7.
4. Miller NR, Subramanian PS, Patel VR. Walsh & Hoyt clinical neuro-ophthalmology: the essentials. 4 ed. Filadelfia: Wolters Kluwer; 2021:179-184.
5. Monteiro MLR. Neuropatia óptica isquêmica. In: Monteiro MLR. Conselho Brasileiro de Oftalmologia: Série Oftalmologia Brasileira. Neuroftalmologia. 3 ed. Rio de Janeiro: Cultura Médica; 2013:70-86.
6. Pineles SL, Balcer LJ. Visual loss: optic neuropathies. In: Liu GT, Volpe NJ, Galetta SL. Liu, Volpe and Galetta's neuro-ophthalmology diagnosis and management. 3 ed. Londres: Elsevier; 2019:153-160.

capítulo 38

Neuropatia Óptica Isquêmica Anterior Não Arterítica (NOIA-NA)

Leonardo Eleuterio Ariello
Mário Luiz Ribeiro Monteiro

H47.0	Transtornos do nervo óptico não classificados em outra parte

Definição

Doença do nervo óptico, caracterizada por isquemia aguda na sua porção anterior. É a principal causa de neuropatia óptica aguda em pessoas acima dos 50 anos (maioria dos casos entre 57 e 65 anos), sendo raro, mas possível de acontecer na população mais jovem. Representa 95% das neuropatias ópticas isquêmicas anteriores (NOIA), não havendo predisposição por sexo.

A doença resulta provavelmente de uma hipoperfusão transitória da cabeça do nervo óptico. O mecanismo fisiopatogênico exato permanece, no entanto, não esclarecido podendo envolver ateroesclerose, trombose, vasoespasmo, falha da autorregulação dos vasos que irrigam a cabeça do nervo óptico ou uma soma desses elementos. O que se sabe é que a presença de discos ópticos pequenos, congenitamente "cheios", é um importante fator de risco ocular para NOIA-NA e vasculopatias sistêmicas como a hipertensão, o diabetes e dislipidemias possíveis fatores de risco sistêmicos. Acredita-se que a apneia do sono e as hipotensões noturnas possam ser fatores desencadeantes da afecção. Outros desencadeantes mais raros incluem a perda sanguínea e a anemia graves.

Diagnóstico

O diagnóstico diferencial deve ser feito com outras neuropatias ópticas, em especial a neurite óptica com a qual a NOIA é frequentemente confundida. Feito o diagnóstico da afecção, a forma não arterítica deve ser em seguida diferenciada da NOIA-A. A forma não arterítica se apresenta como perda visual súbita, indolor e unilateral. Em até 35% dos casos, pode haver progressão da perda visual, que não é gradual (diferente da neurite óptica), e sim em uma segunda crise de perda também rápida da visão. A doença pode se tornar bilateral, mas, diferentemente da NOIA-A, o envolvimento contralateral ocorre apenas meses ou anos depois (a não ser nos casos raros de NOIA-NA causados por perda sanguínea ou anemia grave). A perda de acuidade visual usualmente é menos grave do que na NOIA-A. O típico defeito de campo altitudinal inferior (em especial no setor nasal) é mais frequente na NOIA-NA do que na forma arterítica. Perdas visuais muito graves, como conta dedos, movimentos de mão ou mesmo ausência de percepção luminosa são incomuns na NOIA-NA e mais sugestivos da forma arterítica da doença. Na NOIA-NA estão ausentes a cefaleia e outros sintomas sistêmicos da arterite temporal. Os resultados das provas inflamatórias costumam ser normais (proteína C reativa, velocidade de hemossedimentação, fibrinogênio e contagem de plaquetas) e ajudam a diferenciar da forma arterítica.

Ao exame oftalmológico, a acuidade visual é melhor que 20/200 em até 66% dos casos. A perda da visão de cores é proporcional à baixa acuidade visual (e pode estar ausente), o que ajuda a diferenciar das neurites ópticas em que a perda da visão de cores é desproporcionalmente maior que a perda visual. Observa-se defeito pupilar aferente relativo ipsilateralmente à lesão.

Ao exame de fundo de olho, caracteristicamente tem-se um disco óptico edematoso (com frequência, é segmentar; nesses casos, mais comumente é superior), podendo ser hiperemiado, de cor normal ou pálido (dependendo do tempo de evolução da afecção), muitas vezes com hemorragia peripapilar associada. O olho contralateral geralmente apresenta o nervo óptico de diâmetro menor, com escavação pequena, denominado "disco de risco", o que ajuda a diferenciar da NOIA-A. No entanto, é importante lembrar que a presença de "disco de risco" (congenitamente "cheio") não serve para excluir a arterite temporal que pode ocorrer em qualquer indivíduo independentemente do tamanho do disco óptico. Por outro lado, a presença de NOIA em um disco com escavação ampla (no olho acometido ou no olho contralateral) deve levantar fortemente a suspeita de arterite temporal já que é muito incomum que a NOIA-NA ocorra em tais discos. No campo visual, temos classicamente um defeito altitudinal inferior, embora outros defeitos também sejam possíveis.

Avaliação

Devemos sempre excluir inicialmente a forma arterítica nas NOIA. Questionar sobre os sintomas sistêmicos bem como solicitar exames complementares como proteína C reativa (PCR), velocidade de hemossedimentação (VHS), contagem de plaquetas e dosagem de fibrinogênio. Na forma não arterítica, esses resultados geralmente são normais.

Além disso, deve ser discutido com equipe da clínica médica a avaliação de fatores de risco sistêmicos como hipertensão, dislipidemia, diabetes, hipotensão noturna e apneia do sono que podem estar associados à doença.

Tratamento

A alteração visual na maioria dos casos se mantém estável ao longo do tempo independentemente de tratamento, embora melhora parcial da visão possa também ocorrer (40% mostram melhora, geralmente discreta, da visão em 3 a 6 meses). A acuidade visual costuma permanecer abaixo de 20/200 após 6 meses em até 52% dos casos.

Não existem tratamentos comprovadamente eficazes na fase aguda ou tratamentos profiláticos que evitem a lesão no olho contralateral. Apesar disso, muitos especialistas recomendam o uso de aspirina após um primeiro evento. Além disso, é prudente que, após a ocorrência da doença em um dos olhos, o paciente evite, se possível, medicamentos como os inibidores da fosfodiesterase e a amiodarona já que se suspeita (embora sem comprovação definitiva) que tais drogas possam ser desencadeantes da afecção.

Seguimento

A recorrência no olho já acometido é rara e seu evento deve ser seguido de investigação de outras causas. O envolvimento do olho contralateral pode ocorrer em torno de 14% dos pacientes (em alguns estudos até maior) em 5 anos. Se o acometimento do segundo olho ocorre, podemos ter a aparência clínica de um "pseudo Foster-Kennedy", no qual o primeiro olho afetado aparece pálido e a lesão mais recente, edematosa. O edema de disco óptico tende a desaparecer em 4 a 6 semanas e é seguido da palidez discal.

É prudente que estes pacientes sejam, então, seguidos por equipe médica para avaliação dos fatores de risco sistêmico, que podem estar associados ao quadro oftalmológico.

Bibliografia consultada

1. Arnold AC, Wang MY. Ischemic optic neuropathies. In: Yanoff M, Duker JF. Ophthalmology. 4 ed. Philadelphia, PA: Elsevier; 2014:884-9.
2. Gersenblith AT, Rabinowitz MP. The Wills Eye Manual: office and emergency room diagnosis and treatment of eye disease. 6 ed. Philadelphia: Lippincott Williams & Wilkins; 2012:276-7.
3. Hokanozo K, Monteiro MLR. Neuropatia óptica isquêmica anterior não arterítica (NOIA-NA). In: Alves MR, Nakashima Y, Tanaka T. Condutas práticas em oftalmologia: clínica oftalmológica. Rio de Janeiro: Cultura médica; 2013:382-4.
4. Ischemic Optic Neuropathies. In: Miller NR, Subramanian PS, Patel VR. Walsh & Hoyt clinical neuro-ophthalmology: the essentials. 3 ed. Cidade: Wolters Kluwer; 2016:185-190.
5. Monteiro MLR. Neuropatia óptica isquêmica. In: Monteiro MLR. Conselho Brasileiro de Oftalmologia. Série Oftalmologia Brasileira. Neuroftalmologia. 3 ed. Rio de Janeiro: Cultura Médica; 2016;2:70-86.
6. Pineles SL, Balcer LJ. Visual loss: optic neuropathies. In: Liu GT, Volpe NJ, Galetta SL. Liu, Volpe and Galetta's neuro-ophthalmology diagnosis and management. 3 ed. Philadelphia, PA: Elsevier; 2019:148-153.

capítulo

39 Pseudotumor Cerebral

Rachel Oliveira de Assis
Maria Kiyoko Oyamada

G93.2	Hipertensão intracraniana benigna

Pseudotumor cerebral ou hipertensão intracraniana idiopática (HII) é uma condição clínica caracterizada por elevação da pressão intracraniana na ausência de fator causal identificável como as descritas no Quadro 39.1.

Quadro 39.1. Causas de hipertensão intracraniana idiopática

- Doença endócrina (Addison, hipoparatireoidismo)
- Apneia Obstrutiva do Sono
- Medicamentos (tetraciclina, doxiciclina, derivados de sulfa, lítio, vitamina A)
- Suplementação hormonal (GH, levonorgestrel, esteroides anabólicos)
- Suspensão abrupta de uso crônico de corticosteroide
- Insuficiência renal
- Síndromes genéticas (Turner, Down)
- Síndrome da veia cava superior
- Otite e mastoidite
- Meningite prévia ou hemorragia subaracnóidea
- Hipertensão venosa central secundária à falência cardíaca
- Malformação arteriovenosa ou fístula dural
- Trombose de seio venoso dural
- Trombose/ligadura bilateral de veia jugular

Fonte: elaborado pela autoria.

A incidência é maior em mulheres na fase reprodutiva, especialmente nas que apresentam obesidade ou sobrepeso. Entretanto, pode acometer homens adultos, com média de idade diagnóstica superior à das mulheres. Em indivíduos pré-púberes, não há diferença entre os gêneros; sugerindo papel dos hormônios no surgimento da doença.

O principal sintoma da HII é a cefaleia, acometendo 84% dos pacientes, mas sem um padrão típico. Pode haver piora com manobra de Valsava e no despertar noturno, alertando o médico para causas secundárias. Os sintomas visuais são o segundo mais prevalente, afetando 32% dos pacientes, que são caracterizados por obscurecimento visual transitório, geralmente desencadeados por mudança de decúbito, com resolução completa em minutos, associados a defeitos de campo visual, principalmente alargamento da mancha cega e escotomas nasais periféricos. A acuidade visual está preservada na maioria dos doentes, mas comprometida em casos com dano severo ao feixe papilomacular ou perda extensa de fibras nervosas.

Outros sintomas apresentados são diplopia horizontal, zumbido pulsátil bilateral e sincrônico com batimentos cardíacos, tontura, vertigem, distúrbios cognitivos e dor na nuca. Alguns pacientes podem ser assintomáticos, e outros, mostrarem sinais crônicos de hipertensão intracraniana (HIC) como liquorreia por remodelamento da base do crânio.[2] Para confirmação diagnóstica, é preciso que o exame neurológico esteja dentro da normalidade, exceção feita para distúrbios dos nervos cranianos. O principal nervo acometido é o VI, causando esotropia, mas há descrição de disfunção nos III, IV e VII.

O sinal clínico mais específico é o papiledema, caracterizado por edema de disco óptico secundário ao aumento da pressão intracraniana. O edema é geralmente bilateral, podendo ser assimétrico ou unilateral, quer por perda acentuada da camada de fibras nervosas de apenas um dos olhos, quer fatores anatômicos que impedem o desenvolvimento de edema em um dos nervos. O papiledema pode ser inicial ou já estar bem instalado, segundo classificado por Frisén conforme Figura 39.1.[3]

No exame de campo visual (CV), observa-se aumento da mancha cega isolada ou associada a defeitos de fibras nasais inferiores na fase inicial do quadro.

Além da fundoscopia e da campimetria, podemos utilizar a tomografia de coerência óptica (OCT) como auxílio diagnóstico e de seguimento dos pacientes com HII. O edema subestima a perda nervosa por superestimar a fibra nervosa retiniana (CFNR), mas a OCT macular com análise de células ganglionares da retina constitui alternativa para avaliar a integridade nervosa por não ser falseado pelo edema. Presença de dobras e linhas na coroide auxiliam no diagnóstico diferencial entre edema de disco verdadeiro e pseudopapiledema[3].

A HII pode se manifestar mais raramente com cefaleia crônica na ausência de papiledema, o que pode dificultar e retardar o diagnóstico. Para estes casos específicos, os estudos de neuroimagem são de fundamental importância. A ressonância nuclear magnética é o exame de escolha e os achados (Quadro 39.2), apesar de não serem patognomônicos, apresentam boa sensibilidade e especificidade – principalmente se associados.

Quadro 39.2. Achados neurorradiológicos

- Sela túrcica vazia/parcialmente vazia
- Achatamento do polo posterior do globo ocular
- Alargamento do espaço subaracnoide perióptico
- Tortuosidade da porção intraorbitária do nervo
- Estenose seio venoso transverso bilateral

Fonte: elaborado pela autoria.

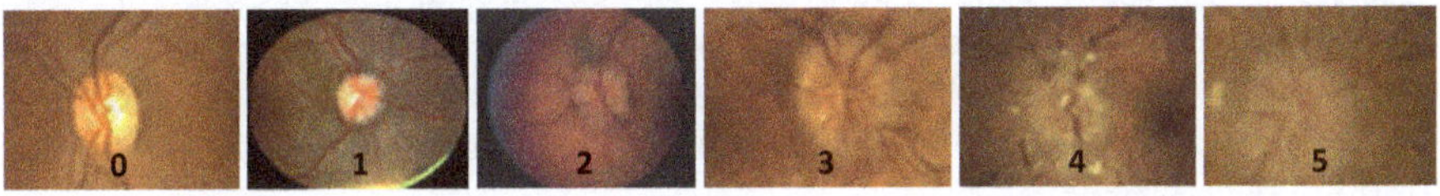

Figura 39.1. Papiledema – Gradação de Frisén. (Fonte: Wall M. Update on idiopathic intracranial hypertension. Neurol Clin.)

A pressão de abertura do líquido cefalorraquidiano (LCR) em decúbito lateral é um dos principais dados diagnósticos. O LCR deve ser coletado e analisado em todos os pacientes suspeitos de HIC sempre após realização de exame de imagem, para descartar presença de lesões expansivas, hidrocefalia, lesões estruturais, realce de meninge ou trombose de seios venosos. De acordo com critérios diagnósticos de Friedman, a pressão deve ser maior que 25 cmH_2O em adultos ou 28 cmH_2O em crianças. A composição liquórica deve ser normal.

Quadro 39.3. Critérios diagnósticos

Aumento da pressão intracraniana	Ausência sinais localizatórios, exceto paralisia VI nervo
Composição normal do líquido cefalorraquidiano	Ausência de massa intracraniana
Ventrículos cerebrais de dimensão normal	Achados radiológicos sugestivos

Fonte: Toscano S, Lo Fermo S, Reggio E, et al. An update on idiopathic intracranial hypertension in adults: a look at pathophysiology, diagnostic approach and management.

Tratamento

O tratamento é feito em três modalidades: comportamental, clínico e cirúrgico. Para todos os pacientes com sobrepeso, a orientação de perda ponderal com dieta equilibrada e restrição de sódio deve ser instituída de pronto. A redução de peso mostrou-se efetiva para controle dos sintomas,[5] e deve ser mantida ao longo do tratamento. Ganho de peso pode acarretar piora ou recorrência da HII. Muitas vezes, a cirurgia bariátrica deve ser indicada nos pacientes que não conseguem perder e manter o seu peso com dietas ou para aqueles com índice de massa corporal (IMC) muito elevado.

Pacientes sem ou com sobrepeso, sintomas severos e pressão de abertura do LCR aumentada devem receber terapia medicamentosa com o objetivo de reduzir sintomas gerais e preservar a visão. A medicação padrão-ouro é a acetazolamida, droga inibidora da enzima anidrase carbônica. Sua ação ocorre por redução da produção de LCR no plexo coroide. Não há uma dose ideal definida, mas é recomendado iniciar-se com dose entre 250 e 500 mg, 2 vezes ao dia, e aumentar conforme a resposta clínica, podendo atingir a dose de 3 a 4 g/dia.[1] Beneficios do tratamento podem ser observados no final do primeiro mês após instituição da medicação e tem como objetivo melhora do campo visual, redução do grau do edema e da pressão de abertura do LCR. Em pacientes que apresentam papiledema de alto grau, associada à perda visual transitória e redução da acuidade visual (AV), quando do diagnóstico, devem receber tratamento mais agressivo, pois tendem a apresentar índice maior de não responderem ao tratamento clássico.

Tratamentos cirúrgicos são reservados aos pacientes com quadros refratários ou pouco responsivos ao tratamento clínico medicamentoso. Caso as alterações visuais sejam as únicas persistentes, e haja risco maior de perda visual e de campo visual, a fenestração da bainha do nervo óptico do lado de pior função constitui uma das alternativas de tratamento cirúrgico. Mas se o paciente apresentar sintomas neurológicos, como a cefaleia e zumbido, a fenestração não proporcionará o benefício necessário, estando indicada a derivação ventrículo-peritoneal ou lombo-peritoneal. Outra alternativa cirúrgica nos pacientes com estenose bilateral dos seios transversos é a, colocação de *stents* venosos nesses sítios. Apesar de a literatura mostrar boa resposta, a taxa de morbidade em casos de nova colocação de *stent*, os riscos inerentes ao procedimento devem ser considerados.[6]

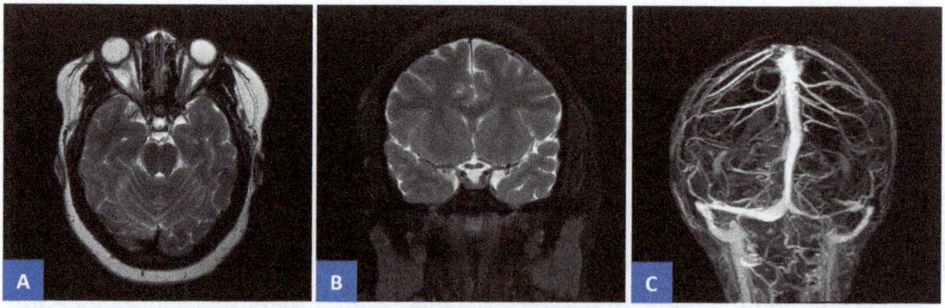

Figura 39.2. Imagens de Ressonância Nuclear Magnética evidenciando: A) achatamento do polo posterior do globo; B) sela túrcica parcialmente vazia; C) angioRNM com estenose de seio venoso transverso esquerdo. (Fonte: imagens cedidas por Maria Kiyoko Oyamada/Hospital das Clínicas da FMUSP.)

Bibliografia consultada

1. Toscano S, Lo Fermo S, Reggio E, et al. An update on idiopathic intracranial hypertension in adults: a look at pathophysiology, diagnostic approach and management. J Neurol (2020). Disponível em: https://doi.org/10.1007/s00415-020-09943-9. (03. Set. 2021).
2. Mollan SP, et al. Idiopathic intracranial hypertension: consensus guidelines on management. J Neurol Neurosurg Psychiatry. 2018;89:1088-1100.
3. Journal of Neuro-Ophthalmology 2020;00:1–6. doi: 10.1097/WNO.0000000000000986 2020 by North American Neuro-Ophthalmology Society.
4. Elsaid N, Ahmed O, Belal T, Razek A, Azab A. Pathogenesis and evaluation of the affects of idiopathic intracranial hypertension on the optic nerves. Neuro-Ophthalmology. doi: 10.1080/01658107.2020.1751859.
5. Ahmed R, Friedman DI, Halmagyi GM. Stenting of the transverse sinuses in idiopathic intracranial hypertension. J Neuroophthalmol. 2011; 31:374-380.

capítulo 40

Paralisias de Nervos Oculomotores

Rachel Oliveira de Assis
Maria Kiyoko Oyamada

Neste capítulo, versaremos sobre paralisias isoladas dos nervos oculomotores. Elas podem ocorrer em único nervo ou em associação, com o restante do exame neurológico normal. A apresentação clínica, a etiologia e o prognóstico variam de acordo com o nervo acometido e da localização da lesão.

Paralisia do nervo oculomotor

H49.0	Paralisia do terceiro par (oculomotor)

O nervo oculomotor (III par craniano) inerva os músculos esfíncter da pupila, ciliar, elevador da pálpebra superior e os músculos extraoculares retosuperior, reto medial, reto inferior e oblíquo inferior. O seu núcleo se localiza no mesencéfalo na altura dos colículos superiores e é composto por diversos subnúcleos como ilustrado na Figura 40.1. O núcleo de Edinger Westphal ou núcleo acessório do oculomotor tem localização rostral no mesencéfalo e fornece as fibras colinérgicas pré-ganglionares (via parassimpática) que inervam o músculo esfíncter da íris e o ciliar. Após sair do mesencéfalo, o nervo percorre o espaço subaracnóideo onde mantém contato com a artéria comunicante posterior, artéria cerebral posterior e artéria cerebelar superior. Adentra o seio cavernoso ao longo da sua parede lateral e penetra na cavidade orbitária pela fissura orbitária superior, dividindo-se em dois ramos: o ramo, que inerva o elevador da pálpebra superior e o reto superior; e o ramo inferior, que inerva os demais músculos.

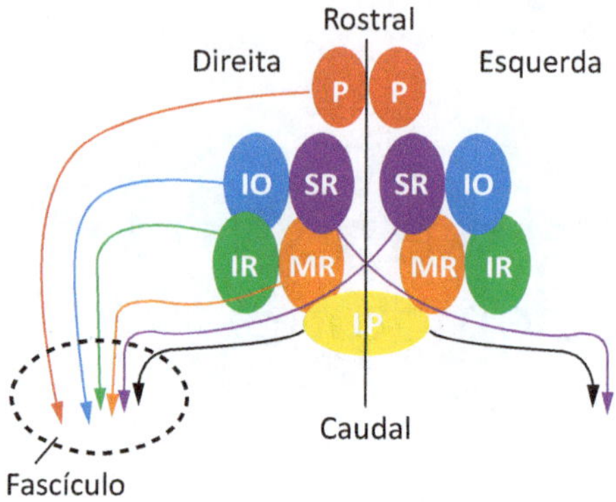

Figura 40.1. Estrutura do nervo oculomotor. (Fonte: https://neuro-ophthalmology.stanford.edu/2018/05/neuro-ophthalmology-questions-of-the-noi13-diplopia-7-3rd-nerve-palsy/.)

P: parassimpático (núcleo de Edinger Westphal); LP: elevador da pálpebra (núcleo caudal central); IO: oblíquo inferior; IR: reto inferior; SR: reto superior; MR: reto medial.

A paralisia do nervo oculomotor pode ser completa ou incompleta. Quando da afecção deste nervo, é fundamental avaliar o aspecto da pupila. Quando acometida, a pupila mostra-se em midríase e pouco responsiva ao estímulo luminoso, indicando condição potencialmente grave. Como as fibras parassimpáticas responsáveis pelo reflexo fotomotor estão localizadas mais superficialmente no nervo, sua disfunção aponta para lesões compressivas como o aneurisma de artéria comunicante posterior. Portanto, diante de paralisia de III completa ou incompleta com envolvimento pupilar, é necessária a realização de angiotomografia ou angioressonância na urgência.

A herniação uncal e aneurisma de artéria cerebral posterior podem se manifestar com paralisia de III, ambos com midríase pupilar importante; na primeira, os sintomas evoluem com comprometimento da consciência e hemiplegia e, na segunda, a dor é o sintoma mais prevalente.

As paralisias por lesão microvascular são mais frequentes em pacientes acima de 50 anos e com fatores de risco cardiovasculares e geralmente se resolvem espontaneamente em até 6 meses. Como a vasculatura acometida encontra-se no interior do nervo (*vasa nervorum*), as fibras simpáticas que são irrigadas por vasos externos (vasos piais) tendem a ser poupadas. Mas quando acometidas, a alteração pupilar observada é caracterizada por uma anisocoria discreta e pupila mais responsiva à estimulação luminosa.[1,2]

Em crianças, apesar da alta prevalência de causa congênita, enxaqueca oftalmoplégica e tumores como neuromas e schwanomas devem ser considerados. A paralisia do nervo oculomotor é caracterizada por ptose, estrabismo divergente e dificuldade em aduzir, elevar e abaixar o olho acometido.[1]

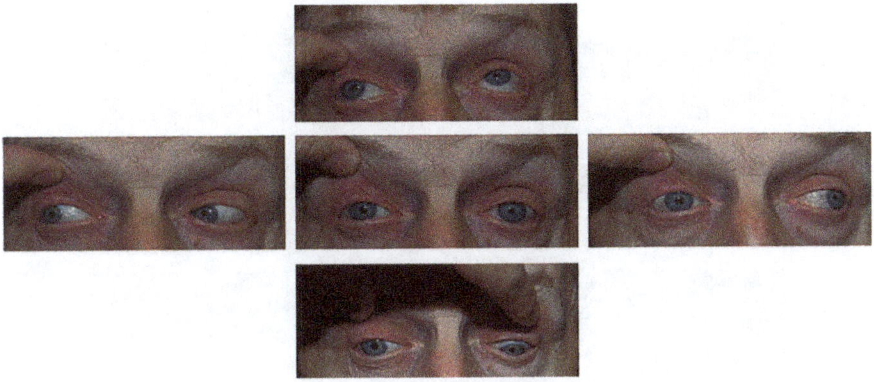

Figura 40.2. Exame de motilidade ocular extrínseca evidenciando restrição do olho direito em todas as direções exceto abdução. (Fonte: https://eyerounds.org/cases/280-self-resolving-ischemic-TNP.htm.)

Paralisia do nervo troclear

H49.1	Paralisia do quarto par (troclear)

O nervo troclear tem origem no mesencéfalo, seu núcleo está localizado na altura dos colículos inferiores. Seus fascículos cruzam para o lado oposto e deixam o tronco encefálico dorsalmente. O nervo atravessa a dura-máter em direção ao seio cavernoso, onde mantém contato com o III nervo e com a divisão oftálmica do trigêmeo. A seguir, adentra a órbita e direciona-se ao músculo oblíquo superior. O troclear é o nervo craniano com menor quantidade de fibras e trajeto mais longo, o que o torna suscetível a trauma craniano que pode ensejar paralisia.[1,3]

A paralisia pode ser congênita ou adquirida. Em pacientes jovens, as principais etiologias são a congênita e tumores benignos como o schwannoma. Pacientes com mais de 50 anos podem sofrer eventos microvasculares que resultam em paralisia, mas que, em geral, se resolvem espontaneamente em alguns meses. Outras etiologias são lesões do espaço subaracnóideo, doenças do seio cavernoso, isquemia troncocerebral, tumores, doença desmielinizante e traumas.

A paralisia gera diplopia vertical que piora ao inclinar a cabeça para o lado acometido e melhora ao incliná-la para o contralateral, gerando posição anômala de cabeça para alívio do sintoma. Em posição primária do olhar, o desvio pode estar ausente ou ser mínimo, na forma de hipertropia do olho acometido. O campo de maior ação do oblíquo superior é em infradução, portanto o paciente se queixa de dificuldade de leitura e de descer escadas.

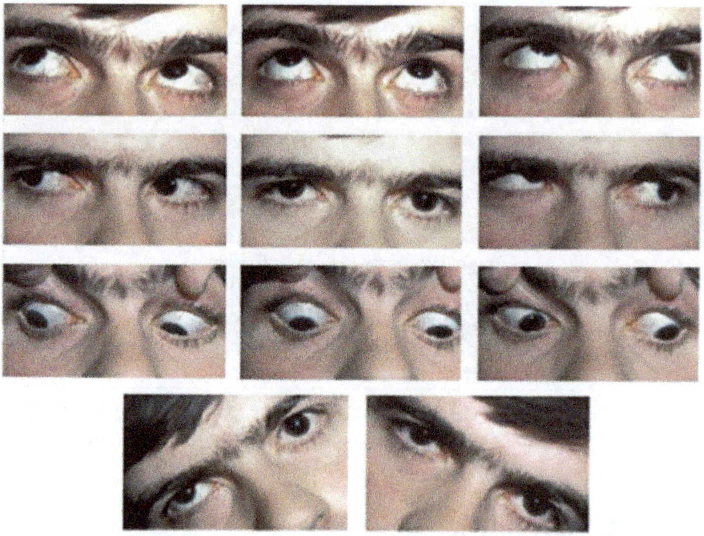

Figura 40.3. Exemplo de paralisia de oblíquo superior direito. (Fonte: https://eyewiki.aao.org/Three_Step_Test_for_Cyclovertical_Muscle_Palsy.)

Paralisia do nervo abducente

H49.2	Paralisia do sexto par (abducente)

O núcleo do abducente está localizado na ponte e deixa o tronco na transição bulbo-pontina. Apresenta um longo trajeto abaixo do ligamento petroclinoide, o que o torna suscetível a compressão e estiramento em casos de aumento da pressão intracraniana. Adentra o seio cavernoso e fica em íntimo contato com carótida interna, de forma que paralisia de VI pode ser o único sintoma de fístula carótido-cavernosa de baixo débito.[4] O abducente deixa o seio cavernoso e vai em direção à orbita, onde inerva o músculo reto lateral.

A paralisia do abducente é a mais comum entre os nervos responsáveis pela motricidade ocular. O paciente com paralisia do VI se apresenta com esotropia, desviando o olho do lado acometido, diplopia horizontal que piora ao rodar a cabeça para o lado contralateral e incapacidade de abdução.

A principal etiologia da paralisia adquirida são os eventos microvasculares, eles ocorrem em pacientes maiores de 50 anos e com fatores de risco cardiovascular como diabetes, hipertensão arterial sistêmica (HAS) e dislipidemia. Mas as condições citadas anteriormente, assim como trauma cranioencefálico, devem ser afastadas. A realização de neuroimagem em pacientes maiores de 50 anos e com fatores de risco é controversa, podendo-se esperar 3 meses e solicitar apenas se não houver melhora ou se ocorrer piora do quadro. Enquanto aguardam melhora dos sintomas, os pacientes podem realizar oclusão monocular com tampão para alívio da diplopia.

Considerações gerais

Os pacientes acometidos frequentemente são maiores de 50 anos e apresentam riscos cardiovasculares e precisam ser orientados quanto ao maior risco de acidente vascular cerebral nos próximos meses. A investigação clínica para diabetes melito (DM), HAS, hipercolesterolemia e função tireoidiana é mandatória. Devem ser encorajados a modificar hábitos como sedentarismo e tabagismo, além de tratar as comorbidades. Lesão de múltiplos pares cranianos devem ser investigadas com maior rigor.[5]

Lesão em seio cavernoso raramente se manifesta como paralisia isolada, ocorrendo comprometimento de III associado aos IV e VI e envolvimento do nervo trigêmio e síndrome de Horner. Nesta localização, pode ocorrer paralisia de III sem midríase em virtude do comprometimento simultâneo do simpático e do parassimpático.

As etiologias das paralisias apresentam gravidade variável, algumas podem ser letais em poucas horas e outras requerem tratamento ambulatorial de longo prazo. Neste contexto, anamnese e avaliação clínica destes pacientes devem ser feitas de forma cuidadosa para formular hipóteses coerentes e proporcionar o cuidado adequado aos doentes. Cabe lembrar que, caso haja acometimento pontomesencefálico, pode haver paralisia internuclear assim como lesão nuclear de VI e VII simultâneas.

Na população pediátrica, as etiologias por trás de cada par craniano acometido são diferentes dos adultos. A Tabela 40.1 demonstra as principais etiologias de acordo com nervo doente.[1]

Tabela 40.1. Etiologia das paralisias oculomotoras na população pediátrica

Oculomotor	Troclear	Abducente
Congênita	Congênita	Paralisia benigna do abducente
Trauma	Trauma	Trauma
Neoplasia (astrocitoma tronco cerebral, glioma, rabdomiossarcoma, neurofibromatose)	Neoplasia (astrocitoma, neurofibromatose, glioma)	Neoplasia (meduloblastoma, ependimoma, glioma pontinho)
Meningite (pneumococo, hemófilos, tuberculose, Lyme)	Meningite (pneumococo, hemófilos, tuberculose, Lyme)	Meningite (pneumococo, hemófilos, tuberculose, Lyme)
Enxaqueca	Anomalia craniofacial	

Fonte: elaborada pela autoria.

Bibliografica consultada

1. Jain C, Mehta A, Bhatia V, et al. Isolated contralateral abducens palsy in direct carotid-cavernous fistula. BMJ Case Reports CP 2020;13:e238746.
2. Park SJ, Yang HK, Byun SJ, Park KH, Hwang JM. Ocular motor cranial nerve palsy and increased risk of stroke in the general population. PLoS One. 2018 Oct 15;13(10):e0205428.
3. Phuljhele S, Dhiman R, Sharma M, Kusiyait SK, Saxena R, Mahalingam K, Acquired ocular motor palsy: current demographic and etiological profile. Asia Pac J Ophthalmol (Phila). 2020;9(1):25-28.
4. Stacy L, Pineles F,Velez G. Isolated ocular motor nerve palsies. Journal of Binocular Vision and Ocular Motility, 2018;68(3):70-77.
5. Yang Y, Lai C, Yan F, Wang J. Clinical significance of mri contrast enhancement of the oculomotor nerve in ischemic isolated oculomotor nerve palsy. J Clin Neurol. 2020;(4):653-658.

capítulo 41

Anisocoria

Leonardo Eleuterio Ariello
Roberto Battistella

Anisocoria é a diferença no tamanho entre as pupilas. Suas principais causas são as lesões estruturais da íris, as anisocorias por agentes farmacológicos e as disfunções neurológicas eferentes unilaterais que acometem o sistema nervoso autônomo simpático e parassimpático.

Recomendações semiológicas

1. **Fazer semiologia das pupilas** (sempre comparar as pupilas entre si).
   - 1.1 Verificar tamanho e forma das pupilas na luz normal de sala, luz intensa e penumbra.
   - 1.2 Determinar se a anisocoria é maior no claro ou no escuro (Figura 41.1).
   - 1.3 Pesquisar reflexo direto à luz e sua amplitude em cada olho.
   - 1.4 Registrar se alguma das pupilas não reage à luz (ou se reage pouco).
   - 1.5 Verificar a dilatação das pupilas após retirada do estímulo luminoso na condição de penumbra.
   - 1.6 Verificar se há dissociação luz-perto na manobra de acomodação-convergência.
2. **Fazer o exame na lâmpada de fenda:** checar se há alterações estruturais da íris que possam justificar anisocoria.

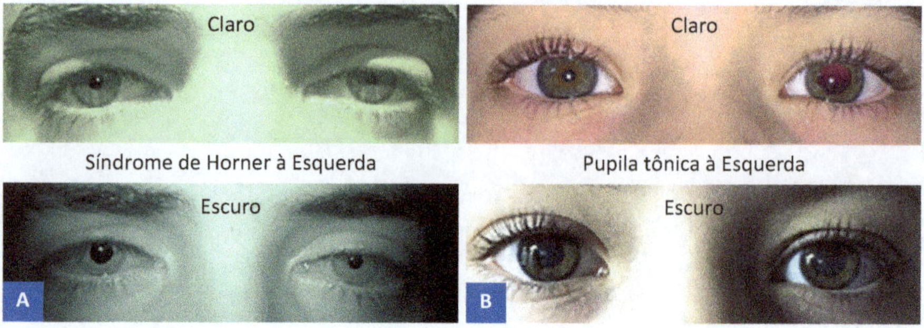

Figura 41.1. Na imagem **A**, em um paciente com a síndrome de Horner no olho esquerdo, vemos que anisocoria é maior no escuro. Em **B**, temos um quadro de pupila tônica no olho esquerdo em que a anisocoria se acentua no claro. (Fonte: imagem cedida por Roberto Battistella.)

Anisocoria que é maior no claro (pupila afetada é a maior).

3. Pupila tônica
   - 3.1. Acomete mais mulheres entre 20 e 50 anos; 80% é unilateral
   - 3.2. **Queixas principais:** fotofobia e embaçamento visual (perda de acomodação)
   - 3.3. **Ao exame:**
     - Midríase não responsiva à luz.
     - Constrições segmentares do esfíncter da íris (mais bem observadas na lâmpada de fenda), produzindo movimento "vermiforme" da pupila.
     - Se o quadro tiver mais que 2 a 3 semanas, pode-se encontrar:
       - **Dissociação luz-perto:** a pupila afetada contrai lenta e tonicamente na sincinesia acomodação-convergência e dilata mais lentamente que o normal uma vez cessado o estímulo para perto.
     - **Hipersensibilidade denervacional:**
       - Instilar uma gota de pilocarpina 0,1% em cada olho e aguardar de 20 a 30 minutos. A pupila tônica hipersensível apresenta miose mais intensa, por vezes com inversão da anisocoria.
   - 3.4. **Causas principais:** idiopática (maioria dos casos); disautonomias presumidamente virais ou pós-virais, panfotocoagulação a *laser* da retina, uveítes, afecções orbitais (tumores, cirurgias e traumas), herpes-zóster e sífilis.
   - 3.5. **Conduta no PS-OFT:** uma vez afastada a paralisia do III nervo, a conduta é conservadora; ainda no PS-OFT, pode-se iniciar a diferenciação com midríase farmacológica se o teste com pilocarpina 0,1% for negativo (ver item 5. Midríase farmacológica, a seguir); encaminhar para seguimento, investigação e tratamento ambulatoriais.
4. Paralisia do nervo oculomotor (III nervo)
   - 4.1. Midríase pouco ou não responsiva à luz.

4.2. Associa outras manifestações oculares motoras (limitação de elevação, abaixamento e adução do olho) e ptose palpebral superior.

4.3. **Causas principais:** compressão (tumores e aneurismas), trauma, desmielinização.

4.4. **Conduta no PS-OFT:** a apresentação de paralisia aguda do III nervo com envolvimento pupilar representa urgência médica que necessita de investigação por neuroimagem, incluindo angiografia, e avaliação neurológica. O tratamento será direcionado à causa da paralisia.

5. Midríase farmacológica

5.1. Agentes farmacológicos de uso tópico ou sistêmico podem ser a causa de midríase uni ou bilateral aguda, quer por inibição da inervação parassimpática do músculo esfíncter da pupila ou por estimulação simpática do músculo dilatador.

5.2. Ao exame, haverá midríase uni ou bilateral, podendo ser assimétrica (com anisocoria), com respostas pupilares à luz reduzidas ou ausentes.

5.3. Deve-se procurar ativamente por história de exposição acidental ou intencional a plantas ou substâncias que afetam o sistema nervoso autonômico.

5.4. **Conduta no PS-OFT:** afastar envolvimento do III nervo e diferenciar da pupila tônica.

- Uma vez afastado o envolvimento do nervo oculomotor, pode ser encaminhado ao ambulatório.
- **Recomendam-se os seguintes testes no PS-OFT:**
  - Teste farmacológico com pilocarpina diluída (0,1%) para verificar hipersensibidade denervacional (pupila tônica – vide item "Pupila Tônica" anteriormente). Se negativo, após 45 minutos do primeiro teste, instilar pilocarpina a 1%: se a pupila não contrair ou apresentar contração discreta, confirma-se o diagnóstico de midríase medicamentosa.

6. Midríase episódica benigna

6.1. Episódios recorrentes de midríase unilateral não associados à cefaleia ou crise de enxaqueca concomitante (não obstante uma parte dos pacientes ter antecedentes de enxaqueca).

6.2. O exame demonstra anisocoria com pupilas normalmente reativas ou pupila midriática que contrai relativamente pouco à luz, sem outros sinais neuro-oftalmológicos.

6.3. Episódios podem durar de minutos até dias ou semanas, mas raramente passam de 12 horas, e regridem espontaneamente.

6.4. **Causa:** idiopática

6.5. **Conduta no PS-OFT:** estabelecer diferenciais com a midríase farmacológica, a pupila tônica e a paralisia do nervo oculomotor. Avaliação neurológica e investigação com neuroimagem podem ser necessárias em casos atípicos, de longa duração, ou quando associados a sintomas e sinais neurológicos.

Dicas:

- A diferenciação entre pupila tônica, midríase farmacológica e midríase episódica benigna pode não ficar tão clara num primeiro momento, necessitando de seguimento e repetição de testes diagnósticos na evolução. No PS-OFT, é preciso sempre ficar atento para a condição mais ameaçadora de envolvimento do III nervo.
- É pouco provável que o envolvimento do III nervo ocorra com manifestação pupilar isolada, sem o acometimento da motilidade ocular ou ptose. São necessárias, nestes casos, pesquisa cuidadosa das rotações binoculares e bastante atenção até mesmo a pequenas limitações nos movimentos dos músculos inervados pelo nervo oculomotor, além de observar com muita atenção a posição palpebral.

7. Anisocoria que é maior no escuro (pupila afetada é a menor).

7.1. Síndrome de Horner (SH):

- Ptose, miose e anidrose unilateral por afecção simpática:
- Ptose que raramente é maior que 2 mm. Pálpebra inferior pode ficar elevada (ptose inversa). O estreitamento da fenda palpebral ocasiona enoftalmo aparente (pseudoenoftalmo).
- Miose e anisocoria que aumentam no escuro.
- ***Dilation lag*:** a anisocoria é maior 5 segundos após a retirada de todo estímulo luminoso e menor 15 segundos depois (esse sinal deve ser pesquisado na penumbra).
- Controles vasomotor e sudomotor ipsilaterais ocorrem na condição aguda, causando anidrose, hiperemia ocular e redução da pressão intraocular (PIO).

7.2. O diagnóstico da SH é clínico e as principais causas são:

- **SH central:** infarto medular dorsolateral, acidente vascularcerebral (AVC), esclerose múltipla, tumores encefálicos, traumas e tumores da coluna cervicotorácica e osteoartrite da coluna.
- **SH pré-ganglionar em adultos:** cirurgia, trauma ou lesão de massa nas regiões para-espinhal, pescoço ou ápice dos pulmões. Em crianças, deve-se lembrar do trauma de parto, do neuroblastoma e do linfoma.
- **SH pós-ganglionar:** dissecção da artéria carótida cervical, cirurgia, trauma e tumores no pescoço, lesões esfenocavernosas e parasselares, cefaleias (cluster e enxaqueca), zóster e idiopática.
- **Conduta no PS-OFT:** SH de início recente requer investigação com base nos sinais clínicos, que ajudam na localização do neurônio acometido e direcionamento da investigação radiológica. Na ausência de quaisquer pistas sobre a etiologia, toda a via simpática poderá precisar de investigação (desde base do crânio até região médio-torácica). A decisão de investigar deve ser feita caso a caso e, na urgência, deve-se obter a avaliação do neurologista. Em crianças, obter avaliação pediátrica. **Sempre lembrar:**

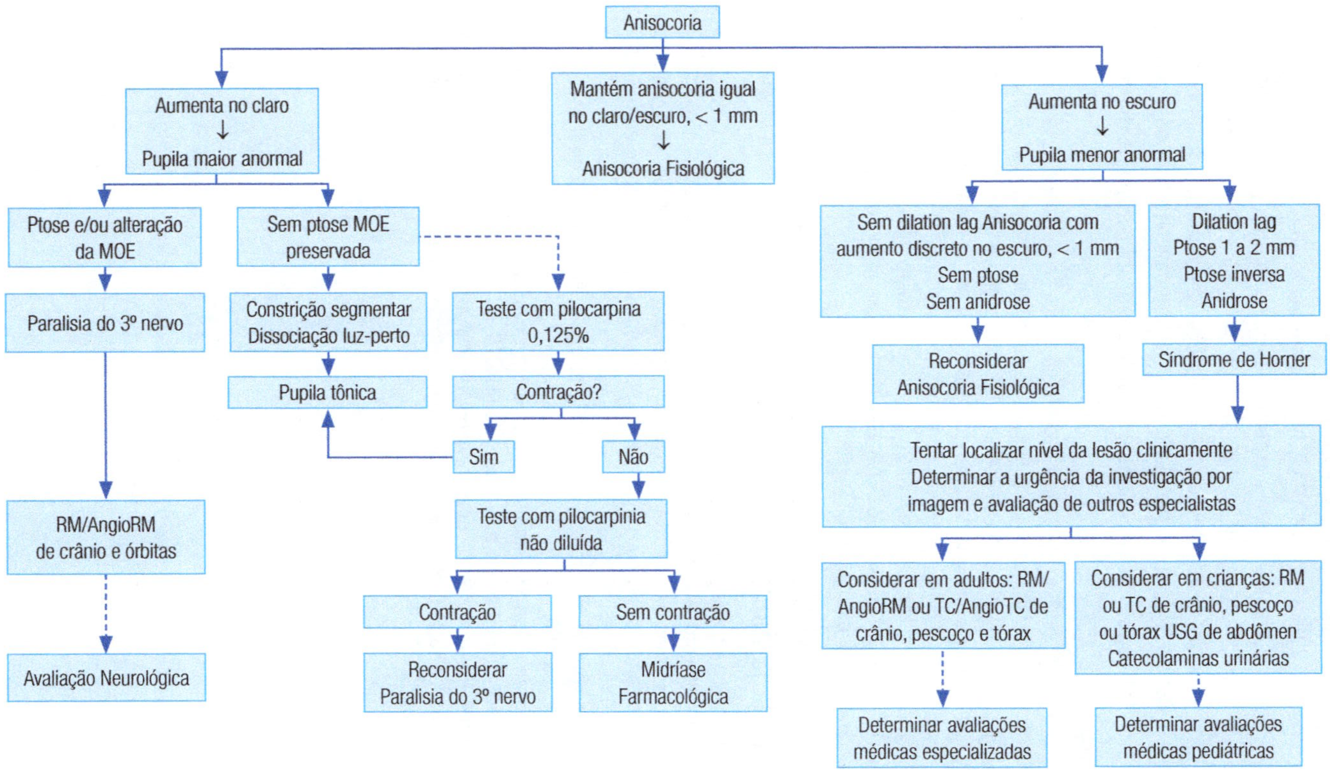

Figura 41.2. Fluxograma das anisocorias. (Fonte: elaborada pela autoria.)
MOE: motilidade ocular extrínseca; RM: ressonância magnética; TC: tomografia computadorizada; USG: ultrassonografia.

- SH isolada aguda dolorosa representa emergência, devendo-se presumir dissecção da artéria carótida interna.
- SH aguda associada a sintomas e sinais neurológicos hemisféricos e/ou perda visual ipsilateral pode remeter à doença vascular.
- SH associada à dor ocular, à cefaleia e às paralisias oculares motoras pode apontar para síndromes esfenocavernosas e parasselares.
- **SH adquirida em crianças:** manter neuroblastoma no diferencial.

Dicas:

- A etiologia da SH é geralmente conhecida no momento da avaliação neuro-oftalmológica inicial. Quando a causa não é conhecida, mas as informações clínicas permitem uma avaliação de imagem direcionada, geralmente é possível determinar uma etiologia. O fluxograma clínico pode ajudar nestes casos (Figura 41.2). Se a causa não é conhecida e as informações clínicas são insuficientes para permitir uma avaliação de imagem direcionada, uma etiologia raramente é descoberta.
- Investigação não direcionada por imagem pode ser justificada pela possibilidade de lesões com risco de vida não serem detectadas.

Bibliografia consultada

1. Balcer LJ. Pupillary disorders. In: Liu GT, Volpe NJ, Galetta SL. Liu, Volpe and Galetta's neuro-ophthalmoly diagnosis and management. 3 ed. Londres. Elsevier; 2019:417-447.
2. Gersenblith AT, Rabinowitz, MP. Manual de doenças oculares do Wills Eye Hospital: Diagnóstico e tratamento no consultório e na emergência. 6 ed. Porto Alegre: Artmed; 2012:242-247.
3. Kardon RH. The pupils. In: Yanoff M, Duker JF. Ophthalmology. 4 ed. Londfres: Saunder Elsevier; 2014:958-966.
4. Miller, NR, Subramanian PS, Patel VR. Walsh & Hoyt clinical neuro-ophthalmology: the Essentials. 4 ed. Filadelfia: Wolters Kluwer; 2021:319-337.
5. Monteiro MLR, Kreuz AC. Anisocoria. In. Alves MR, Nakashima Y, Tanaka, Tatiana. Clínica oftalmológica: condutas práticas em oftalmologia. Rio de Janeiro? Cultura Médica: Guanabara Koogan; 2013:357-359.

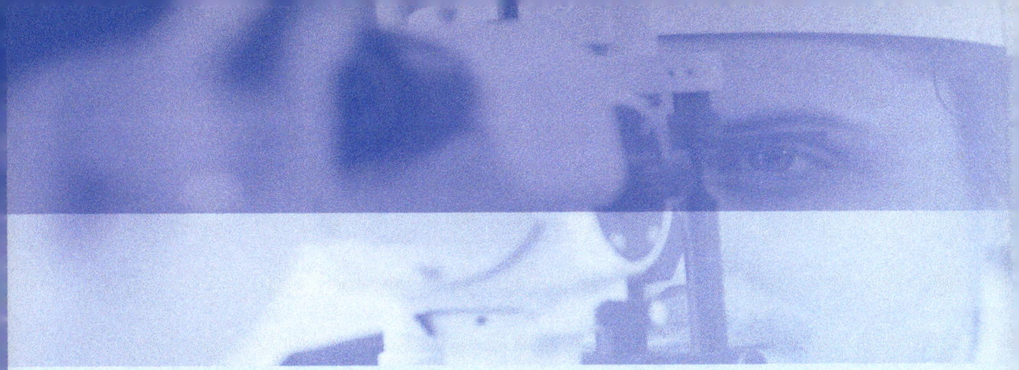

S E Ç Ã O **6**

Retina

capítulo

42 Descolamento de Retina

Gustavo Sakuno
Sergio Luis Gianotti Pimentel

H33.0	Descolamento da retina com defeito retiniano

Descolamento de retina (DR) é a separação da retina neurossensorial do epitélio pigmentar da retina (EPR), condição que pode resultar na perda permanente da visão. É subdivida em quatro tipos principais:

- **Regmatogênico:** um defeito (rotura) de espessura total na retina neurossensorial permite a entrada de fluído derivado do vítreo liquefeito para o espaço sub-retiniano, com extensão superior a 1 diâmetro de disco (DD) da borda da rotura.
- **Exsudativo:** o líquido deriva de vasos de uma neovascularização macular ou de vasos da coroide.
- **Tracional:** a retina neurossensorial é levantada do epitélio pigmentar da retina (EPR) por membranas vitreorretinianas que se contraem na ausência de rotura.
- **Misto (regmatogênico + tracional):** a tração vitreorretiniana causa uma rotura adjacente, formando um mecanismo combinado de descolamento.

O objetivo deste capítulo é abordar os descolamentos de retina de causas regmatogênicas. Quando observado um descolamento de retina regmatogênico (DRR), este pode ser caracterizado das seguintes formas:

- **DRR total:** não existem áreas de retina aplicada ao exame. O líquido pode elevar a retina de modo que pareça um funil com ápice no nervo óptico (DR em funil). A depender do contato entre os setores diametralmente opostos, subdividimos em funil aberto (sem toque) ou funil fechado (com toque).

- **DRR subclínico:** rotura assintomática com pouco líquido sub-retiniano (extensão > 1 DD da rotura, mas menos que 2 DD posterior ao equador). Não costuma gerar defeito de campo visual.
- **Rotura sem DR:** rotura retiniana com extensão do fluído menor que 1 DD.

Anamnese

A queixa mais comum é a diminuição súbita da acuidade visual, geralmente precedida de *floaters* (moscas volantes) ou fotopsias (*flashes* de luz). Paciente pode descrever como uma cortina que acomete parte do campo visual, sendo que a localização que ele refere é contralateral à área de retina descolada. Questionar sobre fatores de risco para o DRR como:

- Alta miopia (avaliar óculos do paciente, lentes divergentes para miopia causam diminuição do tamanho da imagem).
- Trauma ocular ou craniano.
- DRR no olho contralateral.
- Vitreorretinopatia hereditária.
- Cirurgia intraocular prévia.
- Retinite viral prévia.
- Procedimentos intraoculares (especialmente com manipulação vítrea).
- Capsulotomia a *laser*.
- Pseudofacia/afacia.
- **Lesões retinianas:** degeneração *lattice*, degeneração *snail track*, degeneração *snowflake*, tufos vitreorretinianos, dobras meridianas, retinosquise e lesões brancas (com ou sem pressão).

Exame oftalmológico

- **Acuidade Visual (AV):** realizar medida de ambos os olhos com melhor correção e *pin-hole* para documentação. A AV pode estar preservada a depender do estado da mácula.
- **Exame Pupilar:** defeito aferente relativo, pode estar presente se grande área de retina descolada.
- **Pressão Intraocular (PIO):** o olho do descolamento costuma apresentar PIO mais baixa em virtude do aumento do efluxo do fluído intraocular pelo espaço subretiniano e peripapilar, especialmente se a borda do disco óptico está acometida. Entretanto, em casos mais crônicos, pode ocorrer hipertensão ocular por bloqueio da malha trabecular por migração dos segmentos externos dos fotorreceptores, condição denominada "síndrome de Schwartz-Matsuo".

- **Biomicroscopia:** transparência dos meios é essencial para sucesso das intervenções do DR, portanto registrar se existem opacidades corneanas e catarata, bem como tamanho da dilatação pupilar auxilia no planejamento cirúrgico. Avaliar presença de reação de câmara anterior, diferenciando a presença de células para a de segmento de fotorreceptores (mais escuros). Pigmentos no vítreo anterior, conhecidos como "sinal de Shaffer" ou "Tobacco Dust", são outro sinal indicativo de DRR.

Mapeamento da retina

Pode ser realizado com oftalmoscópio indireto binocular associado à depressão escleral ou por biomicroscopia com lente de contato (p. ex., lente de Goldmann três espelhos).

Passos do mapeamento de retina

1. **Identificar a extensão do descolamento:** a área descolada aparece opaca e enrugada, formando bolsões, que se movimentam quando o paciente olha nas diferentes direções. As bordas da área descolada geralmente são convexas e o fluído sub-retiniano é claro.
2. **Encontrar as roturas retinianas:** importante anotar o tamanho, o número e a localização de cada rotura. Cerca de 60% das roturas localizam-se no quadrante temporal superior. Ao redor de 50% dos olhos há mais de uma rotura, geralmente equidistantes 90° um das outras. As regras de Lincoff (ler adiante) ajudam a identificar a localização precisa da rotura nos casos de DRR primário. Se existem múltiplas roturas, aquela mais alta é considerada a primária.
3. **Determinar o estado da mácula:** se está aplicada ("*macula on*") ou descolada ("*macula off*"). Define prognóstico, porém independente do estado macular, intervenção urgente ainda é necessária.
4. **Procurar por outras alterações:** lesões que predispõem a roturas, como a degeneração *lattice*, devem ser identificadas. Também procurar por achados que afetem o manejo e o prognóstico como hemorragia vítrea (HV) ou sinais de DR crônico como linha de demarcação pigmentada, macrocisto intrarretiniano, retina atrófica e fina, precipitados brancos sub-retinianos, proliferação vitreorretiniana e dobras retinianas fixas.
5. **Documentar os achados em uma tabela de Amsler-Dubois.**
6. **Examinar o olho contralateral:** 10% dos pacientes com descolamento de retina terão acometimento bilateral. Buscar por lesões predisponentes e roturas.

Regras de Lincoff

- **Regra 1:** em descolamentos temporal-superior ou nasal-superior – a rotura primária está entre 1,5 horas de relógio da borda mais alta (98% dos casos).
- **Regra 2:** em descolamentos totais ou superiores que ultrapassam o meridiano das 12 horas (verticalmente superior ao NO) – a rotura primária

está localizada às 12 horas ou está dentro de um triângulo em que o ápice é a *ora serrata* e a base está no equador, estendendo das 11 até 1 hora de relógio (em 93% dos casos).

- **Regra 3:** descolamento inferior – o lado mais alto indica o lado do disco no qual a rotura primária está, e a rotura localiza-se abaixo do meridiano horizontal (em 95% dos casos).
- **Regra 4:** descolamento bolhoso inferior – a rotura está acima do meridiano horizontal.

Na presença de opacidades de meio que impossibilitem o exame da retina, a ultrassonografia auxilia na confirmação do DR, determinação do estado da mácula, presença de DVP, localização da rotura (às vezes) e cronicidade do DR (móvel ou fixo).

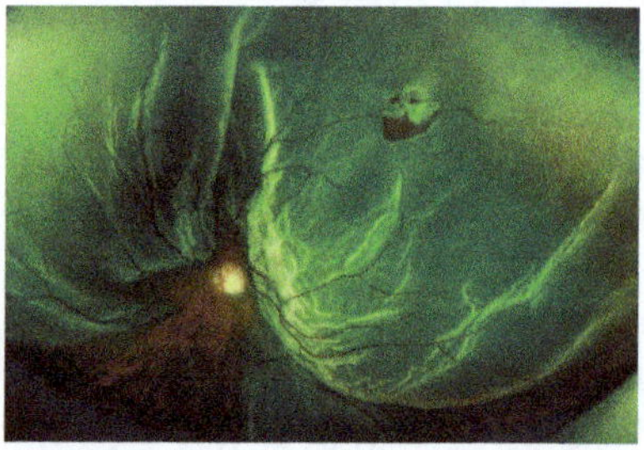

Figura 42.1. Rotura em ferradura temporal superior com descolamento de retina associado. (Fonte: imagem cedida por Daniel Costa.)

Como proceder

Descolamento regmatogênico de retina é uma urgência oftalmológica. A urgência depende do estado macular e de outras características do paciente. Alguns especialistas sugerem que o número de dias de descolamento foveal indica a urgência do descolamento. Enquanto aguarda o procedimento cirúrgico, os pacientes devem manter uma postura que evite que o fluido sub-retiniano descole a mácula. O tratamento definitivo varia de acordo com o aspecto e a complexidade do descolamento, incluindo retinopexia a *laser*, retinopexia pneumática, introflexão escleral e vitrectomia via *pars plana*.

- **Retinopexia a *laser*:** indicado para descolamentos localizados como o descolamento subclínico. Geralmente realizado com anestesia tópica, o uso do *laser* de argônio associado a lentes especiais cria uma área de adesão forte entre o epitélio pigmentar da retina (EPR) e a retina neurossensorial de modo a impedir a progressão do descolamento de retina. Pacientes devem ser informados de que, apesar desse tratamento, o DRR pode progredir e necessitar de intervenção adicional com *laser* ou mesmo com cirurgia.

- **Retinopexia pneumática:** indicada para casos específicos, como aqueles com roturas nas 8 horas superiores do relógio, com todas as roturas confinadas entre 2 horas de relógio. A utilização de gases como C3F8 a 100% (0,3 mL intravítreo) associada a *laser* ou crioterapia tenta selar a rotura e aplicar a retina. Algumas contraindicações incluem roturas gigantes, vitreorretinopatia proliferativa (PVR), glaucoma avançado, impossibilidade de manter posição de cabeça adequada, necessidade de viajar de avião ou morar em cidade em diferente altitude e, em alguns casos, pseudofacia.
- **Introflexão escleral:** procedimento cirúrgico no qual material (geralmente uma faixa de silicone) é suturado na esclera criando uma indentação. O propósito é fechar a rotura retiniana ao aproximar o EPR da retina neurossensorial e reduzir a dinâmica de tração vitreorretiniana nos locais de adesão. O líquido sub-retiniano, causador do descoalmento, é drenado por via externa, através da esclera.
- **Vitrectomia via *pars plana*:** realizam-se a remoção do vítreo e a liberação das trações ao redor das roturas que são seladas com uso de endolaser. O fluído sub-retiniano é drenado internamente através da rotura. O tamponente pós-cirúrgico depende da complexidade do descolamento e da localização das roturas, sendo mais comum o uso de gases como SF6 e C3F8 ou óleo de silicone.

Bibliografia consultada

1. American Academy of Ophthalmology. Basic and Science Course. 2019-2020. Section 12: Retina and Vitreous. Chapter 16: Retinal detachment and predisposing lesions. San Francisco: American Academy of Ophthalmology; 2019:307-30.
2. Conselho Brasileiro de Oftalmologia. Retina e vítreo. 4 ed. Capítulo 21: Cirurgia vitreorretiniana. São Paulo: Conselho Brasileiro de Oftalmologia; 2016:405-40.
3. Schachat AP, Wilkinson CP, Hinton DR, Sadda SR, Wiedemann P (eds.). Ryan's retina. 6 ed. Philadelphia: Elsevier; 2018.

capítulo

43 Hemorragia Vítrea

Júlia Castelan Bastian
André Carvalho Kreuz

H43.1	Hemorragia do humor vítreo

Definição

Presença de sangue na cavidade vítrea.

Quando suspeitar

Perda visual súbita e indolor com opacidade vítrea ao exame de fundoscopia.

Etiologias

As mais comuns são o descolamento do vítreo posterior agudo e a retinopatia diabética proliferativa. Podem ser divididas em:

- **Vitreorretinianas:**
  - Descolamento do vítreo posterior (DVP) com ou sem rotura retiniana associada.
- **Vasculares retinianas:**
  - **Com neovascularização:**
    - Retinopatia diabética proliferativa.
    - Oclusão venosa retiniana.
    - Retinopatia hipertensiva.
    - Retinopatia da prematuridade.

    - Retinopatia falciforme.
    - Retinopatia por radiação.
    - Vasculite retiniana.
  - **Sem neovascularização:**
    - Macroaneurisma retiniano.
    - Oclusão venosa retiniana.
- **Trauma:**
  - Trauma ocular contuso.
  - Trauma ocular penetrante.
  - Síndrome do bebê sacudido.
- **Coroidais:**
  - Neovascularização de coroide (degeneração macular relacionada à idade, miopia patológica).
  - Tumores coroidais (melanoma).
- **Outras:**
  - Discrasias sanguíneas (trombocitopenia, hemoglobinopatias).
  - Retinopatia de Valsalva.
  - Síndrome de Terson.
  - Retinosquise congênita.
  - Pars planite.

Patogenia

Rompimento de um vaso retiniano normal (DVP, trauma, síndrome de Terson) ou de um vaso anômalo (neovaso retiniano, macroaneurisma, neovascularização de coroide).

Apresentação

- Perda visual súbita e indolor.
- Manchas escuras ou avermelhadas.
- Linhas ou teias de aranha móveis.
- Melhora da visão em decúbito elevado por deposição do sangue na periferia inferior.

Avaliação

1. **História:** questionar antecedentes de diabetes, hipertensão arterial, trauma, anemia falciforme, retinopatias ou cirurgias intraoculares prévias.
2. **Acuidade visual:** é variável dependendo da densidade e extensão da hemorragia.

3. **Avaliação das pupilas:** o reflexo vermelho pode estar ausente nas hemorragias densas.
4. **Biomicroscopia:** podem ser observadas hemácias flutuando na câmara anterior; pesquisar presença de *rubeosis iridis*.
5. **Gonioscopia:** deve ser realizada buscando-se identificar neovasos de ângulo.
6. **Fundoscopia:** observa-se uma hemorragia ocupando a cavidade vítrea em graus variados de extensão e densidade. Nas formas leves, observam-se condensações hemáticas flutuantes no vítreo, porém mantendo-se a visualização do restante do fundo de olho. Em casos mais densos, o exame de fundo de olho fica impossível, pois não há visualização. Nestes casos, o exame minucioso do olho contralateral pode revelar informações valiosas sobre a etiologia. Uma hemorragia vítrea crônica pode apresentar aspecto amarelado em virtude da decomposição da hemoglobina (Figura 43.1).

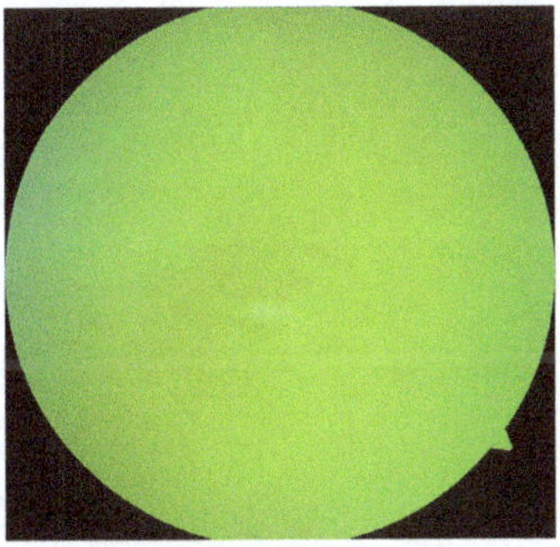

Figura 43.1. Hemorragia vítrea crônica. Observar o aspecto amarelado por decomposição da hemoglobina. (Fonte: imagem cedida por Fernando Sumita.)

Exames complementares

- **Ultrassonografia (USG) ocular:** indicada quando a opacidade de meio impossibilita a visualização do fundo de olho. É capaz de identificar roturas retinianas, descolamento de retina, membranas tradicionais, tumores intraoculares, corpo estranho intraocular.
- **Angiofluoresceinografia:** útil para detecção de neovascularização no olho acometido e evidenciar alterações vasculares no olho contralateral que possam sugerir a provável etiologia.
- **Tomografia computadorizada de crânio e órbita:** importante para descartar a presença de corpo estranho intraocular nos casos de trauma.

Diagnóstico diferencial

- **Vitreíte:** também pode opacificar o vítreo, embora não apresente conteúdo hemático. Geralmente está associada a uveítes anteriores ou posteriores.

Nas formas crônicas de hemorragia vítrea, o sangue degenerado passa a assumir coloração esbranquiçada e estabelece diagnóstico diferencial com uveítes posteriores e neoplasias intraoculares.

- **Tratamento:** deve ser direcionado à causa de base quando esta puder ser identificada.
- **Condutas gerais:**
  - Repouso e observação.
  - Dormir com cabeceira elevada para que o sangramento se deposite inferiormente, melhorando a acuidade visual.
  - Hidratação.
- **Retinopatias proliferativas:**
  - Panfotocoagulaácão a *laser* das áreas isquêmicas.
  - Injeção intravítrea de antiangiogênico.
- **Indicações de vitrectomia posterior:**
  - Não absorção espontânea.
  - Apresentação em olho único.
  - Descolamento de retina ou rotura retiniana associados.
  - Glaucoma hemolítico ou de células fantasma associados.
  - *Rubeosis iridis* associada.

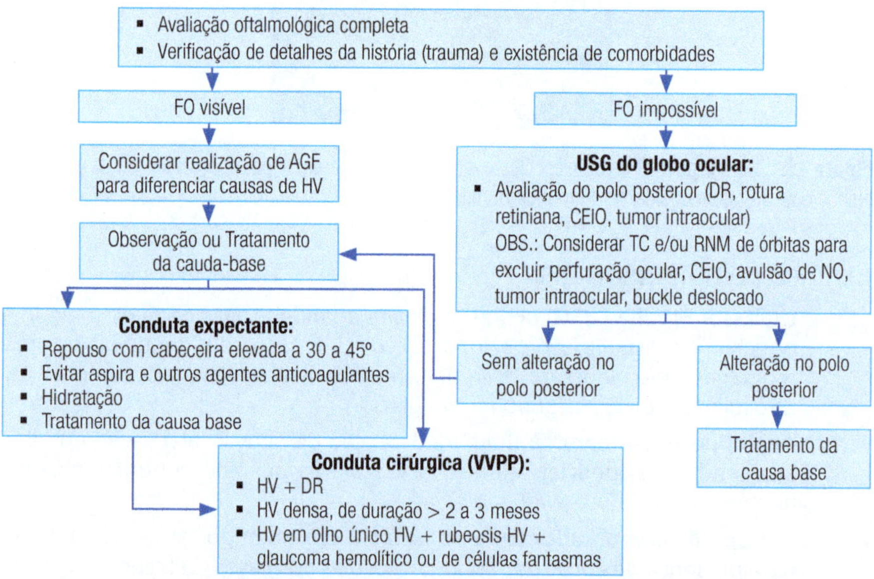

Figura 43.2. Fluxograma de atendimento de hemorragia vítrea. (Fonte: elaborada pela autoria.)

FO: fundo de olho; AGF: angiofluoresceinografia; HV: hemorragia vítrea; DR: descolamento da retina; CEIO: corpo estranho intraocular; TC: tomografia computadorizada; RNM: ressonância nuclear magnética; NO: nervo óptico.

Seguimento clínico

Em casos de impossibilidade de identificação do fundo de olho, realizar USG para excluir descolamento de retina ou rotura retiniana. Considerar repetir USG a cada 2 semanas para monitorar eventual descolamento de retina.

Monitorar clinicamente a cada 2 semanas até resolução do quadro ou indicação de intervenção cirúrgica.

Bibliografia consultada

1. Cullom RD, Chang B. The Wills Eye Manual: office and emergency room diagnosis and treatment of eye disease. Philadelphia: Lippincott; 1994.
2. Kanski J, Bowling B. Kanski's clinical ophthalmology. Edinburgh: Elsevier; 2016.

capítulo 44

Oclusão de Artéria Central da Retina (OACR)

Pedro Luis Rissoli
Leandro Cabral Zacharias

H34.1	Oclusão da artéria retiniana central

Epidemiologia

Doença rara, com incidência de 1:10.000, acometendo principalmente pacientes acima dos 60 anos (mais de 90% dos casos). Homens são mais afetados que mulheres. Não há predileção por olho e em apenas 2% dos casos há envolvimento bilateral.

- **Fatores de Risco:** muitas doenças sistêmicas estão associadas à oclusão da artéria retiniana central (OACR). Hipertensão arterial sistêmica (HAS) e diabetes *mellitus* (DM) são as mais importantes, estando presentes em 66% e 25% dos casos respectivamente. Hiper-homocisteinemia, LDL alto, obesidade, tabagismo e sedentarismo também estão relacionados.

Quadro clínico

Sintomas

Perda visual súbita (em geral de conta-dedos à percepção luminosa em 94% dos olhos), unilateral, indolor. Pode ser precedida por crises de amaurose fugaz (25% dos pacientes).

Sinais

- Retina pálida, opaca e edematosa, principalmente no polo posterior em que a camada de fibras nervosas é mais espessa.

- Mácula em cereja com a região da fóvea vermelho-cereja em virtude de ser a região mais fina da retina, sendo possível visualizar a circulação coroideia, que persiste inalterada.
- Arteríolas retinianas estreitadas ou segmentadas (*boxcarring*). Este sinal está presente em cerca de 30% dos casos e é indicativo de pior prognóstico visual.
- Êmbolos podem ser visualizados em até 20% dos casos.
- Defeito aferente relativo (DAR) geralmente está presente.

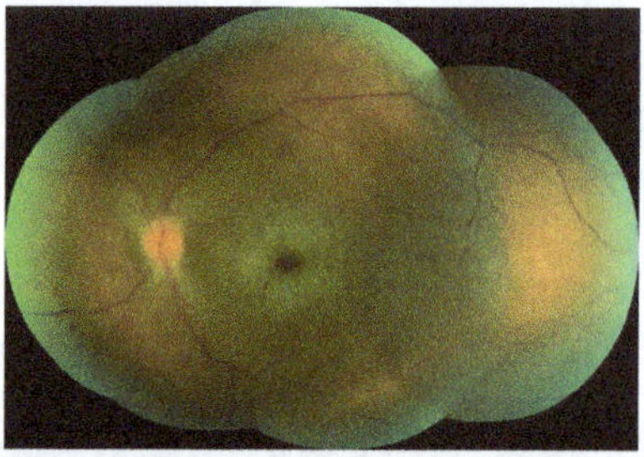

Figura 44.1. Retinografia de oclusão de artéria central de retina, aspecto pálido, edematoso, mácula em cereja. (Fonte: imagem cedida por Pedro Luis Rissoli.)

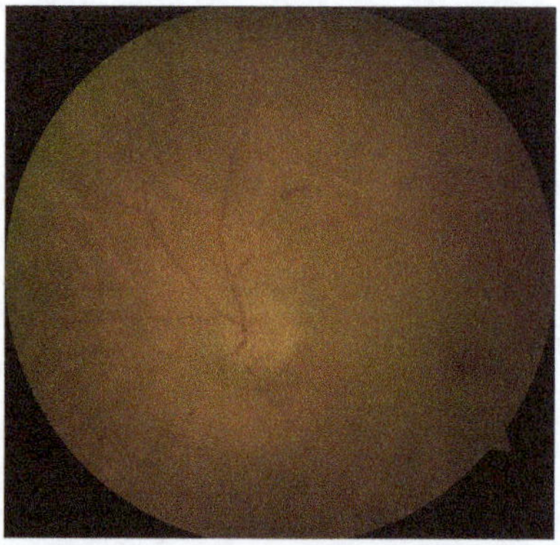

Figura 44.2. Sinal do *boxcarring*. (Fonte: imagem cedida por Pedro Luis Rissoli.)

Diagnósticos diferenciais

- **Oclusão de ramo da arterial central da retina:** escotoma súbito setorial ou altitudinal; isquemia retiniana setorial.
- **Oclusão da artéria cílio-retiniana:** artéria cílio-retiniana está presente em 20% da população e irriga a mácula e o feixe papilomacular. Oclusão é mais comum em jovens com vasculite sistêmica; baixa acuidade visual aguda e

severa da visão central; edema retiniano localizado na área de irrigação da artéria cílio-retiniana; defeito de enchimento correspondente à angiofluoresceinografia (AFG). Seguindo o mesmo raciocínio, casos de OACR com preservação da artéria ciliorretiniana podem preservar campo visual tubular.

- **Oclusão de artéria oftálmica:** baixa visual profunda sem mácula em cereja.
- ***Commotio retinae*:** histórico de trauma contuso gera edema de fotorreceptores e áreas retinianas pálidas transitórias.

Etiologia

As causas conhecidas de oclusão da artéria central da retina são:

- **Embolização:** existem três principais fontes de êmbolos.

  Primeiramente e os mais comuns, os êmbolos de colesterol advindos de placas ateroscleróticas das carótidas são também denominados "placas de Hollenhorst". São alaranjados e encontrados principalmente nas bifurcações dos vasos.

  Nos casos de pacientes com doenças valvares, êmbolos esbranquiçados compostos de cálcio podem ser encontrados. Por fim, ulcerações nas placas ateromatosas podem ainda liberar segmentos fibrinoplaquetários na circulação, causando OACR.
- Trombose secundária a hemorragias de placas ateroscleróticas.
- **Outras causas:**
  - Arterite de células gigantes e outras vasculites.
  - Trombofilias.
  - Hemoglobinopatias; migrânea retiniana.
  - Síndrome de Susac (**tríade:** oclusão de ramos arteriais, surdez neurossensorial e encefalopatia); espasmo arteriolar.
  - Aneurisma dissecante da artéria central da retina.

Conduta

O tratamento da OACR é uma emergência oftalmológica e visa restabelecer a circulação retiniana. Nenhum tratamento provou-se efetivo em ensaios clínicos randomizados e não devem ser considerados padrão de cuidado. Estudos experimentais em macacos apontam para dano definitivo da retina após 240 minutos de interrupção da circulação. Entretanto, geralmente tenta-se mover o êmbolo se a história de perda visual for inferior a 24 horas. As medidas descritas são:

1. **Paracentese de câmera anterior (CA):** após colírio anestésico, introduzir parcialmente agulha de insulina perpendicular ao limbo temporal e observar saída de humor aquoso (0,1 a 0,4 mL), deixando antibiótico (ATB) profilático após procedimento (ofloxacino 0,3% ou ciprofloxacino 0,3%, uma gota a cada 6 horas, por 5 dias).

2. **Massagem ocular:** movimentos de pressão e contrapressão bidigital sobre o globo ocular durante 10 a 15 segundos com pausa para relaxamento de 5 segundos. É uma tentativa de mover o êmbolo mais distal.
3. Inalação de mistura de 95% de O_2 e 5% de CO_2, tentando causar dilatação das artérias retinianas.
4. Manitol 20%, 250 mL por via endovenosa (EV), para obter diminuição mais prolongada da pressão intraocular (PIO) e facilitar possível migração do êmbolo.

Visto que existe morbidade sistêmica elevada dos pacientes, na suspeita de OACR, é mandatório ainda:

- Avaliação clínica (pulso, pressão arterial, eletrocardiograma) e laboratorial (hemograma, plaquetas, velocidade de hemossedimentação (VHS), proteína C reativa (PCR), glicemia de jejum, lipidograma). Se a hipótese de arterite temporal for consistente e não houver contraindicações, iniciar esteroides sistêmicos em alta dose.
- **Considerar exames laboratoriais especializados (pesquisa de trombofilias, autoanticorpos:** anticardiolipina, anticoagulante lúpico, FAN, DNA, ANCA; e homocisteína) em casos selecionados.
- **Prognóstico e seguimento:** o prognóstico visual é limitado, uma vez que a retina interna sofre rapidamente com o processo isquêmico intenso. A neovascularização retiniana é rara visto haver necrose, e não isquemia da retina. Tomografia de coerência óptica (OCT) inicial demonstra hiper-refletividade das camadas internas e evolui para atrofia da retina interna após alguns meses. Nos raros casos que evoluam para neovascularização, considerar panfotocoagulação da região afetada e/ou injeção intraocular de anti-VEGF.

Bibliografia consultada

1. American Academy of Ophthalmology. Retina and vitreous. Basic and Clinical Science Course, 2018-2019.
2. Gerstenblith AT, Rabinowitz MP. Manual de Doenças Oculares do Wills Eye Hospital. 6 ed. Porto Alegre: Artmed; 2012.

capítulo

45 Oclusão Venosa da Retina

Gustavo Sakuno
Sergio Luis Gianotti Pimentel

H34.8	Outras oclusões vasculares retinianas

Segunda maior causa de doença vascular retiniana após a retinopatia diabética, a oclusão de veia retiniana (OVR) ocorre quando existe uma obstrução parcial ou completa de uma veia retiniana, sendo classificada de acordo com a localização da oclusão. A obstrução na altura da lâmina cribriforme do nervo óptico é denominada "oclusão de veia central da retina" (OVCR), e uma obstrução completa ou parcial em um ramo ou tributária da veia central da retina, geralmente sobre um cruzamento arteriovenoso, é denominada "oclusão de ramo de veia retiniana" (ORVR). Além disso, um subtipo denominado "oclusão de veia hemiretiniana" acontece quando, apesar da localização na lâmina cribriforme, apenas metade da drenagem venosa é acometida, superior ou inferiormente.

A obstrução resulta em um decréscimo parcial ou total no efluxo de sangue da circulação da retina, causando extravasamento vascular e aumento da pressão intravenosa. A baixa acuidade visual ocorre mais frequentemente por edema macular. Outras causas são: isquemia macular; hemorragia vítrea; oclusão de artéria ciliorretiniana; formação de membrana epirretiniana; *rubeosis iridis*; e glaucoma neovascular.

Fatores de risco

A idade mais comum é entre a 6ª e a 7ª décadas de vida e constitui o principal fator de risco. Uma recente metanálise mostrou que 48% das OVR estão associadas à hipertensão arterial sistêmica, 20% à dislipidemia e 5% ao diabetes. Além disso, história de tabagismo, glaucoma e condições que causam hipercoagulabilidade também estão relacionados.

Prognóstico

O prognóstico depende do grau de não perfusão e da localização da oclusão no caso das ORVR. A recuperação da acuidade visual geralmente é associada ao desenvolvimento de vasos colaterais que ajudam a redirecionar a drenagem venosa para a coroide, veias vorticosas e veia oftálmica superior e inferior na órbita, compensando a drenagem pela veia central da retina, ocluída.

Anamnese

Paciente apresenta-se com diminuição da acuidade visual, geralmente unilateral e aguda. Questionar o paciente sobre o tempo do início dos sintomas, antecedentes patológicos (hipertensão arterial sistêmica, dislipidemia, diabetes) e antecedentes oftalmológicos (glaucoma, cirurgias prévias, injeções oculares). Em casos atípicos, como pacientes jovens, questionar doenças que possam causar hiperviscosidade como leucemias, alterações de coagulação e mesmo medicações em uso como anticoncepcionais orais. Muitas vezes, pode haver quadros de perda visual transitória como pródromo.

Exame oftalmológico

O objetivo na emergência é tentar fornecer informações sobre:

- Distinção da localização da oclusão: OVCR ou ORVR.
- Avaliar a presença de edema macular.
- Estimar o grau de isquemia.
- Avaliar presença de neovascularização de nervo óptico, da retina e/ou da íris.

Acuidade visual (AV)

Realizar medida de ambos os olhos com melhor correção e *pin-hole* para documentação. A AV pode predizer o estado macular (se edema ou não) e grau de isquemia.

Exame pupilar

Defeito aferente relativo relaciona-se ao grau de isquemia, além do risco de neovascularização.

Gonioscopia e pressão intraocular (PIO)

Importante especialmente nos casos de quadro isquêmico em que existe um aumento da pressão intraocular e o risco de neovascularização do ângulo é alto.

Biomicroscopia

Realizar antes da dilatação ocular, utilizar o maior aumento da lâmpada de fenda buscando por neovasos na íris.

Mapeamento da retina

Após exame do segmento anterior (avaliar neovascularização da íris e do seio camerular), proceder à dilatação pupilar e à avaliação da retina. O uso da lâmpada de fenda associada a uma lente de não contato auxilia na visualização do polo posterior, meia periferia e do estado macular. O exame da extrema periferia é complementado com oftalmoscópio indireto binocular. Algumas vezes, a avaliação fundoscópica pode estar comprometida por hemorragia vítrea ou pré-retiniana que impossibilita a visualização da retina. No caso da ORVR, o quadrante mais afetado é o temporal superior. O exame da retina deve atentar principalmente em avaliar:

1. Localização da oclusão para classificação.
2. Se existe edema macular, que pode ser confirmado posteriormente com uso da tomografia de coerência óptica (OCT).
3. Procurar sinais de isquemia retiniana, como presença de hemorragias extensas, tortuosidade vascular, manchas algodonosas e, nos casos mais tardios, neovascularização.

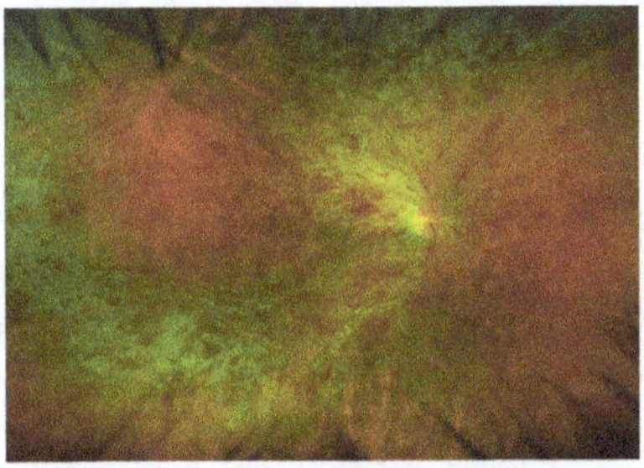

Figura 45.1. Retinografia grande angular de oclusão de veia central da retina mostrando hemorragias em chama de vela. (Fonte: imagem cedida por Thiago M. Nogueira.)

Como proceder

Apesar de o paciente chegar ao pronto-socorro com uma queixa aguda, pouco se consegue fazer no primeiro atendimento, já que o paciente com OVR precisa de exames complementares pouco disponíveis em ambiente de emergência.

Entretanto, o referenciamento desse paciente deve ser feito da maneira mais rápida possível, principalmente nos quadros isquêmicos, pois a rápida intervenção é vital para recuperação da acuidade visual e evitar complicações.

Exames complementares

- **Angiofluoresceínografia:** o diagnóstico da oclusão é confirmado quando há um tempo aumentado de trânsito do corante em mais de 5 segundos além de definir a extensão da oclusão vascular, grau de isquemia (definido por área de perfusão > 10 diâmetros de disco nas OVCR e > 5 nas ORVR) e extensão do edema macular. Também proporciona informação do leito capilar, incluindo isquemia e hiperpermeabilidade.
- **Tomografia de Coerência Óptica:** principal método para avaliação e seguimento dos casos de edema macular, além de auxiliar no diagnóstico de outras complicações como presença de neovascularização, membrana epirretiniana e líquido sub-retiniano. A angiografia por OCT permite analisar aumento da zona avascular da fóvea, áreas de não perfusão e alargamento vascular.

Tratamento

- **Fotocoagulação a *laser*:** com os dados obtidos da angiofluoresceinografia, a fotocoagulação a *laser* das áreas não perfundidas é o tratamento de escolha para a neovascularização causada pelas OVR, já que eliminando-se o tecido isquêmico diminui-se a expressão do VEGF dessas áreas, eliminando-se o estímulo à neovascularização. Na ORVR, é mais comum neovasos na borda entre a retina afetada e a isquêmica, enquanto na OVCR o segmento anterior é mais afetado.
- **Terapia antiangiogênica:** principal terapia contra o edema macular associado com as OVR, atualmente existem três principais Anti-VEGF utilizados: bevacizumabe; ranibizumabe; e aflibercepte.
- **Corticosteroide intravítreo:** tanto a triancinolona intravítrea como o implante de dexametasona são opções terapêuticas para o edema macular, porém considerados 2ª linha pelos seus efeitos colaterais como glaucoma secundário e formação de catarata.

Bibliografia consultada

1. American Academy of Ophthalmology. Basic and Science Course. 2019-2020. Section 12: Retina and Vitreous. Chapter 16: Retinal detachment and predisposing lesions. San Francisco: American Academy of Ophthalmology; 2019:307-30.
2. Conselho Brasileiro de Oftalmologia. Retina e vítreo. 4 ed. Capítulo 21: Cirurgia vitreorretiniana. Conselho Brasileiro de Oftalmologia: São Paulo; 2026:405-40.
3. Schachat AP, Wilkinson CP, Hinton DR, Sadda SR, Wiedemann P, eds. Ryan's retina. 6 ed. Philadelphia: Elsevier; 2018.

capítulo

46 Coriorretinopatia Serosa Central

Carolina Nicolela Susanna
Beatriz Sayuri Takahashi

H35.7	Separação das camadas da retina

Classificação

- **Aguda 90%:** sintomas se iniciaram há menos de 2 a 4 meses.
- **Crônica 10%:** fluido sub-retiniano (FSR) persistente na tomografia de coerência óptica (OCT) por mais de 4 a 6 meses.

Epidemiologia

- 40 a 50 anos, mais comum em homens (5:1), caucasianos, hispânicos e asiáticos. Geralmente unilateral (bilateral em 20 a 40%).

Fatores de risco

- Corticosteroide exógeno (injeção intravítrea não é fator de risco) e endógeno (doença de Cushing, gravidez, adenoma da pituitária), personalidade tipo A, estresse, uso de simpatomiméticos, doença autoimune, predisposição genética, inibidor de MEK, infecção por H. Pylori, hipertensão arterial sistêmica (HAS) descontrolada, tabagismo, álcool, antibiótico (ATB), doença cardiovascular, apneia do sono, hipermetropia.

Quadro clínico

Sintomas

- Baixa acuidade visual, metamorfopsia, micropsia, discromatopsia, escotoma central.

Sinais

- Acuidade visual entre 20/20 e 20/200, hipermetropização.
- **Fundo de olho:** descolamento seroso de retina envolvendo a fóvea.

Angiofluoresceinografia (AFG)

- Extravasamento de fluido precoce através do epitélio pigmentar da retina (EPR), com um ou mais pontos de hiperfluorescência que preenchem lentamente a área de descolamento seroso (*pooling*). O extravasamento pode difundir-se superior e lateralmente em "fumaça de chaminé". Na coriorretinopatia serosa central (CSC) crônica pode haver múltiplos pontos de extravasamento, atrofia de EPR com defeito em janela e faixa gravitacional hiperfluorescente.

Autofluorescência (AF)

- Hipoautofluorescência nos pontos de defeito do EPR com ou sem hiperautofluorescência na área de descolamento da retina (DR) seroso. A forma crônica pode apresentar faixa gravitacional ("sinal da calha") inferiormente aos pontos de extravasamento, com atrofia ou anormalidades no EPR macular, apresentando padrão hipoautofluorescente granular ou confluente com bordas hiperautofluorescentes.

OCT-SD

- Descolamento do epitélio pigmentar (DEP) e seroso de retina (Figura 45.3). Na forma aguda, o DEP costuma ser mais alto e curto, enquanto na forma crônica costuma ser mais baixo e largo e apresentar atrofia de fotorreceptores. A presença de material de média refletividade dentro do DEP mais baixo, entre o EPR e a membrana de Bruch, pode representar componente neovascular, ao contrário de material hiporrefletivo que pode sugerir fluido sub-EPR.

OCT-EDI

- Vasos dilatados na camada mais externa (paquivasos na Haller) com afinamento das camadas de Satler e coriocapilar, e aumento habitual da espessura da coroide.

OCT-A

- Auxilia na identificação de neovascularização de coroide.

Indocianina verde (ICGA)

- Placas hipercianescentes em coroide interna por impregnação. Ocorre por hiperpermeabilidade da coriocapilar, mais visível nas fases intermediárias do exame (perceptível mesmo em áreas normais à AFG)

Diagnósticos diferenciais

- Vasculopatia polipoidal da coroide, epiteliopatia pigmentar paquicoroide, escavação coroidal focal, síndrome peripapilar paquicoroide, degeneração macular relacionada à idade (DMRI), neovasculopatia paquicoroide, vasculopatia polipoidal da coroide, síndrome de Vogt-Koyanagi-Harada, síndrome dos pontos brancos, nevus de coroide, melanoma.

Complicações

Neovascularização de coroide (NVC), atrofia do EPR e lesão de fotorreceptores.

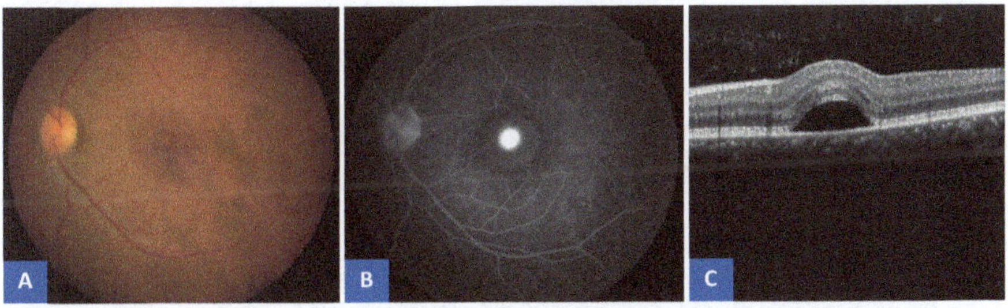

Figura 46.1. A) Retinografia de coriorretinopatia serosa central aguda em olho esquerdo; **B)** Angiofluoresceinografia mostrando *pooling* com hiperfluorescência na área de descolamento seroso; **C)** Imagem de tomografia de coerência óptica mostrando descolamento seroso da retina. (Fonte: imagem cedida pelo setor de retina da FMABC.)

Conduta

Forma aguda (CSC-a)

- Aguardar reabsorção espontânea (3 a 4 meses).
- Modificar fatores de risco (suspender corticosteroides e simpatomiméticos), suporte psicológico (pacientes com personalidade tipo A).
- **Em casos extremamente raros, indica-se tratamento nos quadros agudos. Indicações de tratamento:** necessidade de resolução rápida e reabilitação visual (p. ex., profissão que exige alta performance visual), episódios prévios de fluido sub-retiniano (FSR) com sequelas, atividade bilateral da doença, atrofia de segmento externo e/ou debris granular no espaço sub-retiniano.

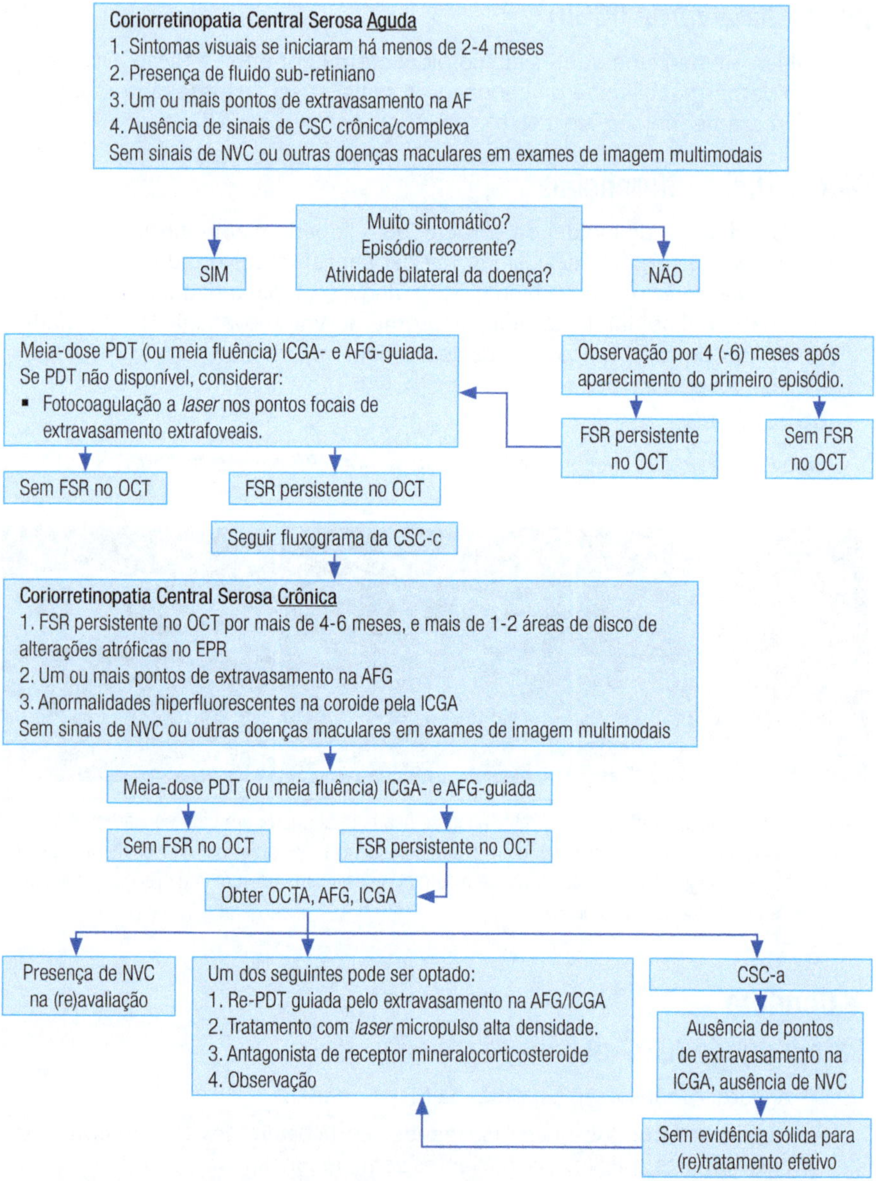

Figura 46.2. Fluxograma de condutas nas CSC. (Fonte: elaborada pela autoria.)

OCT: tomografia de coerência óptica; CSC: coriorretinopatia central serosa; AF: autofluorescência; NVC; neovascularização de coroide; PDT: terapia fotodinâmica; ICGA: indocianina; AFG: angiofluoresceinografia; FSR: fluido sub-retiniano; EPR: epitélio pigmentar da retina.

Forma crônica (CSC-c)

Os objetivos do tratamento visam principalmente a melhora da acuidade visual (AV), resolução completa do descolamento seroso e preservação da retina externa neurossensorial.

- **PDT (terapia fotodinâmica):** remodelamento da coroide e redução da hiperpermeabilidade. É importante ressaltar que a PDT "meia-dose" (3 mg/m^2) ou "meia-fluência" (25 J/cm^2) são consideradas as mais eficientes e seguras para tratamento da CSC crônica com base nos estudos mais recentes.
- **HSML (*high-density sub-threshold micropulse laser*) (micropulso) e fotocoagulação a *laser*:** redução do extravasamento, estímulo ao EPR (micropulso) e restauração da barreira hematorretiniana externa (*laser* focal sobre o ponto de vazamento). Indicado especialmente em casos de CSC crônica com extravasamento focal e localizada em área extrafoveal.
- **Antagonistas do receptor de mineralocorticosteroides (eficácia controversa na literatura):** eplerenone, espironolactona. Estudo VICI recente (primeiro ensaio clínico randomizado e controlado com placebo que comparou o eplerenone com placebo no tratamento da CSC-c) não mostrou diferença no tratamento com eplerenone em relação ao placebo.
- **Redução do cortisol sérico (sem eficácia comprovada):** rifampicina, ketoconazol, antagonista do receptor de glucocorticosteroide, inibidor da síntese de deidrotestosterona.

Bibliografia consultada

1. Daruich A, Matet A, Marchionno L, et al. Acute central serous chorioretinopathy. Retina 2017.
2. Fok ACT, Chan PPM, Lam DSC, Lai TYY. Risk factors for recurrence of serous macular detachment in untreated patients with central serous chorioretinopathy. Ophthalmic Res 2011.
3. Imamura Y, Fujiwara T, Margolis R, Spaide RF. Enhanced depth imaging optical coherence tomography of the choroid in central serous chorioretinopathy. Retina 2009.
4. Mrejen S, Balaratnasingam C, Kaden TR, et al. Long-term visual outcomes and causes of vision loss in chronic central serous chorioretinopathy. Ophthalmology 2019.
5. Nicholson B, Noble J, Forooghian F, Meyerle C. Central serous chorioretinopathy: update on pathophysiology and treatment. Surv Ophthalmol. 2013.
6. Pang CE, Shah VP, Sarraf D, Freund KB. Ultra-widefield imaging with autofluorescence and indocyanine green angiography in central serous chorioretinopathy. Am J Ophthalmol; 2014. doi:10.1016/j.ajo.2014.04.021.
7. Van Rijssen TJ, van Dijk EHC, Yzer S, et al. Central serous chorioretinopathy: towards an evidence-based treatment guideline. Prog Retin Eye Res 2019.
8. Willcox A, Culliford L, Ellis L, et al. Clinical efficacy of eplerenone versus placebo for central serous chorioretinopathy: study protocol for the VICI randomised controlled trial. Eye 2019.

capítulo 47

Retinopatia da Prematuridade

Mariana Akemi Matsura Misawa
Thais Zamudio Igami

H35.1	Retinopatia da prematuridade

Retinopatia da prematuridade (ROP) é uma patologia vasoproliferativa exclusiva de recém-nascidos (RN) pré-termo com baixo peso ao nascimento. A ROP é uma das principais causas de cegueira na infância, sendo responsável por cerca de 50 mil casos no mundo. A incidência em cada país está vinculada à disponibilidade e à qualidade do cuidado neonatal, triagem neonatal e tratamentos disponíveis.

Fisiopatogenia

A vascularização retiniana se inicia na 16ª semana de gestação e ocorre de modo centrífugo, ou seja, do nervo óptico para a periferia. Prematuros apresentam vascularização retiniana incompleta e a ausência de vasos retinianos resulta em isquemia local e culmina na produção de fatores angiogênicos. O aparecimento dos neovasos estimulado pela produção destes fatores pode acarretar algumas complicações.

Quadros leves podem regredir espontaneamente. No entanto, a progressão da doença pode ocasionar hemorragia vítrea e descolamento tracional, causando baixa visão e cegueira.

Fatores de risco

Peso ao nascimento e idade gestacional são os dois grandes fatores de risco para a ROP e estão inversamente correlacionados com a patologia. Quanto menores o peso ao nascimento (PN) e a idade gestacional (IG), maior o risco de desenvolvimento de ROP. O uso de oxigênio suplementar após o nascimento também é um conhecido fator de risco.

- **Outros:** sepse, transfusão de sangue e hemorragia intraventricular.

Diretrizes de triagem

Cada país tem um perfil epidemiológico diferente para a ROP e os critérios de triagem devem ser adaptados para cada região. No Brasil, durante o I Workshop de ROP, a Sociedade Brasileira de Pediatria, o Conselho Brasileiro de Oftalmologia e a Sociedade Brasileira de Oftalmologia Pediátrica definiram as seguintes diretrizes:

Critérios de exame

- PN ≤ 1.500 g e/ou IG ≤ 32 semanas.
- Considerar o exame de fundo de olho em RN com presença de fatores de risco:
  - Síndrome do desconforto respiratório.
  - Sepse.
  - Transfusões sanguíneas.
  - Gestação múltipla.
  - Hemorragia intraventricular.
- **Primeiro exame:** entre a 4ª e a 6ª semanas de vida ou com idade corrigida de 31 semanas.

O exame deve ser realizado com oftalmoscópio indireto, lente de 28 ou 20 dioptrias, blefarostato e depressor escleral. O paciente deve ser dilatado com colírios de tropicamida 0,5% ou ciclopentolato 1% e fenilefrina 2,5%. Deve-se atentar para os sinais vitais do paciente durante exame pelo risco de dessaturação, apneia e bradicardia.

Classificação

A classificação compreende a localização (zona, Figura 47.1), severidade (estágio, Quadro 47.1), extensão em horas de relógio e presença de doença *plus* (tortuosidade arteriolar e ingurgitamento venoso no polo posterior) ou "pré-*plus*" (quadro menos severo que *plus*). Quanto à localização, zona I corresponde a um círculo centrado no nervo óptico com raio igual ao dobro da distância do nervo à fóvea; zona II: da zona I à *ora serrata* nasal; zona III: área remanescente temporal da zona II. Outros conceitos também devem ser ressaltados:

- **Forma grave:** definida por doença em zona I com presença de "pré-*plus*".
- **Doença limiar:** definida por ROP estágio 3 com doença *plus*, nas zonas I ou II, com extensão de pelo menos 5 horas contínuas ou 8 horas intercaladas. Se não tratada, o prognóstico é ruim em 50% dos casos.

- **Doença pré-limiar:** tipos 1 e 2 (item Classificação da ROP por severidade (estágios) a seguir).
  - **Tipo 1:** qualquer ROP em zona I com doença *plus*; ROP estágio 3, zona I mesmo sem doença *plus* ou ROP estágio 2 ou 3 em zona II com doença *plus*.
  - **Tipo 2:** presença de ROP estágios 1 ou 2 na zona I sem doença *plus* ou estágio 3 na zona II mesmo sem doença *plus*.

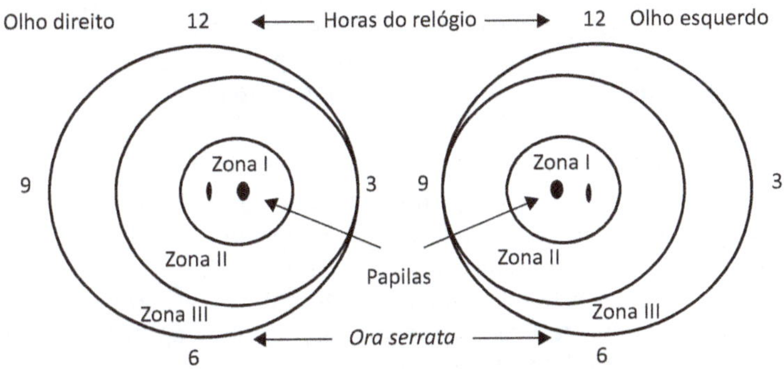

Figura 47.1. Classificação das zonas da retinopatia da prematuridade. (Fonte: Zin A, Florêncio T, Fortes Filho JB, Nakanami CR, Gianini N, Graziano RM, Moraes N. Proposta de diretrizes brasileiras do exame e tratamento de retinopatia da prematuridade [ROP].)

Classificação da ROP por severidade (estágios)

- **Estágio 1:** linha de demarcação entre a retina vascularizada e a não vascularizada.
- **Estágio 2:** crista elevada.
- **Estágio 3:** proliferação fibrovascular a partir da crista.
- **Estágio 4:** descolamento tracional da retina (parcial); **4a:** extrafoveal, **4b:** foveal.
- **Estágio 5:** descolamento total da retina.

Definição de doença limiar e pré-limiar

- **Doença limiar:** retinopatia da prematuridade (ROP) estágio 3 com doença *plus*, nas zonas I ou II com extensão de pelo menos 5 horas contínuas ou 8 horas intercaladas.
- **Doença pré-limiar tipo 1:** ROP (qualquer estágio) em zona I com doença *plus*; ROP estágio 3, zona I sem doença *plus* ou ROP estágio 2 ou 3 em zona II com doença *plus*.
- **Doença pré-limiar tipo 2:** ROP estágios 1 ou 2 na zona I sem doença *plus* ou estágio 3 na zona II sem doença *plus*.

Tratamento e seguimento

O tratamento deve contar com a autorização formal dos pais ou dos responsáveis em virtude do risco de complicações. Recomenda-se ser realizado em até 72 horas do diagnóstico e está indicado para:

- **Zona I:** qualquer estágio com doença *plus*.
- **Zona I:** estágio 3 sem *plus*.
- **Zona II:** estágio 2 ou 3 com *plus*.

A ablação da retina periférica avascular 360° é feita com *laser* de diodo indireto e/ou crioterapia. O tratamento deve ser realizado sob anestesia geral ou sedação e anestesia tópica. O paciente deve ser monitorizado por um neonatologista ou anestesista.

Após o tratamento, utilizam-se antibiótico e esteroides tópicos por 7 a 10 dias.

O intervalo das avaliações pelo oftalmologista será determinado pelos achados no exame (item Intervalo das avaliações em paciente com fator de risco para ROP a seguir). Os exames para avaliação de ROP podem ser suspensos quando a vascularização da retina estiver completa, idade gestacional corrigida de 45 semanas e ausência de ROP pré-limiar ou resolução completa da ROP. O seguimento com vascularização completa é semestral.

Intervalo das avaliações em paciente com fator de risco para ROP

- **Vascularização completa:** reavaliação em 6 meses.
- **Vascularização incompleta ou ROP < pré-limiar:** reavaliação de a cada 2 semanas.
- **ROP em resolução:** reavaliação a cada 2 semanas.
- **Vascularização incompleta em zona I:** reavaliação semanal.
- **ROP pré-limiar tipo 2:** reavaliação a cada 3 a 7 dias.
- **ROP pré-limiar tipo 1 ou mais grave:** tratamento em até 72 horas.

Condições associadas e sequelas

- A ROP tratada tem associação com miopia, ambliopia e estrabismo. A tração e o arrastamento da fóvea podem causar pseudoestrabismo.
- Presença de cicatriz macular, hemorragia vítrea e descolamento de retina tracional ensejam baixa visão.
- O tratamento com laser e crioterapia podem ocasionar defeitos no campo visual periférico.
- Catarata e glaucoma são complicações mais raras.

Bibliografia consultada

1. Darlow BA, Hutchinson JL, Simpson JM, Henderson-Smart DJ, Donoghue DA, Evans NJ. Variation in rates of severe retinopathy of prematurity among neonatal intensive

care units in the Australian and New Zealand Neonatal Network. Br J Ophthalmol. 2005;89(12):1592-6. Comment in: Br J Ophthalmol. 2005;89(12):1547.

2. Gilbert C, Rahi J, Eckstein M, O'Sullivan J, Foster A. Retinopathy of prematurity in middle-income countries. Lancet. 1997;350(9070):12-4.
3. Hellström A, Smith LEH, Dammann O. Retinopathy of prematurity. Lancet. 2013;382 (9902):1445-1457.
4. Palmer EA, Hardy RJ, Dobson V, et al. 15-year outcomes following threshold retinopathy of prematurity: final results from the multicenter trial of cryotheraphy for retinopathy of prematurity. Arch Ophthalmol. 2005;123(3):311-318.
5. Sommer A, Taylor HR, Ravilla TD, et al. Challenges of ophthalmic care in the developing world. JAMA. Ophthalmol. 2014;132:640-644.
6. Zin A, Florêncio T, Fortes Filho JB, Nakanami CR, Gianini N, Graziano RM, Moraes N. Proposta de diretrizes brasileiras do exame e tratamento de retinopatia da prematuridade (ROP). Arquivos Brasileiros de Oftalmologia, 2007;70(5):875-883.

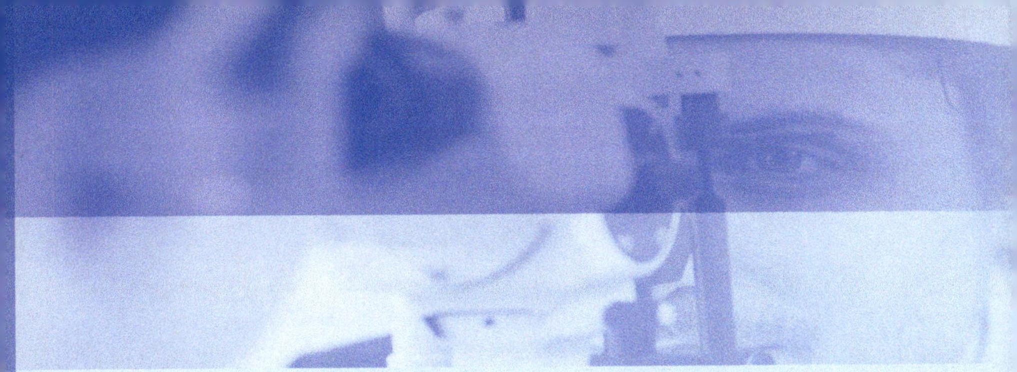

SEÇÃO 7

Uveíte

capítulo 48

Abordagem das Uveítes no Pronto-Socorro

Juliana Mika Kato
Marcelo Mendes Lavezzo

No Brasil, as causas infecciosas mais comuns são toxoplasmose, sífilis e tuberculose. Já as causas não infecciosas mais prevalentes são doença de Vogt-Koyanagi-Harada, artrite idiopática juvenil e uveítes relacionadas ao HLA-B27.

Informações relevantes na anamnese: idade, sexo, etnia, profissão, doenças endêmicas, comorbidades, antecedentes pessoais e familiares de doenças autoimunes, uso de drogas, tabagismo, práticas sexuais, exposição a animais, imunizações prévias, trauma prévio, viagens recentes, internações e cirurgias recentes.

Quadro 48.1. Classificação das uveítes por sítio primário de acometimento

	Sítio primário	Manifestações clínicas
Uveíte Anterior	Câmara anterior, afetando íris e corpo ciliar anterior	Irite, iridociclite, ciclite anterior
Uveíte Intermediária	Vítreo	*Pars* planite, ciclite posterior, vitreíte
Uveíte Posterior	Retina e coroide	Coroidite focal/difusa, coriorretinite, retinocoroidite, retinite, neurorretinite, vasculite retiniana
Panuveíte/Uveíte Difusa	Câmara anterior, vítreo e retina/coroide	

Fonte: desenvolvido pelos autores.

Quadro 48.2. Classificação das uveítes por tempo de início, duração e curso

Início	▪ Súbito ▪ Insidioso
Duração	▪ Limitada: até 3 meses ▪ Persistente: mais que 3 meses
Curso	▪ Agudo: episódio de início súbito e duração limitada ▪ Recorrente: episódios repetidos separados por períodos de inatividade sem tratamento maior ou igual a 3 meses de duração ▪ Crônico: uveíte persistente com relapso em menos de 3 meses, após o término do tratamento

Fonte: desenvolvido pelos autores.

Uveíte anterior

H20	Iridociclite
H20.0	Iridociclite aguda e subaguda. Ciclite aguda, recorrente ou subaguda
H20.1	Iridociclite crônica
H20.2	Iridociclite induzida pelo cristalino
H20.8	Outras iridociclites
H20.9	Iridociclite não especificada

Biomicroscopia

Reação de câmara anterior, *flare*, hipópio, fibrina, precipitados ceráticos (PK), nódulos de íris, atrofia ou heterocromia de íris, miose pupilar, sinéquia posterior ou anterior, dispersão de pigmento, catarata, ceratopatia em faixa.

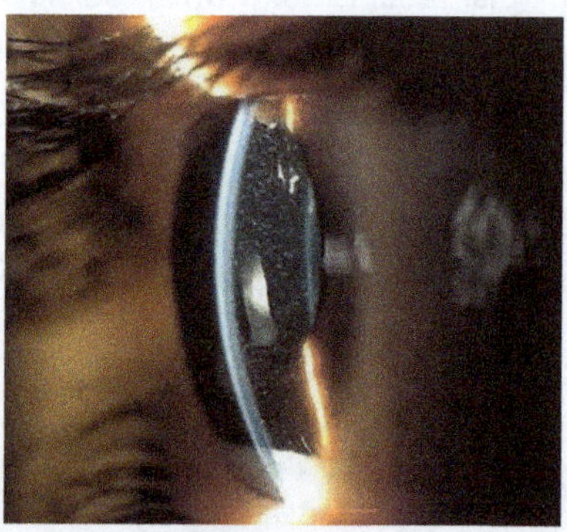

Figura 48.1. Reação de câmara anterior e hipópio. (Fonte: imagem gentilmente cedida pelo Setor de Uveítes da Clínica Oftalmológica do Hospital das Clínicas da Faculdade de Medicina da Universidade de São Paulo.)

Tabela 48.1 Intensidade da reação de câmara anterior (SUN – *Standardization of Uveitis Nomenclature*)*

Intensidade	Número de células	*Flare*
0	< 1	Nenhum
0,5+	1 a 5	Não aplicável
1+	6 a 15	Discreto (quase indetectável)
2+	16 a 25	Moderado (detalhes da íris e do cristalino são claros)
3+	26 a 50	Importante (detalhes da íris e do cristalino embaçados)
4+	> 50	Intenso (fibrina ou humor aquoso plasmoide)

* Utilizar pincel luminoso 1 × 1 mm com intensidade máxima de luz e ângulo de 45º a 60º, em uma sala escura.

Fonte: adaptado de SUN – Standardization of Uveitis Nomenclature.

Classificação

Granulomatosa: precipitados ceráticos (PK) grandes e amarelados (*mutton-fat*) e nódulos de íris (**Koeppe:** margem pupilar; **Busacca:** superfície da íris).

Não granulomatosa: precipitados ceráticos pequenos, brancos.

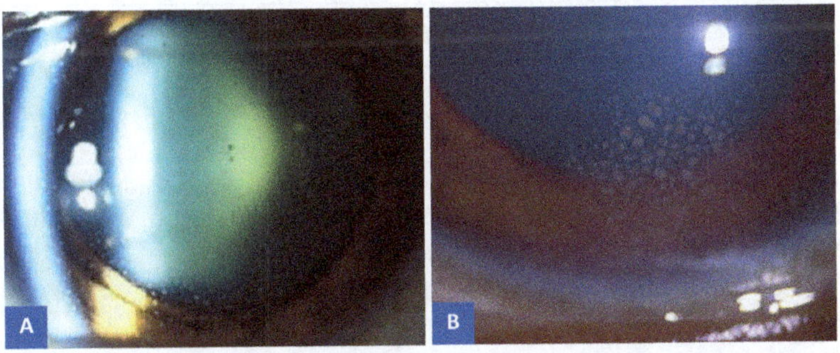

Figura 48.2. Precipitados ceráticos em (A) uveíte anterior granulomatosa e (B) não granulomatosa. (Fonte: imagem cedida pelo Setor de Uveítes da Clínica Oftalmológica do Hospital das Clínicas da Faculdade de Medicina da Universidade de São Paulo.)

- **Pressão intraocular (PIO):** o acometimento do corpo ciliar normalmente gera redução da pressão intraocular secundária à diminuição da produção do humor aquoso ou ao aumento do fluxo uveoescleral. A PIO pode aumentar se o trabeculado for obstruído por células inflamatórias ou debris, ou se o trabeculado for um dos sítios de inflamação. Bloqueio pupilar com íris em *bombe* e fechamento angular secundário podem ser causados pelas sinéquias.

Observação: PIO elevada associada à uveíte anterior pode ser sugestiva de uveíte viral (p. ex., etiologia herpética) ou crise glaucomatociclítica.

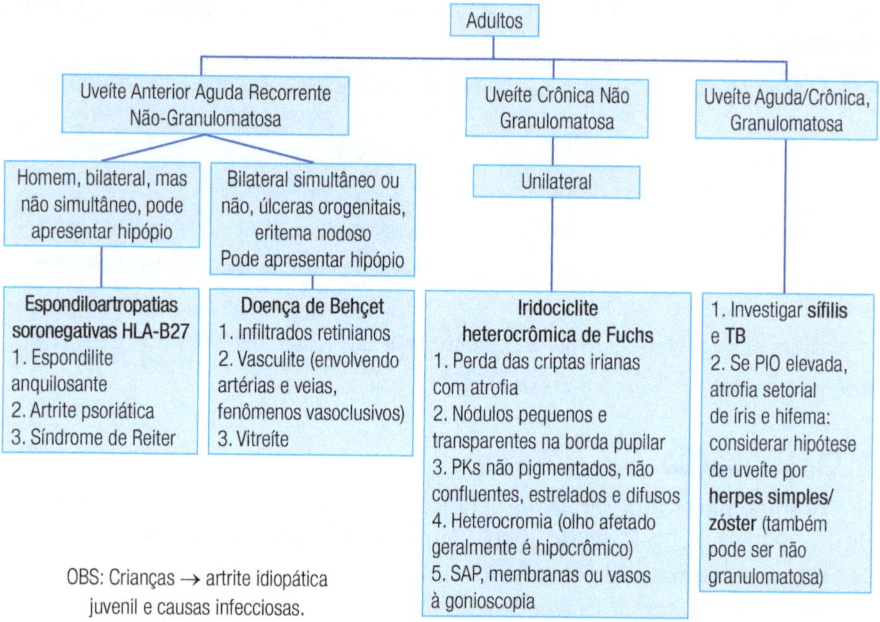

Figura 48.3. Abordagem diagnóstica inicial das uveítes anteriores. (Fonte: elaborada pela autoria.)

Manejo

1. **Corticosteroide tópico:** frequência de acordo com a intensidade da inflamação; é preferível iniciar com frequência alta e reduzir com a diminuição da inflamação. Opções: dexametasona 0,1% ou prednisolona 1% a cada 1 a 6 horas (orientar o paciente a agitar o frasco de prednisolona antes de usar, pois se trata de colírio em suspensão).
2. **Midriático/cicloplégico para alívio de dor e prevenção da formação de sinéquias.** Opções: tropicamida 1% a cada 6 a 12 horas.
3. **Se houver presença de sinéquias posteriores, desfazê-las com uso intenso dos colírios de dexametasona 0,1%, tropicamida 1% e fenilefrina 10%.** Em casos refratários, pode-se prescrever anti-inflamatório não esteroidal (AINE) via oral e realizar injeção subconjuntival da mistura dos colírios às 12 horas e 6 horas.
4. **Casos de uveíte anterior recorrente ou crônica e crises graves que não respondem ao tratamento com colírios requerem investigação etiológica:** sífilis (VDRL e FTA-Abs), tuberculose (PPD e radiografia de tórax), HIV, e outros exames a depender da suspeita etiológica.
5. Avaliar a necessidade de encaminhamento a um especialista em Uveíte e/ou reumatologista.

6. Avaliar a necessidade de iniciar corticosteroide sistêmico.
7. Retorno em 1 a 7 dias a depender da gravidade da crise; avaliar reação de câmara anterior e PIO em todas as consultas.

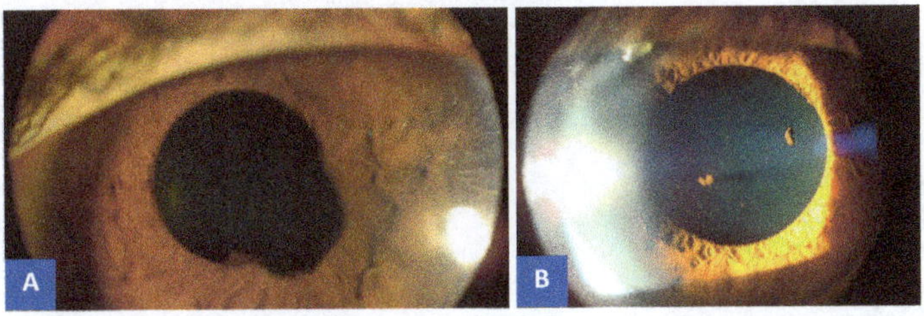

Figura 48.4. **A)** Sinéquias posteriores setoriais em quadro de uveíte anterior. **B)** Após a instilação de colírios de dexametasona 0,1%, tropicamida 1% e fenilefrina 10%, houve liberação das sinéquias posteriores. (Fonte: imagens cedidas pelo Setor de Uveítes da Clínica Oftalmológica do Hospital das Clínicas da Faculdade de Medicina da Universidade de São Paulo.)

Uveíte posterior

H30	Inflamação coriorretiniana
H30.0	Inflamação coriorretiniana focal
H30.1	Inflamação coriorretiniana disseminada
H30.8	Outras inflamações coriorretinianas
H30.9	Inflamação não especificada da coroide e da retina
H32.0	Inflamação coriorretiniana em doenças infecciosas e parasitárias classificadas em outra parte

Biomicroscopia

Áreas focais, multifocais ou difusas de retinite e/ou coroidite, embainhamento vascular/vasculite retiniana, descolamento de retina, atrofia ou hipertrofia do epitélio pigmentar da retina (EPR), atrofia ou edema de nervo óptico, retina e coroide, fibrose pré-retiniana ou sub-retiniana, neovascularização de coroide.

Manejo

Sempre investigar doenças infecciosas, incluindo sífilis e tuberculose. A principal causa de uveíte posterior no Brasil é a toxoplasmose. Pode ser necessária uma avaliação multimodal (tomografia de coerência óptica (OCT), angiofluoresceinografia, angiografia com indocianina verde, autofluorescência) para avaliação de edema macular, vasculite, neovascularização de coroide e outras complicações estruturais e morfológicas.

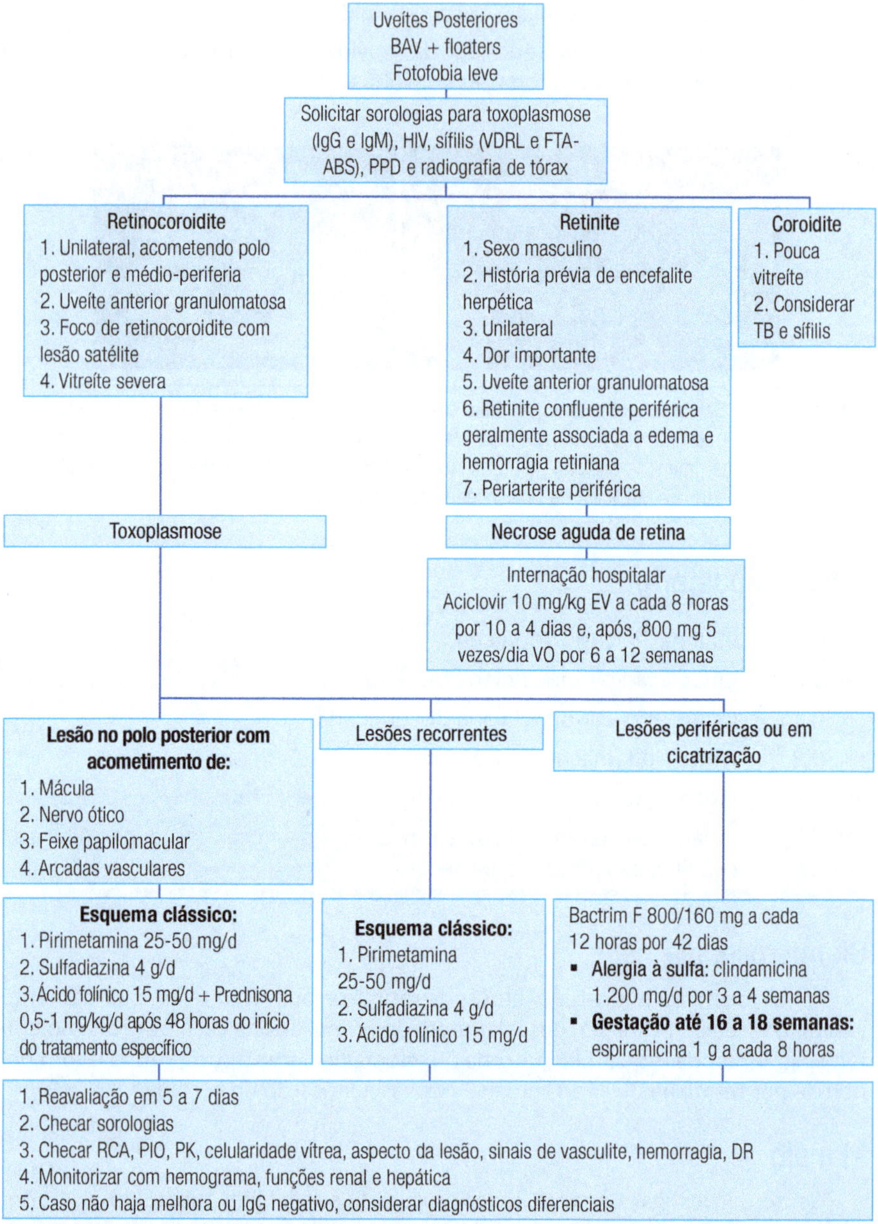

Figura 48.5. Abordagem diagnóstica e terapêutica inicial das uveítes posteriores. (Fonte: elaborada pela autoria.)

VO: via oral; d: dia; h: hora; EV: via endovenosa; DR: descolamento da retina; RCA: reação de câmara anterior; PIO: pressão intraocular; PK: precipitados ceráticos.

Tratamento da toxoplasmose

- Sulfadiazina 500 mg, 2 comprimidos a cada 6 horas (100 mg/kg/dia), por 6 semanas.
- Pirimetamina 25 mg, 4 comprimidos no 1º dia e 2 comprimidos uma vez ao dia por 6 semanas.
- Ácido folínico 15 mg, 1 comprimido 1 vez ao dia por 6 semanas.
- Monitorar com hemograma, função renal e hepática.
- Considerar prednisona 0,5 a 1 mg/kg/dia, 48 horas após início do tratamento específico se acometimento macular, do nervo óptico e/ou do feixe papilomacular, lesões grandes em atividade, vitreíte intensa ou baixa acuidade visual (BAV) importante.

Opções:

- **Se lesões periféricas ou em fase de cicatrização:**
  - Sulfametoxazol 800 mg + trimetoprim 160 mg (Bactrim F), 1 cp a cada 12 horas, por 6 semanas.
- **Se alergia à sulfa:**
  - Clindamicina 1.200 mg/dia, por 3 a 4 semanas.
- **Se gestante:**
  - Espiramicina 1 g a cada 8 horas se até 16 a 18 semanas de gestação.

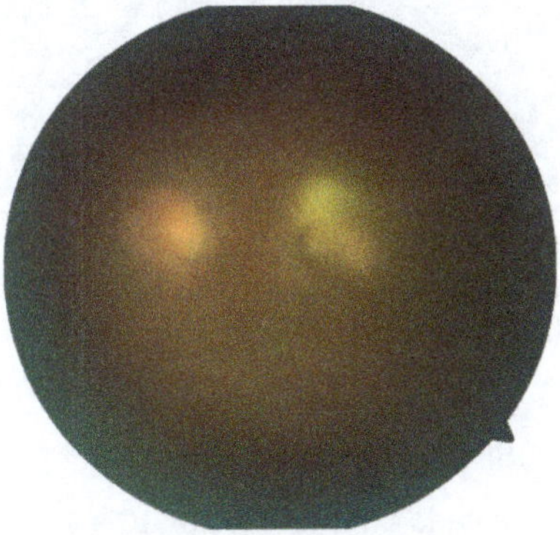

Figura 48.6. Retinocoroidite por toxoplasmose. (Fonte: imagem cedida pelo Setor de Uveítes da Clínica Oftalmológica do Hospital das Clínicas da Faculdade de Medicina da Universidade de São Paulo.)

Tratamento da sífilis ocular

- Penicilina G cristalina 4 milhões UI por via endovenosa (EV) a cada 4 horas, por 14 dias.

- **Se alergia confirmada e impossibilidade de dessensibilização:**
  - Ceftriaxone 1 g EV uma vez/dia, por 10 a 14 dias (possibilidade de falha terapêutica).

Observação: sempre considerar a possibilidade de neurossífilis em casos de lues ocular. Fazer a coleta do liquor com análise bioquímica, VDRL e FTA-Abs. Também considerar a solicitação do exame de HIV em casos de sífilis ocular.

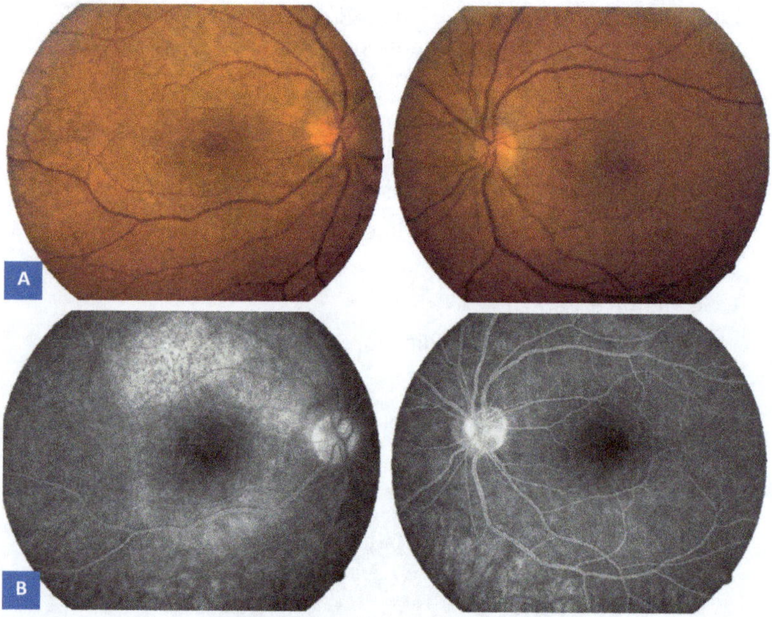

Figura 48.7. Retinocoroidite por sífilis (**A.** Retinografia. **B.** Angiofluoresceinografia). (Fonte: imagens gentilmente cedidas pelo Setor de Uveítes da Clínica Oftalmológica do Hospital das Clínicas da Faculdade de Medicina da Universidade de São Paulo.)

Tratamento da necrose aguda de retina

- Aciclovir 10 mg/kg a cada 8 horas EV, por 10 a 14 dias.
- Considerar associar prednisona 0,5 a 1 mg/kg após 24 a 48 horas do início do antiviral.
- Após a alta hospitalar, instituir a profilaxia com aciclovir 800 mg VO 5 vezes por dia, por 12 a 16 semanas.

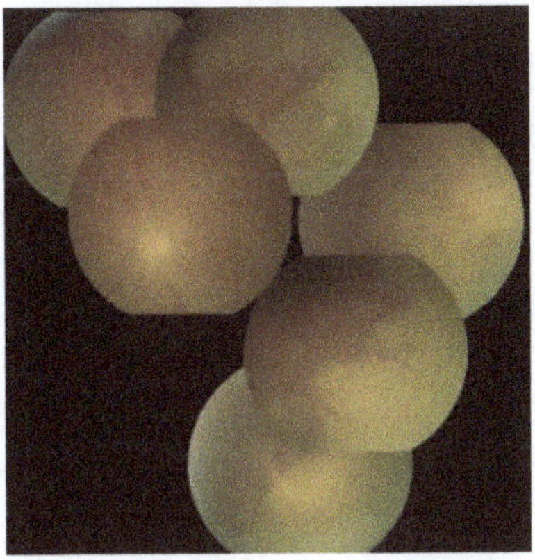

Figura 48.8. Necrose aguda de retina. (Fonte: imagem cedida pelo Setor de Uveítes da Clínica Oftalmológica do Hospital das Clínicas da Faculdade de Medicina da Universidade de São Paulo.)

Bibliografia consultada

1. Basic and Clinical Science Course. American Academy of Ophthalmology. Section 9: Uveitis and ocular inflammation. San Francisco: American Academy of Ophthalmology; 2019.
2. Gonzalez Fernandez D, Nascimento H, Nascimento C, Muccioli C, Belfort R Jr. Uveitis in São Paulo, Brazil: 1053 New Patients in 15 Months. Ocul Immunol Inflamm. 2017;25(3):382-387.
3. Leffler CT, Brar VS, Wallace M. Randomized controlled trial evaluating a standardized strategy for uveitis etiologic diagnosis (ULISSE). Am J Ophthalmol. 2017;179:207-208.
4. Jabs DA, Nussenblatt RB, Rosenbaum JT. Standardization of uveitis nomenclature (SUN) working group. Standardization of uveitis nomenclature for reporting clinical data. Results of the First International Workshop. Am J Ophthalmol. 2005;140(3):509-16.
5. Tsirouki T, Dastiridou A, Symeonidis C, Tounakaki O, Brazitikou I, Kalogeropoulos C, Androudi S. A Focus on the Epidemiology of Uveitis. Ocul Immunol Inflamm. 2018;26(1):2-16.

capítulo

49 Endoftalmite

Juliana Mika Kato
Tatiana Tanaka

H44.0	Endoftalmite purulenta
H44.1	Outras endoftalmites

Quadro clínico

- **Sintomas:** baixa de visão, olho vermelho, dor ocular.
- **Sinais:** hiperemia conjuntival, reação de câmara anterior, hipópio, vitreíte.
- **Diagnósticos diferenciais:** uveíte pós-operatória, síndrome tóxica do segmento anterior (TASS), hemorragia vítrea, blebite.

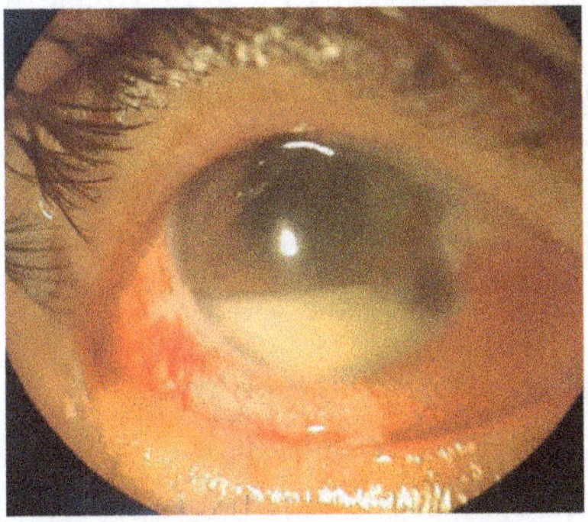

Figura 49.1. Biomicroscopia de caso de endoftalmite pós-operatória. (Fonte: imagem cedida por Rachel Assis.)

Quadro 49.1. Tipos de endoftalmite e principais agentes

		Etiologia	Particularidades
Pós-operatória 70%	Aguda Até 6 semanas	*Staphylococcus epidermidis* *Staphylococcus aureus* *Streptococcus* spp.	
	Crônica Acima de 6 semanas	*Cutibacterium acnes* (antigo *Propionibacterium acnes*) Fungos	Pode haver placas na cápsula posterior ou face posterior da LIO
Pós-trauma 14%		*Staphylococcus* spp *Bacillus cereus* Pode ser polimicrobiana	Investigar corpo estranho intraocular (tomografia computadorizada de crânio)
Endógena 8%		*Candida albicans*, Bactérias Gram-negativas *(Haemophilus, Klebsiella)*	Investigar foco sistêmico (hemocultura, urocultura, cultura de cateter, tomografia computadorizada de tórax, ecocardiograma) Pode ser bilateral

Fonte: elaborado pela autoria.

Conduta

1. Orientar o paciente a respeito da gravidade da doença e do prognóstico visual reservado.
2. Se possível, notificar o cirurgião e/ou instituição responsável.
3. Considerar internação hospitalar nas endoftalmites endógenas e pós-traumáticas.
4. Exame complementar de ultrassonografia (USG B-scan) pode evidenciar vitreíte e/ou estabelecer um *baseline* para o seguimento.
5. Proceder à coleta de material vítreo para cultura.
6. A coleta de material para cultura pode ser realizada via ambulatorial, por meio de punção vítrea, ou via vitrectomia, associada à cirurgia de vitrectomia posterior. De acordo com o EVS[4] (1995), pacientes que se apresentem com acuidade visual de percepção luminosa ou pior devem ser submetidos à vitrectomia posterior de imediato; já os que se apresentem com visão de no mínimo movimento de mãos devem ser submetidos à punção vítrea com coleta de material e injeção de antibióticos como primeira conduta. De modo prático, consideramos a acuidade visual inicial, disponibilidade de centro cirúrgico, equipe disponível, custo e condições clínicas do paciente.
7. **Injeção intravítrea de antibiótico empírico:**
   - Vancomicina 1 mg/0,1 mL e ceftazidima 2,25 mg/0,1 mL
   - Não misturar os antibióticos em uma mesma seringa pelo risco de precipitação
8. Considerar injeção intravítrea de dexametasona 0,8 mg/0,2 mL.
9. Considerar injeção intravítrea de anfotericina B 5 µg/0,1 mL se suspeita fúngica.

10. **Considerar adicionar antibiótico fortificado tópico se blebite ou úlcera de córnea:**
    - Cefazolina 50 mg/mL.
    - Gentamicina 20 mg/mL.
11. **Considerar adicionar antibiótico sistêmico:**
    - Levofloxacino 500 mg por 14 dias ou.
    - Moxifloxacino 400 mg por 14 dias ou.
    - Linezolida 600 mg a cada 12 horas por 14 dias.
    - Fluconazol 6 a 12 mg/kg se suspeita fúngica.

Meios de cultura

- Frasco de hemocultura aeróbio infantil (BD BACTEC™ Peds *Plus*)

ou

- Ágar sangue
- Ágar chocolate
- Ágar Sabouraud
- Caldo de tioglicolato
- Caldo BHI com antibióticos
- Lâmina (bacterioscopia e pesquisa direta)

Técnica de punção vítrea

1. Assepsia e antissepsia.
2. Anestesia local (tópica ou subconjuntival) – considerar anestesia geral em crianças.
3. Aplicação de colírio de Iodopolvidona 5% (alergia é rara; pode-se usar clorexidine 1%).
4. Colocação de campo estéril fenestrado.
5. Colocação de blefarostato.
6. Marcação da punção com compasso: 3,5 mm do limbo se pseudofácico ou 4 mm se fácico, entre um músculo reto horizontal e um vertical (o quadrante é de escolha do médico; evitar área de cirurgia antiglaucomatosa prévia).
7. Introduzir a agulha perpendicular à esclera e mirar em direção ao nervo óptico.
8. Aspiração de 0,3 a 0,6 mL de vítreo com agulha 22 Gauge (preta) e seringa de 3 a 5 mL.
9. Injeção intravítrea de vancomicina (0,1 mL).
10. Injeção intravítrea de ceftazidima (0,1 mL).
11. Injeção intravítrea de dexametasona (0,2 mL).

12. Pressionar um cotonete no local de aplicação e avaliar a tensão óculo-digital:
    - Caso o olho se torne hipertônico, proceda à paracentese de câmara anterior.
    - Caso o olho se torno hipotônico, é possível injetar ar.
    - Semear o material coletado no meio de cultura (diretamente no frasco de hemocultura infantil ou gota a gota nos meios sólidos).

Complicações

- Dor.
- Hemorragia vítrea.
- Elevação transitória da PIO.
- Descolamento de retina.

Seguimento

- Reavaliação diária. Melhora da dor é indicativo de resposta ao tratamento.
- Considerar reinjetar antibiótico em 48 horas se não houver melhora clínica.
- Alterar esquema antibiótico de acordo com resultado do antibiograma da cultura.

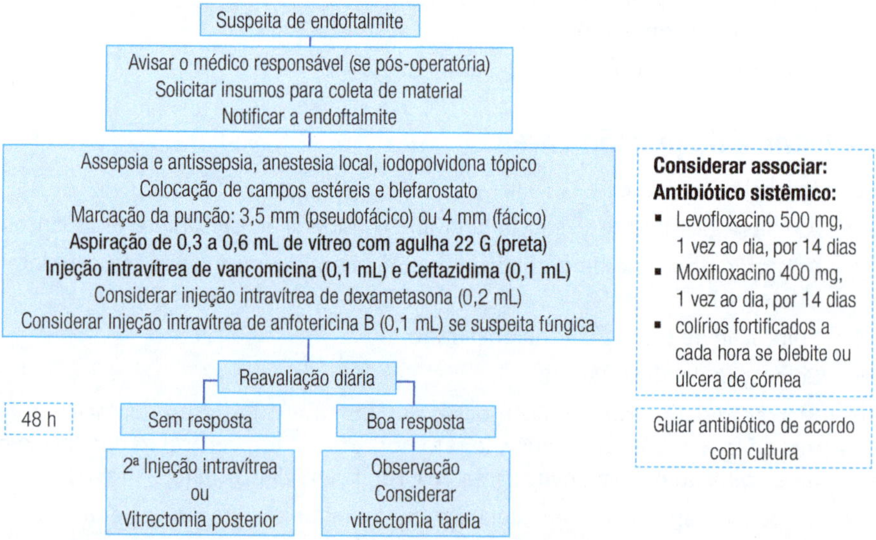

Figura 49.2. Fluxograma de conduta. (Fonte: elaborada pela autoria.)

Bibliografia consultada

1. Avery RL, Bakri SJ, Blumenkranz MS, et al. Intravitreal injection technique and monitoring: updated guidelines of an expert panel. Retina. 2014;34(12):S1-S18.
2. Bispo PJ, Melo GB, d'Azevedo PA, Höfling-Lima AL, Yu MC, Pignatari AC. Endoftalmites bacterianas com culturas positivas: uma revisão de 6 anos. Arq Bras Oftalmol. 2008;71(5):617-622.
3. Clarke B, Williamson TH, Gini G, Gupta B. Management of bacterial postoperative endophthalmitis and the role of vitrectomy. Surv Ophthalmol. 2018;63(5):677-693.
4. Endophthalmitis Vitrectomy Study Group. Results of the Endophthalmitis Vitrectomy Study: a randomized trial of immediate vitrectomy and of intravenous antibiotics for the treatment of postoperative bacterial endophthalmitis. Arch Ophthalmol. 1995;113:1479-1496.
5. Kato JM, Oliveira LMS, Tanaka T, Almeira Junior JN, Rossi F, Oliveira MS, Yamamoto JH. Microbial isolates and antibiotic resistance trends in infectious endophthalmitis. Invest. Ophthalmol. Vis. Sci.2019;60(9):2023.
6. Tanaka T, Ferreira BFA, Oliveira LMS, Kato JM, Gioia TSRD, Rossi F, Nakashima Y, Pimentel SLG, Yamamoto JH, Almeida Junior JN. Diagnostic value of pediatric blood culture bottles for acute postoperative endophthalmitis. Clinics (São Paulo). 2019;74:e837.

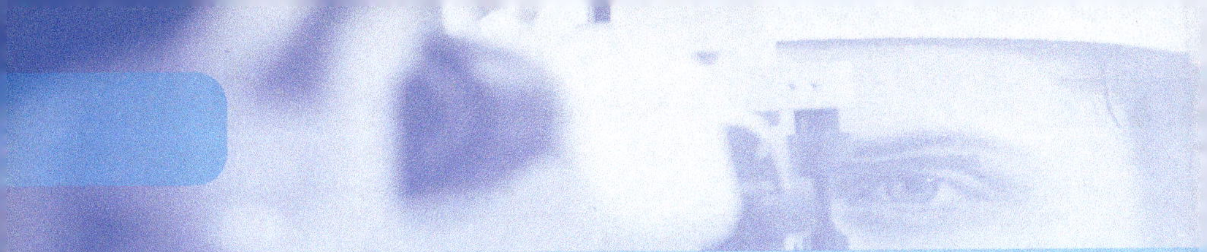

Índice Remissivo

Obs.: números em *itálico* indicam figuras; números em **negrito** indicam quadros e tabelas.

A

B

C

D

S

T

U

V

Z